"十三五"高等教育医药院校规划教材/多媒体融合创新教材

供护理、助产、相关医学技术类等专业使用

护理学导论

HULIXUE DAOLUN

主编◎ 高晓梅

郑州大学出版社

郑 州

图书在版编目(CIP)数据

护理学导论/高晓梅主编. —郑州:郑州大学
出版社,2017.6
ISBN 978-7-5645-1702-1

Ⅰ.①护… Ⅱ.①高… Ⅲ.①护理学 Ⅳ.①R47

中国版本图书馆 CIP 数据核字(2017)第 098195 号

郑州大学出版社出版发行

郑州市大学路 40 号	邮政编码:450052
出版人:张功员	发行电话:0371-66966070

全国新华书店经销

河南龙华印务有限公司印制

开本:889 mm×1 194 mm　1/16

印张:14.75

字数:356 千字

版次:2017 年 6 月第 1 版	印次:2017 年 6 月第 1 次印刷

书号:ISBN 978-7-5645-1702-1　　定价:36.00 元

作者名单

主　编　高晓梅

副主编　朱丽丽　李　娜

编　委　（按姓氏笔画排序）

王　蕾　河南理工大学

朱丽丽　新乡医学院

宇　寰　安徽医科大学

许志娟　河南理工大学

李　娜　蚌埠医学院

张凤凤　安徽医科大学

孟　亚　黄河科技学院

钟　起　安徽医科大学

高晓梅　河南理工大学

"十三五"高等教育医药院校规划教材／多媒体融合创新教材

建设单位

安徽医科大学	济宁医学院
安徽中医药大学	嘉应学院
蚌埠医学院	井冈山大学
承德医学院	九江学院
大理学院	南华大学
赣南医学院	平顶山学院
广东医科大学	山西医科大学
广州医科大学	陕西中医药大学
贵阳中医学院	邵阳学院
贵州医科大学	泰山医学院
桂林医学院	西安医学院
河南大学	新乡医学院
河南大学民生学院	新乡医学院三全学院
河南广播电视大学	徐州医科大学
河南科技大学	许昌学院医学院
河南理工大学	延安大学
河南中医药大学	延边大学
湖南医药学院	右江民族医学院
黄河科技学院	郑州大学
江汉大学	郑州工业应用技术学院
吉林医药学院	

前　言

　　护理学导论是护理学专业的一门重要专业基础课程,能够引导学生正确认识护理学,了解护理学的学科框架及发展趋势。本课程设置在护理学专业学生入校的初期,目的是为全面提高学生的专业素质,培养学生独立思考、独立解决专业问题及创造性思维能力奠定良好的基础。

　　本教材在编写过程中,考虑到近年来国内外公众对护理的需求,以及本教材在护理学专业中的特殊地位及作用,在内容的选择和编排上注意根据护理模式的转变,介绍护理专业思想及专业理论,同时,围绕人的生长与发展特点、人的需求,以及成长过程中的压力与适应,希望、失望与丧失、悲哀,阐述健康与疾病的关系,阐述护理对人、环境、健康的影响,突出介绍了护理学专业的基本理论、基本思维及工作方法。

　　本教材按照"十三五"规划教材的编写要求,同时参考了国内外的同类教材,在吸纳原有教材优点的基础上,增加及更新了许多重要的学科知识点。在编写形式上,设置有章节导学,对章节内容进行了简要汇总,指出学习重点和难点,对教师的教和学生的学都能起到指导作用。每一章节还设置了激发学生学习兴趣的案例或者故事、情景等,使古板的教材增加了一些趣味性。考虑到本门课程的学时数较少,在编写过程中,力求从实际出发,内容简明,详略得当,安排合理,重点突出。

　　本教材共设十章,每章除了正文之外,增加了练习与思考,便于学生课后复习和练习,同时还拓展了学生的思考空间,有利于锻炼学生的科学思维方法和决策能力。

　　各位编者在本教材的编写过程中付出了辛勤的劳动,在此表示衷心的感谢。同时,本教材在编写过程中参考了相关教材的内容,在此也一并对其作者表示感谢!

　　由于编者的水平及能力有限,在编写过程中难免有疏漏之处,望使用本教材的各位老师、同学及护理界同仁多提宝贵意见。

高晓梅

2017 年 2 月

目 录

第一章
护理学的发展与基本概念

本章主要介绍了护理、护理学等基本概念;阐述了护理学发展的历史、南丁格尔对护理学发展的贡献;介绍了重要的国际及国内护理组织机构、护理学的知识体质、护理模式发展的三个阶段及每个阶段的特征;指出了护理专业的工作范围及护理学的实践标准。本章重点是护理、护理学的概念;南丁格尔对护理学发展的贡献;护理模式发展的三个阶段及每个阶段的特征;护理专业的工作范围及难点是护理模式发展的三个阶段及每个阶段的特征。

【心情驿站】

佳佳刚刚考入护理学院,这对于立志成为一名"白衣天使"的她来说既兴奋又陌生,该怎样学习有关护理学的知识,如何才能成为一名优秀的护士,临床工作中对护士都有什么要求……一连串的问号在佳佳的脑海里浮现。

如果您和佳佳有同样的想法,请不必担忧,就让我来带领您进入护理学导论这片芳草地吧!

护理学是一门以自然科学和社会科学为理论基础,研究有关预防保健、治疗疾病,恢复健康过程中的护理理论、知识、技能及其发展规律的综合性应用学科。

第一节 护理学的形成及发展

护理学的发展和护理学专业的产生与人类的文明进步和社会的发展息息相关。不同的历史发展时期,护理专业为适应社会对护理实践的需求也在不断地发展及进步,通过不断地实践、教育、研究,逐渐形成了自己特有的理论和实践体系,成为一门独立的学科,护理学专业也成为专业教育的一级学科。本节按照护理学的发展过程分别介绍世界护理学的形成发展过程和中国护理学的发展历程,旨在让护理界的新兵能对所选专业的历史有所了解,以便能更加理解和热爱护理专业,用护理学的知识和技能为人类的生活服务,提高全人类的健康水平。

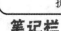

一、世界护理学的形成及发展

自从有了人类,就离不开生、老、病、死的问题,而人类为解除或减轻自身的疾病及痛苦,自然而然地产生了照护活动,真正发展形成一门护理学专业,却经历了漫长的发展过程,因此可以说,护理学是最古老的艺术,但也是非常年轻的专业。在不同的时代及历史背景下,每个时期的护理活动都带有当时科学发展的烙印,具有每个时期的护理特点。

(一)早期护理学的形成和发展

1.公元前　自从有了人类就有了护理活动。居住在洞穴和山林中的人类,依靠采集和渔猎生活,为了生存,必须与大自然不断斗争,在积累了丰富的生活和生产经验的同时,也形成了"自我保护"式的医疗照顾。

为了克服恶劣的环境,人们选择聚居生活,进入了母系社会。家族中的成员形成了初步的分工,妇女除料理家务外,必须担负起哺育幼儿,照顾患者、残疾人和老人的职责,形成了有智慧但无知识的母爱型家庭式护理,且其无微不至的护理经验代代相传。但在生存过程中,人类对疾病的发生、发展不能正确认识,把疾病看成是一种灾难,于是产生了迷信和宗教,巫师也应运而生。他们试图通过驱魔和祈求神灵保佑的方法摆脱疾病的折磨,同时,也有人用草药或一些经验性的治疗手段治病,形成了迷信、宗教、医药混合在一起,医巫不分、医药护不分的状态,这种情况持续了数千年。我们从当时的文字记载中发现了一些文明古国的医疗及护理发展的记录。

(1)埃及:是世界最古老的文明国家之一。古埃及医生查脱(That)最早提出了对王室的尸体用防腐法来埋葬和制作木乃伊的方法。在此影响下,人们逐步开始了对人体和疾病治疗的研究。据记载,当时埃及人已经能够应用各种草药、动物及矿物质制成丸、膏等制剂来治疗疾病;通过对饮食和卫生的计划来预防疾病的传播,同时也有了一些护理活动,如对伤口的止血、包扎,对中毒的催吐、灌肠等,这些护理活动没有专职人员,主要由妇女来承担;治疗疾病的方法也是以宗教手段为主,形成宗教与医护药不分的状况。

(2)希腊:古希腊神话中的最高医神阿斯克勒庇(Asklepios),她的女儿海吉亚(Hygiea)被视为护士的化身,作为健康女神备受人们的尊敬。医学之父希波克拉底(Hippocrates)破除了宗教迷信,将医学引入科学发展的轨道,使公元前6世纪—公元前4世纪成为医学早期的黄金时代,他创立了"四体液学说",并教会人们应用冷、热、泥敷法等护理技术。他认为从事医疗的人应以观察、诊断、记录等方法探求疾病的原因,然后对症治疗。他写的医学誓言至今仍被许多国家尊为医学道德的规范。

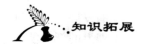
知识拓展

希波克拉底誓言

医神阿波罗、阿克索及天地诸神为证,鄙人敬谨宣誓,愿以自身判断力所及,遵守此约。凡授我艺者敬之如父母,作为终身同世伴侣,彼有急需我接济之。视彼儿女,犹我弟兄,如欲受业,当免费并无条件传授之。凡我所知无论口授书传俱传之吾子,吾师之子及发誓遵守此约之生徒,此外不传于他人。

我愿尽余之能力与判断力所及,遵守为病家谋利益之信条,并检束一切堕落及害人行为,我不得将危害药品给予他人,并不做此项之指导,虽然人请求亦必不与之。尤不为妇人施堕胎手术。我愿以此纯洁与神圣之精神终身执行我职务。凡患结石者,我不施手术,此则有待于专家为之。

无论至于何处,遇男或女,贵人及奴婢,我之唯一目的,为病家谋幸福,并检点吾身,不做各种害人及恶劣行为,尤不做诱奸之事。凡我所见所闻,无论有无业务关系,我认为应守秘密者,我愿保守秘密。倘使我严守上述誓言时,请求神祇让我生命与医术能得无上光荣,我苟违誓,天地鬼神共殛之。

（3）罗马：罗马也是古文明国家之一。罗马最富有的法米利亚（Familia）家族最早创建了私人医院；罗马医生加仑（Calenls）以人体解剖的医学观点,创造了独特的医学体系；罗马人在当时已意识到疾病预防和身体保健的重要性,采取保护环境、注意个人卫生、增强人的体质等措施,如供应清洁的饮水、修建浴室、修建大型的体育场所等,可以看成是预防疾病及促进健康的早期阶段。

（4）印度：印度是一个以佛教为主体的国家,早期的医疗及护理都带有神秘的宗教色彩,以巫术及魔术为主要的治疗和护理手段。公元前1600年,在古印度波罗门教的经典《吠陀》中记录了道德及医疗行为的准则,要求注意公共卫生设备、养成良好的卫生习惯,并叙述了医药、外科及预防疾病等方面的内容。

东方最早的医院即是在印度建立的,是由印度国王阿索卡（Asoka）按照佛教的教义建立的,医院有类似现在的健康治疗小组,包括医生、护士、药剂师等人,每个人都职责明确,共同承担预防及治疗疾病的任务。在古印度,妇女是不能外出工作的,因此,所有的护理工作都由男性承担,可以看成是最早的"护士"。

2. 公元初期（1—500年）　公元初年,基督教兴起,教徒们在传播宗教信仰、广建修道院的同时,赞助建立了许多医院、救济院、孤儿院、老人院等慈善机构,使医护工作开始从家庭走向社会,也正式开启了教会对医护的影响。人们有了病后,被送到这些教会医院里,由基督教会按宗教意识来安排和组织护理活动,由修女担任主要护理工作,她们虽然没有接受过正规的护理训练,但她们出于宗教的博爱、济世宗旨认真护理患者,服务热忱,受到社会的欢迎,此阶段可以看成是以宗教意识为主要思想的护理阶段。

400年,基督教会的菲碧（Phoebe）首先组织修女建立了护理团体,从事护理工作,随后又有一些护理团体成立,使护理工作逐渐组织化、社会化。此时期重要的影响人物有菲碧（Phoebe）、玛赛拉（Marcella）、菲毕奥拉（Fabiola）及波拉（Paula）等人。

3. 中世纪　中世纪的护理发展主要以宗教及战争为主题。当时的护理工作环境分为一般的医疗机构及以修道院为中心的教会式医疗机构两种。

教会式的医疗机构都遵循一定的护理原则,按照病情轻重将患者安排在不同的病房,护理工作的特点是重视环境的改变,也重视护理人员的训练、护理技术的发展、在岗教育、对患者的关怀、工作划分等方面教育,但护理培训及实践还很不正规。

1091—1291 年,基督教与伊斯兰教之间为了争夺耶路撒冷,发动了大规模战争,这场战争长达 200 年之久。由于连年战争,伤病员大量增加,因此对随军救护人员的需求较大,于是,一些信徒们自发组成救护团,参与救护活动中,男团员负责运送伤病员和难民,女团员负责在医院里护理患者,此阶段护理人员的人数急剧增加,但是由于当时的护理实践很不正规,也没有足够的护理设备,伤病员的死亡率很高。

处在战争之外的欧洲各国,建立了许多小型医院,多由教会控制,由修女们承担主要的护理工作,对需要接近男性身体方面的工作则主要由地位低下的奴役来做。护理逐渐从家庭式的自助与互助模式向规模化、社会化及组织化的方向发展。

4. 文艺复兴时期(1400—1600 年) 从 14 世纪开始,由于文艺复兴、宗教改革及工业革命的影响,文学、科学、艺术以及医学等领域有了很大的进步和发展,出现了一批医学科学家,如比利时的维萨留斯(Vasalius),撰写了第一部《人体解剖学》,英国的威廉·哈维(William Harvey)发现了血液循环的原理。从此,近代医学开始朝科学的方向发展,并逐渐演变成了一门独立的专业。

虽然此时期建立了许多图书馆、大学院校、医学校等,但由于当时重男轻女的封建思想没有改变,一般文化教育,尤其是大学教育只招收男生,加之宗教改革及工业革命的影响,护理工作发展缓慢,仍然停留在中世纪状态,尤其是宗教改革,护理工作不再由具有奉献精神的修女担任,新招聘来的护理人员多为谋生而来,缺乏护理经验,也无适当的训练,致使护理质量大大下降,护理发展进入了长达 200 年的黑暗时期。

直到 1576 年,法国的天主教神父圣·文森保罗(St. Vincent De Paul)在巴黎成立慈善姊妹会,成员不一定是教会的神职人员,她们经过一定的培训后,深入群众,为病弱者提供护理服务,深受人们的欢迎,也使护理逐渐摆脱教会的束缚,成为一种独立的职业。

(二)现代护理学的形成和发展

19 世纪初期,随着社会、科学和医学的发展与进步,医院数量不断增加,社会对护理的需求日益加大,在此背景下,欧洲相继开设了一些护士训练班,使护理工作的质量和地位有了一定的提高,护理的内涵有了一定的科学性。1836 年,德国牧师西奥多·弗里德尔(P. T. Fliendner)在斯瓦茨开设了世界上第一个较为正规的护士训练班,招收身体健康、品德优良的教会女执事进行护理训练,但现代护理学的形成主要从南丁格尔时期开始。

1. 南丁格尔时期 19 世纪中叶,弗洛伦斯·南丁格尔(Florence Nightingale,1820—1910 年)首创了科学的护理专业,使护理学逐步走上了科学的发展轨道及正规的教育渠道,国际上称这个时期为南丁格尔时期,这是护理学发展的一个重要转折点,也是现代护理学的开始。

南丁格尔 1820 年 5 月 12 日出生于意大利的佛罗伦萨,她的家庭是英国名门贵族,南丁格尔从小好学,善于观察,性格坚毅。她精通希腊文、拉丁文,英、法、德、意等国语言,在大学期间擅长数学、物理、化学、统计学及社会经济学等课程,具有较高的文化修养。她从少女时代起就表现出很强的慈爱心,乐于帮助别人,接济贫困的人,照顾伤

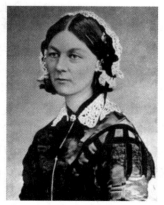

图 1-1 南丁格尔

员。1850年,她力排众议,说服父母,慕名去了当时最好的护士培训基地——德国的恺撒斯威城(Kaiserswerth)参加护理训练班的学习,并深入调查英、法、德护理工作中存在的问题。1853年,她又去法国学习护理组织工作,回国后,她被任命为英国伦敦妇女医院院长,从此,开始了她的护理生涯。在进行护理实践探索的过程中,也使她的行政管理和组织能力得到了展现,为日后的伟大贡献奠定了良好的基础。

1854年3月,英、法为援助土耳其,对俄国正式宣战,同年9月,联军在克里米亚登陆,正式爆发了克里米亚战争。由于战地条件恶劣,英国士兵在战场受伤或患病后,得不到合理的救护而大批死亡,伤员的死亡率高达42%。这种状况被新闻媒体披露后,引起了英国朝野的极大震动及舆论的哗然。南丁格尔闻讯后,自告奋勇率38名护士前往战地救护,被任命为"驻土耳其英国总医院妇女护士团团长"。到了前线,她们想方设法为医院添置药物及医疗设备,改善战地医院的环境及条件,同时设法改善伤病员的饮食,并消毒衣物和环境,为伤病员清洗伤口,建立护理巡视制度,同时,她也非常注重伤病员的心理照护,亲自帮助他们写家书,倾听他们的疾苦,促进了伤病员伤口的愈合及身心康复。夜深人静的时候,她常常手持油灯巡视病房,被士兵们亲切的尊称为"提灯女神(the lady of lamp)"。在她们的努力工作下,伤病员死亡率下降到了2.2%。她们的行为及奇迹般的工作效果被英国媒体报道后,不仅震动了英国各阶层,而且也改变了人们对护理的看法。1856年战争结束,南丁格尔回到英国,受到了全国人民的欢迎和爱戴,英国政府授予她巨额奖金,但她将44 000英镑奖金全额献给了护理事业。南丁格尔把一生都奉献给了护理事业,终身未嫁,1907年,英国国王颁发嘉奖令,授予南丁格尔最高国民荣誉勋章,她是英国历史上第一个接受此荣誉的妇女,1910年8月13日,她在睡眠中与世长辞,享年90岁。

克里米亚战场的实践,奠定了对护理工作科学的认识基础,使她立志于护理工作的开创和研究,她对护理学发展的贡献可归纳为以下几方面。

(1)创新理念,为护理走向科学化奠定基础:南丁格尔认为护理是一门艺术,有其组织性、务实性及科学性,她的这一理念为现代护理的发展奠定了基础,她还确定了护理学的概念和护士的任务,提出了公共卫生的护理思想,重视患者的生理及心理护理,并发展了自己独特的护理环境学说。同时,由于她的努力,使护理逐渐摆脱了教会的控制及管理而成为一门独立的职业。

(2)著书立说,阐述基本的护理思想:1858年,她写了《医院札记》,被认为是一本对医院建筑改革前所未有的著作,书中强调医院的建筑应考虑患者的舒适、安全、福利和卫生。1859年她又写了《护理札记》,被认为是护士必读的经典著作,指出了护理工作的社会性、生物性和精神对身体的影响等。

(3)创办学校,促进了护理教育的发展:南丁格尔坚信护理工作是一门正规的职业,必须由接受过正规训练的护士担任。1860年,南丁格尔用政府给予的奖励和在社会募捐筹得的资金,在伦敦圣托马斯医院开办了世界第一所护士学校——南丁格尔护士训练学校,她的办学宗旨是将护理作为一门科学的职业,用新的教育体制和方法培养护士。她的办学模式、课程设置及组织管理模式为欧亚大陆许多护士学校的建立奠定了培养模式基础。

(4)建立制度,使管理走向制度化、规范化:在南丁格尔创立的整套护理制度中,提出了护理要采用系统化的管理方式,强调在设立医院时必须先确定相应的政策,使护理人员担负起护理患者的责任,并要适当授权,以充分发挥每位护理人员的潜能;还要求护理人员必须接受专门的培训;在护理组织的设立上,要求每个医院必须设立护理部,由护理部主任来管理护理工作;同时也制定了医院设备及环境方面的管理要求,提高了护理工作效率及护理质量。南丁格尔对护理事业的开拓及发展,得到了许多国家的认可,之后被邀请协助其他国家医院的建造,并帮助许多医院、疗养院等建立护理制度和进行环境的改造。

（5）强调伦理,给患者提供平等的护理待遇:南丁格尔非常重视护理工作中对人的护理,强调在护理工作中要注重护理伦理及人道主义理念,要求平等对待每一位患者,不分信仰、种族、贫富,使其都能得到平等的护理。

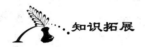知识拓展

南丁格尔誓言

余谨以至诚,于上帝及会众面前宣誓:终身纯洁,忠贞职守,勿为有损之事,勿取服或故用有害之药;尽力提高护理之标准,慎守病人家务及秘密,竭诚协助医生之诊治,务谋病者之福利。谨誓。

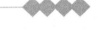

为了表彰南丁格尔对护理事业的贡献,国际护士会建立了南丁格尔国际基金会,向各国优秀护士颁发奖金,供其进修学习,并把每年5月12日——南丁格尔诞辰日定为国际护士节。在南丁格尔逝世后的第二年,红十字国际委员会正式确定设置颁发南丁格尔奖章,作为各国优秀护士的最高荣誉奖,每2年颁发1次。我国从1983年开始参加第29届南丁格尔奖的评选,到2017年,已有79位护士获此殊荣。

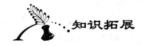知识拓展

中国历届南丁格尔奖获得者

第29届(1983年):王琇瑛

第30届(1985年):梁季华、杨必纯、司堃范

第31届(1987年):陈路得、史美黎、张云清

第32届(1989年):林菊英、陆玉珍、周娴君、孙秀兰

第33届(1991年):吴静芳

第34届(1993年):张水华、张瑾瑜、李桂美

第35届(1995年):孙静霞、邹瑞芳

第36届(1997年):汪赛进、关小瑛、陆冰、孔芙蓉、黎秀芳

第37届(1999年):曾熙媛、王桂英、秦力君

第38届(2001年):吴景华、王雅屏、李秋洁

第39届(2003年):叶欣、钟华荪、李淑君、姜云燕、苏雅香、章金媛、

梅玉文、李琦、陈东、巴桑邓珠

第40届(2005年):刘振华、陈征、冯玉娟、万琪、王亚丽

第41届(2007年):聂淑娟、陈海花、丁淑贞、泽仁娜姆、罗少霞

第42届(2009年):王文珍、鲜继淑、杨秋、潘美儿、张桂英、刘淑媛

第43届(2011年):吴欣娟、陈荣秀、孙玉凤、姜小鹰、赵生秀、索玉梅、陈声容、张利岩

第44届(2013年):蔡红霞、成翼娟、林崇绥、王海文、王克荣、邹德凤

第45届(2015年):杜丽群、宋静、王新华、邢彩霞、赵庆华

第46届(2017年):李秀华、杨辉、杨惠云、杨丽、殷艳玲、游建平

2. 现代护理学发展时期的主要特征

(1)护理教育体制逐渐完善:继1860年南丁格尔护士训练学校之后,欧美许多国家如雨后春笋般地出现了许多南丁格尔式的护理学校。如在美国,约翰·霍普金斯大学在1901年开设了专门的护理课程;耶鲁大学在1924年成立了护理学院,学生毕业后可取得护理学士学位,1929年开设硕士学位;加州大学旧金山分校在1964年开设了第一个护理博士学位课程;1965年,美国护理学会提出凡是专业护士都应该有学士学位。期间,世界其他国家及地区也创建了许多护士学校及护理学院,使护理教育形成了多层次而完善的教育体制。

(2)护理由职业向专业转变:由于护理教育的不断完善,受过高等专业教育的护理人员对护理理论的研究及探讨不断地深入,对护理科研的重视及投入不断增加,创立了许多专业的护理理论,形成护理学专业独立的理论体系,加之各种护理专业团体逐步形成,使护理逐渐由职业转变为一门为人类健康事业服务的专业。

(3)护理管理体制逐步建立:自南丁格尔之后,世界各国的护理人员将南丁格尔的管理思想、管理模式和管理制度不断推广应用到护理管理中,并结合管理学的原理及技巧,逐步建立并完善护理管理体制,强调了护理管理中的人性化管理,并指出护理管理的核心是质量管理,同时护理管理要求更加具体及严格,如美国护理学会对护理管理者有具体的资格及角色要求。

(4)临床护理形成分科护理:第二次世界大战结束后,随着科技的发展及现代治疗手段的进一步提高,医学专科化趋势越来越明显,要求也越来越高,加之医院护理管理体制的变革,临床护理也在其影响下逐步形成了分科护理,如内科护理、外科护理、妇产科护理、儿科护理、急症护理等,在美国,还出现了重症监护、职业病、社区及家庭等不同分科的护理。

3. 现代护理学的发展阶段　自南丁格尔创建护理专业以来,尤其是护士学校的建立,受过训练的护士大批增加,护理专业化进程加快,20世纪,护理学进入了迅速发展时期,可概括为三个发展阶段。

(1)以疾病为中心的阶段:这一阶段出现于现代护理发展的初期。随着医学科学的发展,医学研究从宏观步入微观,解剖学、生理学、微生物学等生物科学体系建立,形成了生物医学模式,人们认为疾病都是生物学方面的影响所致,把疾病和健康划分为

对立的两极,认为有疾病就是不健康,健康则是没有病,在此医学模式的影响下,一切医疗护理行为都围绕疾病进行,形成了以"疾病为中心"的护理模式。

此期特点:护理是一个专门的职业,护理从属于医疗,从业前护士要经过专门训练,无论在护理教育还是临床护理中,强调的是对不同疾病的护理。在这种模式下,护理没有自己独特的理论体系,医疗的理论基本就是护理的理论。护理教育的教材也基本上是医疗专业教材的压缩本。护理工作强调的是各种疾病的护理常规,而很少考虑患病的是什么样的人,且只关心患者局部的病症而不考虑整体。协助医生诊断和治疗疾病、执行医嘱规定的护理技术操作是护理工作的主要内容。目前这种模式还强烈地影响着我国的护理领域,制约着护理学的快速发展。

(2)以患者为中心的阶段:20世纪40年代,社会科学中许多有影响的理论和学说相继被提出和确立,如系统论、人类基本需要层次论、人和环境的相互关系学说等,为护理学的进一步发展提供了理论基础。1948年世界卫生组织(Word Health Organization,WHO)提出了新的健康观,指出健康应涉及各个方面。20世纪50年代后,相继出现了一些护理理论,开始注重人的整体护理。1977年,美国医学家恩格尔(G. L. Engel)提出"生物-心理-社会医学模式",引起健康科学领域认识观的根本变革,护理模式也逐渐发生转变,进入"以患者为中心"的发展阶段。

此期特点:强调护理是一个专业,逐步形成了自己的理论知识体系。护理工作不再是单纯的执行医嘱和护理常规,而是应用科学的方法——护理程序对患者实施全方位的连续的系统整体护理。整体护理的思想包括:①疾病与患者是一个整体;②生物学的人和社会学的人是一个整体;③患者和社会是一个整体;④患者从入院到出院是一个整体。护士不仅是患者的照顾者,还是教育者、管理者和研究者。但护理内容局限于患者的康复,护理的工作场所仍局限于医院内。

(3)以人的健康为中心的阶段:随着科学的进步、经济的发展,人类健康水平有了明显的提高,疾病谱发生了很大的变化,传染病已得到较好控制,心脑血管病、恶性肿瘤、意外伤害等成为威胁人类健康的主要问题,人们的健康观发生转变,1977年WHO提出的"2000年人人享有卫生保健"成为努力的方向,因此,"以人的健康为中心"的护理模式的出现成为必然。

此期特点:护理学成为一门独立的学科。护理已不仅是对患者的护理,而是扩展到从健康到疾病全过程的护理,从个体到群体的护理。护理工作的场所从医院扩展到社会和家庭,扩展到所有有人的地方。促进全民健康,成为每一位护理工作者的神圣使命,护士成为向社会所有人提供健康保健的主要力量。

二、我国护理学的形成及发展

(一)中国古代护理

中国是世界文明古国之一,有着悠久的医学渊源。古籍医药书中"三分治,七分养"高度概括了护理对患者康复的重要性。但自古以来,医、药、护不分,护理也未形成一门独立的专业。

祖国医学史、历代名医传记及医学典籍中,记载了很多关于护理的内容,如病情观察、饮食调护、口腔护理、冰块降温、消毒隔离、疾病预防、功能锻炼、急救等。如春秋战国时期名医扁鹊提出："切脉、望色、听声、写形,言病之所在。"总结了观察疾病的方法。《黄帝内经》中提到"病热少愈,食肉则复,多食则遗,此其禁也",说明热病反复与调节饮食有着密切关系。唐代孙思邈所著《备急千金要方》中提到"凡衣服、巾、栉、镜不宜与人共之"等隔离知识,并改进前人导尿术,采用细葱管导尿。宋代《医说》中记载:"早漱口,不若将卧而漱,去齿间所积,牙亦坚固。"明清瘟疫流行,胡正心医生提出用蒸汽消毒和处理传染患者的衣服。

（二）中国近代护理

1. 西方护理的传入 中国近代护理的发展是在鸦片战争后,西方护理随着各国军队、宗教和西方医学进入中国,因此,当时医院的环境、护士的服装、护理管理和护理操作的规程等都带有浓厚的西方色彩。1820 年,英国医生在澳门开设诊所。1835 年,英国传教士巴克尔在广州开设第一所西医院,2 年后,该医院以短训班形式培训护理人员。1887 年,第一位来华的美国教会护士麦克奇尼(Makechnie)在"上海西门妇孺医院"倡行"南丁格尔护理制度",并开办护士训练班。1888 年,美国护士约翰逊(Johnaon)女士在福州开办了我国第一所护士学校。以后,在一些大城市陆续建立了医院和护士学校,逐渐形成了我国护理队伍。尽管当时我国各地相继成立了许多护士学校,但大多数学校的设备简陋,缺乏图书馆、实验室、自修室、标本室等基本的教学设施,也没有专职教师,缺乏统一的教学标准及教材,教学水平低下,学生的人数也很少,教学方法为学徒制,操作为主,理论为辅,学生多数以半工半读的方式接受护理教育。

2. 中国近代护理的发展历程(1909—1949 年)

（1）护理学术团体:1909 年,中国护理学术团体"中华护士会"在江西牯岭成立(1936 年改为中华护士学会,1964 年改为中华护理学会)。学会成立初期,理事长均由在华工作的外籍护士担任,自第 9 届中华护理学会开始才由中国护士担任护士会理事长。仲茂芳曾任副会长,并将"nurse"首译为"护士"。学会的主要任务是制定和统一护士学校的课程,编译教材,办理学校注册,组织毕业生考取护士执照,颁发执照。1915 年,第一次实行全国护士会考。1922 年,中国护士会加入国际护士会,成为第 11 个会员国。

（2）护理学术期刊:1920 年,第一本护理期刊《护士季报》创刊。

（3）护理教育:1920 年北京协和医学院建立了协和高等护士学校,是中国第一所具有本科水平的护士学校。招收高中毕业生,学制 4～5 年,5 年制毕业生授予理学学士学位。该校前三届校长均为外国人,聂毓婵是第一任中国籍校长。1932 年,政府开办的中央护士学校在南京成立,成为我国第一所公立护士学校。1934 年,教育部医学教育委员会成立了"中央护士教育委员会",将护理教育改为高级护士职业教育,招收高中毕业生,护理教育被纳入国家正式教育体系。"中央护士教育委员会"作为中国护士教育的最高行政领导机构,负责办理学校登记及会考事项,制定课程设置标准、教材、教学大纲等。1936 年卫生部开始管理护士注册事宜,要求护理学校的学生毕业后参加护士会考,会考及格者发给证书,然后经注册后领取护士证书。

3. 抗战时期的护理 1927—1949 年,中国经历了土地革命、抗日战争、解放战争,成千上万的优秀护理工作者奔赴前线,出生入死地救治伤病员,护理队伍也在为战地军民提供护理服务过程中不断发展壮大。1931 年在江西开办"中央红色护士学校",1941 年在延安成立"中华护士学会延安分会",沈元晖任首届理事长,护理工作受到党中央的关怀和重视。毛泽东同志于 1941 年和 1942 年两次为护士题词:"尊重护士,爱护护士""护理工作有很大的政治重要性"。

至 1949 年,全国共建立护士学校 183 所,有护士 32 800 人,当时的人口为 6 亿,护士的数量远远不能满足医疗保健及人民健康的需要。

4.中国现代护理的发展历程(1949 年至今) 中华人民共和国成立后,医疗卫生事业有了很大发展,护理工作步入一个新时期,尤其是党的十一届三中全会以后,护理事业得到了迅速的发展。

(1)护理学历教育的发展历程:1950 年,第一届全国卫生工作会议,对护理学专业的发展做了统一规划,将护理教育从高等教育改为中等专业教育,学制 3 年,并由卫生部制订全国统一的教学计划,编写统一的教材,至此,高等护理教育停止招生,严重地阻碍了我国护理专业的发展。1961 年,北京第二医学院再次开办高等护理教育。1966—1976 年十年动乱期间,护理教育倍受摧残,大部分护士学校停止招生,校址被占用,教师队伍被解散。至 1979 年,中断的护校才陆续恢复招生,为加强整顿护理教育,卫生部先后下达《关于加强护理工作的意见》和《关于加强护理教育工作的意见》,对护理教育的复兴起到了推动和指导作用。1980 年,南京医学院开办高级护理专修班。1983 年,天津医学院率先恢复了护理本科教育,学制 5 年,学生毕业后可获得学士学位。1984 年,教育部和卫生部召开全国高等护理专业教育座谈会,提出要建立多层次、多规格的教育护理体系,培养高层次护理人才,充实教学和管理等岗位,提高护理工作质量,教育部批准首批 10 所高等医学院校设立护理本科教育,学制 5 年,授予医学学士学位。1992 年,北京大学医学部(原北京医科大学)被批准为护理学硕士学位授予点,2003 年,第二军医大学护理系被批准为护理学博士学位授予点,2004 年首批招收护理博士生 2 名,之后,逐渐在全国各大院校建立了数个硕士和博士学位授予点,形成了中专、专科、本科、硕士生、博士生 5 个层次的护理教育体系。20 世纪 80 年代以来,许多地区开展多种形式的护理成人教育,促进了护理人才的培养,体现了护理人才的终身教育。2011 年,国务院学位委员会将"护理学"定为国家一级学科,下设四个二级学科:"基础护理学""临床护理学""社区和家庭护理学""护理心理和人文学",学生毕业可授理学学士学位。目前,中专学校招生数量逐渐减少,本科护理教育机构和硕士点、博士点逐渐增多,从此,护理教育开始向高层次发展。

(2)护理继续教育的形成和发展:1987 年,国家教育委员会、国家科学技术委员会、国家经济委员会、国家劳动人事部、财政部及中国科学技术协会联合发布了《关于开展大学后继续教育的暂行规定》。此后人事部又颁发了相应的文件,规定了继续教育的要求。1996 年,卫生部继续医学教育委员会正式成立。1997 年,卫生部继续教育委员会护理学组成立,标志着我国的护理学继续教育正式纳入国家规范化管理,中华护理学会在无锡召开了继续教育座谈会,制定了护理继续教育的规章制度及学分授予办法,使护理继续教育更加制度化、规范化及标准化。2016 年 11 月 18 日卫计委印发了《全国护理事业发展规划(2016—2020 年)》,强调建立护士培训机制,提升专业素质能力。建立"以需求为导向,以岗位胜任力为核心"的护士培训制度。卫计委制定培训大纲和培训要求,并指导各地开展培训工作。省级卫生计生行政部门负责本辖区内护士培训工作。重点加强新入职护士、专科护士、护理管理人员、社区护士、助产士等的培训,切实提高护理专业素质和服务能力。

（3）临床护理的发展变化：自 1950 年以来，我国临床护理工作一直受传统医学模式的影响，实行的是以疾病为中心的护理服务，护理人员主要在医院从事护理工作，医护分工明确，护士为医生的助手，处于从属的地位，临床护理规范以疾病的诊断及治疗为中心而制定。1979 年以后，特别是进入新世纪以后，由于加强了国内外的学术交流，加上医学模式的转变，护理人员积极探讨以人的健康为中心的整体护理，同时护理的范围也不断扩大，护理人员开始在社区及其他的卫生机构也逐步开展了预防保健及其护理服务。1980 年以后，随着我国改革开放的不断深入，逐渐引入国外有关护理理论和工作方法，使临床护理模式开始由功能制护理逐步转变为以患者为中心的责任制护理、系统化整体护理和责任制整体护理，护理人员开始应用护理程序的方法分析、判断患者的健康问题，从各个方面对患者实施整体护理。同时，护理工作的内容和范围开始从疾病护理扩展到全人、全人生的健康保健，护士开始走出医院、走向社区，开拓了老年护理、康复护理、社区护理、家庭护理、临终关怀等新领域。2010 年 2 月，卫生部发布了《2010 年"优质护理服务示范工程"活动方案》的通知。其目的是贯彻落实 2010 年全国卫生工作会议精神及深化医药卫生体制改革各项重点任务，加强医院临床护理工作，落实基础护理，为公众提供安全、优质、满意的护理服务，活动的范围是全国各级各类医院，重点是公立医院，主题是"夯实基础护理，提供满意服务"。

（4）护理管理的发展变化：1950 年，各医院开始实行科主任负责制，曾一度取消了护理部，使护理质量下降，1960 年又恢复护理部对医院护理工作的管理，但十年动乱期间，又再次取消了护理部，取消了医护分工，提倡"医护一条龙"等错误做法，使护理质量下降，护理管理水平下降。

1979 年，国务院批准卫生部颁发了《卫生技术人员职称及晋升条例（试行）》，其中明确规定了护理人员技术职称分别为"主任护师、副主任护师、主管护师、护师和护士（正规护校毕业生）"。各地根据这一条例制定了护士晋升考核的具体内容和办法。1982 年，卫生部医政司成立护理处，加强对护理工作的领导。1985 年 9 月，经卫生部批准成立护理中心，为制定护士法和实施护士注册做准备，卫生行政部门自上而下设有管理护理工作的机构或护理专干，医院建立健全了"三级护理"管理体制、各种规章制度、质量标准、操作规程等，以保障护理质量。1993 年，卫生部颁发了新中国成立以来第一个关于护士的执业和注册的部长令与《中华人民共和国护士管理办法》。1995 年 6 月，首次护士执业考试在全国举行，凡在我国从事护士工作的人员，都必须通过国家护士执业考试，取得护士执业证书，申请注册，此后一年一度的护士执业考试一直延续至今，使中国的护理管理逐步走上了标准化、法治化的管理轨道。2008 年，国务院颁布实施了《中华人民共和国护士管理条例》（简称《护士条例》），它从立法层面维护了护士的合法权益，明确了护士的义务、权利和法律地位，规范护士执业行为。之后卫生部配套颁布了《护士执业注册管理办法》（附录九）、《护士执业资格考试办法》（附录十），规定中国护士岗位实行准入制度，护士必须通过护士执业资格考试，才可以申请执业注册。为进一步加强护理管理，未来将建立护士分层级管理制度，明确护士职业发展路径。建立符合护理工作特点的护士分层级管理制度。以护士临床护理服务能力和专业技术水平为主要指标，结合工作年限、职称和学历等，对护士进行合理分层。将护士分层管理与护士的薪酬分配、晋升晋级等有机结合，明确护士职业发展路径，拓宽护士职业发展空间。

笔记栏

(5)护理科研和学术交流:随着高等护理教育的发展,1990年以后,高级护理人才相继走上了临床、教育、管理岗位,同时,继续教育的蓬勃发展提高了护理工作人员的整体素质,推动了护理研究的发展,1992年,中华护理学会第21届理事会设立了"护理科技进步奖",每2年评选1次,2009年,该奖项被科技部批准的"中华护理学会科技奖"所代替,成为中国护理学科最高奖项。随着护理科学研究水平的提高,护士撰写论文的数量和质量也显著提升,并间接推动了护理学杂志逐年增多,最早于1954年由中华护理学会创办的《护理杂志》,1981年改为《中华护理杂志》,一直沿用至今,目前的护理杂志已达几十种。护理科研工作在院校教育、临床实践中的广泛开展,对护理学科理论体系的完善、临床护理质量的提高起到了很大的推动作用。

随着护理科研活动的增加,国内的各种学术交流活动由每年一次增至数百次,与此同时,国际学术交流也日益增多。早在1952年,中华护理学会就开展了国际学术活动,1980年以后,中华护理学会及各地医学院校与国际学术交流更加频繁,与美国、英国、加拿大、澳大利亚、德国、日本及东南亚一些国家都建立了学校联系,采取互访交流、互派讲学、培训师资、联合培训等方式与国际护理界进行沟通,开阔了眼界,增长了知识,借鉴国外的先进理论和护理经验,促进了我国护理学科的发展。

(6)专科化护理发展迅猛:随着国际护理交流的增加,加速了护理专业化的发展。2000年,我国护理开始了高级护理实践的尝试,浙江邵逸夫医院和广州中山大学附属肿瘤医院率先设立了高级临床专科护士的角色,迈出了我国高级护理实践的第一步,随后,广州、北京等多个省市相继与国外护理教育机构合作,建立重症监护病房(intensive care unit,ICU)、冠心病监护病房(cardiac care unit,CCU)、造口专科护士培训基地,培训了一批专科护理人才。

为进一步提高专科护理水平,在《全国护理事业发展规划(2016—2020年)》中,对专科护士队伍的发展,也提出了具体任务,要求选择部分临床急需、相对成熟的专科护理领域,逐步发展专科护士队伍。建立专科护士管理制度,明确专科护士准入条件、培训要求、工作职责及服务范畴等。加大专科护士培训力度,不断提高专科护理水平。

第二节　护理学的基本概念及知识体系

一、护理学的基本概念

现代护理学的理论框架主要由四个基本概念组成,即人、环境、健康、护理。对这四个概念的理解和认知水平直接影响护理的工作内容、实践范畴、研究领域、护士的角色功能及专业行为。

(一)人

人是护理的对象,也是护理学研究的对象之一。人是生理、心理、社会相统一的整体人,是在环境中活动的个体的人和群体的人。对人的本质的认识和对人类健康保健活动的认识是护理理论发展和护理实践发展的核心和基础。

1. 人是统一的整体　整体是指按照一定方式、目的有序排列的各个要素的有机集合体。人是由生理、心理、社会、精神、文化等要素组成的统一整体,具有生物和社会双重属性,因此,人不仅是一个生物有机体,更是一个有思维、有情感、有创造性的社会人,人的生理、心理、社会等方面相互联系、相互作用,所以,对人的认识应注重其整体性。

随着社会的发展和医学科学的进步,护理专业的服务内容和服务范畴在不断地拓展和变化,护理的服务对象也从单纯的患者扩大到健康的人,护理工作不仅要注重患者的康复,更应注重人的身心健康;不仅在医院为患者服务,更应深入到家庭、社区,关注每个人和人群的健康状况,最终提高整个人类社会的健康水平。

2. 人是开放的系统 人是生活在复杂社会中的有机体,不是孤立存在的,时刻都在与周围环境发生着联系。人作为自然系统中的一个子系统,不断地与其周围环境进行物质、能量、信息交换,因此人是一个开放的系统。

护士对于人是开放系统的认识,有助于对人的全面认识和护理,在对人的护理时,不仅要着眼于局部病变,维持机体的平衡,同时还应注意其周围环境如家庭、社区、环境等因素对机体的影响。

3. 人具有基本需要 人的基本需要指导个体为了维持身心平衡并求得生存、成长与发展,在生理和心理上最低限度的需要。如食物、水分、空气、排泄、休息、活动等是生理上的基本需要,而作为社会人,又需要有社交、情感、尊重、自我价值实现等心理和社会方面的需要。当人的基本需要得到满足时,就处于一种相对平衡的健康状态,反之,则会出现紧张、焦虑、愤怒等负面情绪,进而影响个体的生理功能或导致疾病。因此,护理工作就是要帮助服务对象满足其基本需要,并帮助其掌握且完成基本需要的基本能力,从而达到自我满足。

4. 人有自我概念 自我概念是指一个人对自己的看法,即个人对自己的认同感。自我概念并非与生俱来,它是个体与环境的不断互动,综合环境中其他人对自己的看法与自身的自我觉察和自我认识而形成的。因此,个人的工作表现、认知功能、自身形象和外在吸引力、解决问题的能力、特别的天赋以及其他如性吸引力、自立情况、经济情况等,都将影响其自我概念的形成。

自我概念可影响个人的思想与行为,是个人身心健康的必要因素。拥有良好的自我概念,有助于提高自信,建立良好的人际关系,并能积极地面对人生,有效抵御一些身心疾病的侵袭,而自我概念低下者,则易产生失望、不满甚至憎恨等负面情绪,影响身心健康。因此,护士要在护理工作中注意引导患者,帮助其建立良好的自我概念。

(二)环境

人的一切活动,特别是人的生命活动过程,都在环境中进行。而护理活动本身既是维护和促进这种生命活动良好质量的外部环境因素,本身又受到环境因素的影响和制约。环境包括内部环境和外部环境,外部环境又包括自然环境和社会环境等,对环境的调控、改善是护理活动的重要内容和护理研究的主要范畴。

(三)健康

健康是人类追求的共同目标,是个人幸福和社会进步的基础,健康包含生理、心理、社会及精神等不同层面。对健康的理解,受个人年龄、生活环境、文化程度、社会阶层、经济状况、价值观及科技发展等因素的影响。护理的目的是促进、维护和改善人类

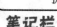

的自身健康,因此,护士需明确健康的含义,开展以健康为中心的各种护理活动(详见第二章)。

(四)护理

护理是护士与护理对象之间的互动过程。护理的概念随着护理学科的不断进步而发展。"nurse"一词来源于拉丁语"nutricius",原意为养育、照护、照料等意。护理学的创始人南丁格尔提出"护理是让护理对象处于一种免于疾病或能迅速从疾病中康复的环境"。南丁格尔认为一个清洁的、良好通风和安静的环境是恢复健康的基本条件。

美国护理学家韩德森(Henderson)是现代界定护理概念的第一人。1966年,她提出"护士的独特功能是帮助个体、患者或健康人进行保持或恢复健康(或安宁地死去)的活动,如果个体有必要的能力、意愿和知识,则帮助他尽可能快地独立照顾自己"。1973年,韩德森对护理的界定被国际护士会接受,将护理定义为:护理学是帮助健康的人或患病的人保持或恢复健康(或平静地死去)。

美国护理学会(American Nurses Association, ANA)1980年将护理学定义为"护理学通过判断和处理人类对已存在或潜在的健康问题反应,并为个人、家庭、社区或人群代言的方式,达到保护、促进及最大程度提高人的健康及能力,预防疾病及损伤,减轻痛苦的目的"。

我国学者周培源1981年对护理学的定义为"护理学是一门独立的学科,与医疗有密切的关系,相辅相成,相得益彰"。我国著名的护理专家林菊英认为"护理学是一门新兴的独立科学,护理理论逐渐形成体系,有其独立的,说及理论,有明确的为人民健康服务的思想"。

2003年,美国护理学会(ANA)更新了护理的定义,即"护理是通过诊断和处理人类的反应来保护、促进、优化健康和能力,预防疾病和损伤,减轻痛苦,并为受照护的个体、家庭、社区及特定人群代言"。这一新定义进一步明确了护理的丰富内涵,并强调了护理对全球卫生保健的重要作用。

综合各位护理理论家对护理的界定,包含了以下共同观点:①护理是照护;②护理是一种艺术;③护理是一门科学;④护理是以患者为中心;⑤护理是整体的;⑥护理是适应;⑦护理关心的是健康促进、健康维护和健康恢复;⑧护理是一种帮助性专业。

这些定义从不同的角度诠释了护理的基本特征,即科学性、人文性、专业性、服务性、艺术性和整体性。

二、护理学的知识体系

所谓学科是一个专业知识体系的有机组合。而一门学科的定义,首先要明确该学科的研究对象及内容,才能确定其学科性质。国内外许多学者认为护理学是一门独立学科,经过100多年的发展已逐渐形成了相对稳定的知识体系及理论框架。但不同的学者,对护理学的知识体系有不同的认识。

(一)西方对护理学知识体系的认识

西方护理界从20世纪末到21世纪初对护理学的知识体系组成进行了许多有益的探讨,其中最为护理学术界推崇的是美国学者卡渤(Carper),她认为护理的对象是人,护理学的概念及知识应该包括五个方面。

1. 伦理学知识　指护理职业道德及伦理的规律性知识。护理伦理学的知识一般以伦理法典、伦理原则、伦理指导等方式出现。在护理活动过程中,通过对伦理方面问题的澄清、价值观念的建立、代言性的护理活动等方法获取。

2. 美学知识　指护理艺术、技能或护理行为方面的知识。护理美学知识的获取主要通过护士的感官、行为、态度等方面的实践来获取。

3. 个人知识　通过个人的直感而获取的服务于护理对象的知识。个人知识常通过自我开放、对人的深入思考、对护理现象的分析等方面来获取。

4. 科学知识　即用以描述、解释及预测涉及人的健康与疾病有关的护理现象的护理知识。护理是有关人类健康的科学,常通过传统的科学手段如对资料的收集、实验、假设检验、评判性分析等方式获取科学的护理学知识。

5. 社会政治文化知识　指护理大环境及氛围方面的知识,包括社会政治、经济、科学对护理的影响,以及受此影响护士角色的变化及扩展。一般指以社会评判科学为哲学基础,通过对社会政治文化对护理影响的研究所获得的护理学知识。

(二)中国对护理学知识体系的认识

受医学教育模式的长期影响,中国护理界一直应用三段式的护理教育模式,虽然目前很多院校对护理知识的组成进行了一些研究,但普遍认为护理学的知识体系应包括以下两方面:

1. 基础知识

(1)自然科学知识:如生物学、物理学、化学等。

(2)医学基础知识:如解剖学、生理学、病理学、微生物学等。

(3)人文及社会科学知识:如文学、哲学、美学、社会学、心理学、伦理学等。

(4)其他方面知识:如计算机应用、数理统计等。

2. 护理专业知识

(1)护理学的基础理论:如护理学导论、护理学基础、护理理论等。

(2)临床专科护理知识:包括各专科护理的理论及技术,如内科护理学、外科护理学、妇产科护理学、儿科护理学等。

(3)预防保健及公共卫生方面的知识:如社区护理、公共卫生护理、职业护理、学校卫生护理等。

(4)护理管理、教育及科研方面的知识:如护理教育学、健康教育学、护理管理学、护理科研等。

护理学的知识体系并非固定不变,而是随着科学技术的发展及护理科研的深入而不断地调整、发展、丰富及完善的。

第三节　护理专业

从20世纪50年代开始,国外护理界从完善护理教育体制、提高护理科研水平、开展护理理论研究、完善专业团体功能等方面对护理向专业化方向发展起到了很大的推动作用,使护理学逐渐由一门技术性的职业转向为一门新兴的专业。

一、护理专业的特征及护理专业

（一）专业特征

社会学家认为，必须具备以下特征才能称之为专业：

1.能满足社会某些方面的需要 一门专业必须具备能为人类的某些方面服务的特征，并符合社会及时代对专业的需求。

2.有完善的教育体制 完善的教育体制是形成专业的基础，任何一门专业的从业人员必须经过系统、严格的专业教育，才能胜任本专业的工作。

3.有完善系统的理论基础 任何一门专业必须有完善的理论基础及技术来支持其实践及科研体系，并获得公众的认同及尊重。

4.有良好的科研体系 科研是保证专业更新和发展的重要手段，只有不断地更新及发展才能保证专业的生命力。

5.有专业自主性 每个专业必须具有相应的专业组织，制定一定的伦理、道德等专业规范来检查及约束其从业人员的专业活动。专业组织依据这些标准来进行同行监督及自我检查，以维持高质量的服务标准，以提高整个专业的整体水平，争取专业的社会地位及工作自主权，为其从业人员谋福利等。

（二）护理专业

经过护理人员多年的努力及护理专业从服务、教育、科研及专业组织等方面的不断完善与发展，护理已经成为初具雏形的专业，具备了以上特征，分析如下：

1.能满足社会某些方面的需要 护理专业的从业人员以满足服务对象的健康需要为目的，应用其特有的专业知识及技能，为服务对象提供各种护理服务，极大程度地保障了服务对象的健康及安全。

2.有完善的教育体制 护理教育已经形成了多渠道、多层次的教育体制。目前，西方有护理学学士、硕士、博士、博士后等不同的教育层次，我国也有护理学中等专业、大学专科、大学本科、硕士、博士教育层次，并在逐步探索博士后教育。

3.有完善系统的理论基础 护理学以社会科学、自然科学及医药学作为理论基础，并不断探讨形成其独特的护理理论体系，用以指导护理教育、护理科研和护理实践。

4.有良好的科研体系 国外的护理科研体系正在逐步地实施及完善，我国护理科研也已初具雏形，并随着硕士及博士教育的不断开展而逐渐发展及完善。

5.有专业自主性 护理学专业已有自己的专业组织，制定有相应的护理质量标准，并有执业考试及晋职晋升制度，也有护理伦理及法律方面的要求。

二、护理专业的工作任务

1978年，WHO指出："护士作为护理的专业工作者，其唯一的任务就是帮助患者恢复健康，帮助健康人促进健康。"为此，护理的工作任务可概括为以下四个方面：

1.促进健康 健康意味着身心处于安适状态，具有提高生命质量的态度、行为和发挥个体潜能的能力。促进健康就是帮助个体、家庭和社区发展维持和增强自身健康和安适的资源。这类护理实践活动包括教育人们对自己的健康负责，形成健康的生活方式,解释改善营养和加强锻炼的意义,鼓励戒烟、预防物质成瘾、预防意外伤害和提供信息以帮助人们利用健康资源等。

2.预防疾病　预防疾病的目的是通过预防疾病达到最佳的健康状态。预防疾病的护理实践活动包括:开展妇幼保健、老年保健、健康教育;增强免疫力,预防各种传染病;提供疾病自我监测的技术;评估机构、临床和社区的保健设施等。

3.恢复健康　恢复健康就是帮助患病的人进行康复,提高自护能力,使其功能恢复到最佳水平。恢复健康是护理活动中最基础的护理职能。这类护理实践活动包括:为患者提供直接的整体性护理,如进行药物治疗、心理护理、生活护理等;进行护理评估,如监测生命体征、完成各项化验检查等;帮助患者进行康复锻炼,对患者进行健康教育,提高自护能力。

4.减轻痛苦　通过护理活动,使患病的人痛苦尽可能减轻,在有限的生存时间内尽可能提高生命质量,保持尊严;在生命无法挽回时,安宁地死亡。

三、护理专业的工作范畴

护理专业的工作范畴广泛,涵盖人类健康与疾病的各个领域,根据不同的划分方式有不同的内容。

(一)根据护理功能划分

按照护理人员在执行护理措施时的自主程度,将护理功能划分为三种:

1.独立性的护理功能　指护理人员应用自己的专业知识及技能来决定的护理活动。如对护理对象进行病情观察,增进护理对象舒适、指导糖尿病患者进行自护活动等。

2.合作性的护理功能　指护理人员与医疗小组的其他人员密切配合及协作才能完成的护理活动。如与医生配合对护理对象进行诊断和治疗;与营养师配合对护理对象进行饮食方面的指导;与理疗师配合指导护理对象的康复训练等。

3.依赖性的护理功能　指护理人员需要遵医嘱对护理对象进行的护理活动。如药物治疗、使用监护设备等。

虽然从概念上对护理功能进行了划分,但在实际工作中这三种功能是不能截然分开的。

(二)根据工作性质和场所划分

1.临床护理　临床护理的对象主要是患者,工作场所主要是医院。包括基础护理和专科护理。

(1)基础护理:基础护理是各专科护理的基础,是运用护理学的基本理论、基本知识和基本技能满足患者的基本需要。包括保持患者整洁、安全与舒适;对患者进行心理护理、饮食护理、排泄护理、病情观察、执行治疗措施、健康教育等;预防医院感染、临终关怀及医疗文件的记录书写等。

(2)专科护理:专科护理是以护理学和医学专科理论、知识和技能为基础,结合各专科患者的特点及诊疗要求,对患者进行身心整体护理,包括内科、外科、妇产科、儿科等护理常规、专科护理技术,如手术及围术期护理、特殊检查配合技术,各种引流管、石膏和夹板的护理,各类疾病的护理与抢救,各脏器功能的监护及移植的护理等。

2.社区护理　社区护理的对象是一定区域的居民和社会团体。社区护理是以公共卫生学、护理学知识和技能为基础,以整体护理观为指导,结合社区的特点,深入社区、家庭、学校、工厂、机关等,开展疾病预防、妇幼保健、家庭护理、康复护理、健康教育、健康咨询、预防接种及防疫隔离工作等,同时配合卫生行政部门对各项卫生资料进行收集、统计、分析及整理,进行流行病调查,办理及推动各项卫生活动,执行及推广政府的各项卫生政策。进入21世纪以来,卫生保健系统服务模式的变革使社区护理得到迅速发展,已成为护理人员做出重要、独特贡献的重要领域。

3.护理教育　护理教育一般分为基础护理学教育、毕业后护理学教育和继续护理学教育三类。

(1)基础护理学教育:主要是学校教育,包括中专教育、大专或高职教育、本科教育。

(2)毕业后护理学教育:主要包含岗位培训教育及研究生教育(硕士、博士学位教育)。

(3)继续护理学教育:是指向已完成基础护理学教育或毕业后护理学教育并正从事护理工作的护理人员提供的学习新理论、新知识、新技术和新方法为目标的在职教育,这种教育是终身性的。

4.护理管理　护理管理是运用管理学的理论和方法,对护理人员、技术、设备、信息、财务等要素进行科学的计划、组织、指挥、协调和控制,以保障护理机构提供成本效益合理的护理服务。

5.护理研究　护理研究是探讨解决护理领域中的问题,促进护理理论、知识、技能更新的护理实践活动。护理研究的内容包括促进正常人健康、减轻患者痛苦、保护危重者生命,提高临终患者生命质量的护理理论、方法、技术与设备研究。

四、护理专业的工作方式

(一)个案护理

个案护理又称"特别护理"或"专人护理",简称特护或专护。是指由专人负责实施个体化护理的护理方式。适用于抢救患者或某些特殊患者,也适用于临床护理教学。

1.优点

(1)护士掌握患者的全部情况,及时满足患者的各种护理需求。

(2)护士职责明确。

(3)护士的才能可以得到充分发挥,有成就感。

(4)容易建立良好的护患关系。

2.缺点　耗费人力。

(二)小组护理

小组护理是以分组护理的方式对患者进行整体护理。将护理人员分成若干个组,每组由一名业务能力强、经验丰富的护士任组长,小组成员由不同级别的护理人员组成,每组成员共同负责一组患者。

1.优点

(1)能发挥各级护理人员的作用,人尽其才。

（2）护士熟悉所负责患者的基本情况，便于及时满足患者的需求。

2. 缺点

（1）组长能力的大小影响护理质量。

（2）小组成员共同负责患者的护理，缺乏个人责任感。

（三）功能制护理

功能制护理是以各项医嘱内容和常规护理工作为主要工作内容，以日常工作任务为中心进行岗位分工，流水作业的护理工作方式。

优点：分工明确，易于管理，节省人力。

缺点：①每个护士只负责患者的一部分护理工作，无法掌握患者的全部病情，缺乏整体观念；②易忽视患者的心理、社会因素。

（四）责任制护理

责任制护理是由责任护士和辅助护士按护理程序对患者进行全面、系统和连续的整体护理，是一种连续性、整体性、协调性、以患者为中心的护理工作方式。

优点：①护士责任明确，自主性强；②患者能得到连续的护理服务。

缺点：责任护士 8 h 在岗，难以保证 24 h 负责。

（五）综合护理

综合护理是一种通过最有效地利用人力资源，最恰当地选择并综合应用上述几种工作方式，以患者为中心，按护理程序为患者提供高效率、高质量、低消耗的护理服务。

各医疗机构可以根据其实践环境、患者的需求确定护士应具备的能力，并加以培训，同时将不同层次的护士在工作中合理分配使用，最佳地使用人力资源并促进其发展。这种工作方式既考虑了成本效益，又为护士的发展提供了空间和机会。

上述各种护理工作方式各有优缺点，每种工作方式都有其继承性，新的工作方式也是在原有基础上的改进和提高。这几种护理工作方式，在护理学发展历程中都起到了重要作用。需要注意的是，在护理工作中，无论采取哪种工作方式，都要以整体护理观为指导。

（高晓梅）

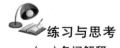**练习与思考**

（一）名词解释

1. 护理

2. 护理学

（二）填空题

1. 护理发展进入了长达 200 年的黑暗时期是指的_____—_____年。

2. 现代护理学的形成是从_____世纪初期开始的。

3. 南丁格尔在_____时首创了科学的护理专业。

4. 南丁格尔对护理学发展的贡献可概括为____、____、____、_____、____5 个方面。

5. 南丁格尔的两本著名著作是_____和_____。

6. 现代护理学的 3 个发展阶段分别是以_____为中心的阶段，以_____为中心的阶段，以

笔记栏

_____为中心的阶段。

7. 1977年,美国医学家恩格尔(G. L. Engel)提出的_____医学模式,引起健康科学领域认识观的根本变革。

8. 卫生部于_____年在《卫生技术人员职称及晋升条例(试行)》,其中明确规定了护理人员技术职称分别为"主任护师、副主任护师、主管护师、护师和护士"五级。

9. 现代护理学的四个最基本的概念是____、____、____和_____。

10. 护理专业的工作方式有_____、_____、_____、_____、_____。

(三)选择题

1. 创立"四体液学说"的是( )
A. 阿斯克勒庇　　　　　B. 海吉亚　　　　　　　C. 希波克拉底
D. 查脱　　　　　　　　E. 加仑

2. 东方最早的医院建立在( )
A. 印度　　　　　　　　B. 罗马　　　　　　　　C. 希腊
D. 埃及　　　　　　　　E. 英国

3. 在克里米亚战争中,英国受伤的伤病员因为得不到很好的医治,死亡率高达42%,在南丁格尔率领护士前往战地医院进行救护后,伤病员的死亡率下降到了( )
A. 38%　　　　　　　　B. 35%　　　　　　　　C. 22%
D. 12%　　　　　　　　E. 2.2%

4. 南丁格尔创建的第一所正式护士学校是在( )
A. 1836年　　　　　　B. 1856年　　　　　　C. 1858年
D. 1860年　　　　　　E. 1865年

5. 国际护士节是以( )确定的。
A. 南丁格尔的出生日　　B. 南丁格尔逝世日　　　C. 南丁格尔创建第一所学校的日子
D. 国际红十字会成立日　E. 克里米亚结束日

6. 南丁格尔奖章作为国际护士的最高荣誉奖,每( )年颁发一次。
A. 半年　　　　　　　　B. 1年　　　　　　　　C. 2年
D. 3年　　　　　　　　E. 5年

7. 我国第一所护士学校的创办时间和地点是( )
A. 1820年,广西　　　　B. 1860年,广州　　　　C. 1888年,福州
D. 1895年,北京　　　　E. 1900年,汉口

8. 我国护理学术团体最早成立于( )
A. 1909年　　　　　　B. 1936年　　　　　　C. 1939年
D. 1949年　　　　　　E. 1964年

9. 最早开始护士注册事宜的时间是( )
A. 1932年　　　　　　B. 1934年　　　　　　C. 1936年
D. 1941年　　　　　　E. 1949年

10. 我国的护理教育分为( )
A. 2个层次　　　　　　B. 3个层次　　　　　　C. 4个层次
D. 5个层次　　　　　　E. 6个层次

11. 护理学成为国家一级学科是在哪一年( )
A. 1980年　　　　　　B. 1988年　　　　　　C. 2001年
D. 2011年　　　　　　E. 2016年

12. 现代医学模式是( )
A. 生理-心理-医学模式　　　　　　B. 生物-生理-社会医学模式

C.生物-生理-心理医学模式　　　　　D.生物-心理-社会医学模式

E.生物-医学模式

13.现代护理学的基本概念中,最核心的是(　　)

A.人　　　　　　　　　B.环境　　　　　　　　C.健康

D.护理　　　　　　　　E.社会

14.提出生物-心理-社会医学模式的是(　　)

A.恩格尔　　　　　　　B.韩德森　　　　　　　C.马斯洛

D.罗伊　　　　　　　　E.怀森

15.患者入院时,护士为其测量生命体征,采用的护理措施属于(　　)

A.基础护理　　　　　　B.专科护理　　　　　　C.护理教育

D.护理科研　　　　　　E.健康教育

16.以患者为中心阶段的护理特点是(　　)

A.护士从属于医疗

B.护士是医生的助手

C.护理工作的主要内容是协助医生诊断和治疗疾病,执行医嘱和护理常规

D.强调护理是一个专业

E.护士不仅要护理患病的人,还要对所有的人提供健康保健

17.以人的健康为中心阶段的护理特点是(　　)

A.护士从属于医疗

B.护士是医生的助手

C.护理工作的主要内容是协助医生诊断和治疗疾病,执行医嘱和护理常规

D.强调对患者实施全方位的、连续的、系统的整体护理

E.护士不仅要护理患病的人,还要对所有的人提供健康保健

18.护理工作的范畴不包括(　　)

A.护理管理　　　　　　B.护理教育　　　　　　C.临床护理

D.护理方式　　　　　　E.护理科研

19.护理学是一门以自然科学和社会科学为理论基础,研究有关预防保健、治疗疾病、恢复健康过程中的护理理论、知识、技术及其发展规律的(　　)

A.以技术操作为主的应用学科

B.以生活护理为主的应用学科

C.进行临床诊疗技术的学科

D.生活护理和技术护理相结合的基础学科

E.综合性应用科学

20.护理专业的主要任务不包括(　　)

A.促进健康　　　　　　B.治疗疾病　　　　　　C.预防疾病

C.恢复健康　　　　　　E.减轻痛苦

(四)简答题

1.简述南丁格尔对护理学的伟大贡献。

2.简述护理学概念演变过程及各阶段主要特点。

3.按照护理工作的性质和场所,简要解释护理专业的工作范畴。

(五)拓展思维

1.以历史发展的眼光,你如何看待南丁格尔对护理专业的贡献?

2.在初级卫生保健中,护士能发挥什么作用?有哪些可供选择的岗位?

3.查阅资料,概括当代国际护理发展趋势,评论我国护理发展的主要方向和策略。

第二章

健康与疾病

本章主要解释了健康、亚健康、生存质量、健康促进、疾病等基本概念;描述了影响健康的因素和引起亚健康的因素;列举了促进健康的行为和护理活动;阐述了健康与疾病的关系;分析了疾病对患者及家庭的影响;提出了预防疾病的措施;介绍了医疗卫生保健政策与体系。本章重点是健康、亚健康状态的概念及影响因素,促进健康的护理活动,健康与疾病的关系,疾病的预防;难点是医疗卫生保健政策与体系。

【励志故事】

尼克·胡哲一生下来就没有双臂和双腿,只在左侧臀部以下的位置有一个带着两个脚趾头的小"脚",看到儿子这个样子,他的父亲吓了一大跳,甚至忍不住跑到医院产房外呕吐。他的母亲也无法接受这一残酷的事实,直到尼克·胡哲4个月大才敢抱他。父母对这一病症发生在他身上感到无法理解,多年来到处咨询医生也始终得不到医学上的合理解释。但是,双亲并没有放弃对儿子的培养,而是希望他能像普通人一样生活和学习。尼克·胡哲从17岁起开始做演讲,向人们介绍自己不屈服于命运的经历。随着演讲邀请信纷至沓来,他开始到世界各地演讲,迄今已到过35个国家和地区。他还创办了"没有四肢的生命"组织,帮助有类似经历的人们走出阴影。

问题与思考:

(1)分析上述故事,你如何理解健康与疾病的关系?

(2)为提高生存质量,列出促进健康的行为。

健康与疾病是医学科学中两个最基本的概念,是人类生命活动本质、状态和质量的一种反映。而健康与疾病不仅涉及生物学问题和社会学问题,也是护理理论研究领域的核心问题。护理学的宗旨是为个人、家庭和社区提供卫生保健服务,帮助人们防御疾病,恢复、维持和促进健康,从而使每个人保持最佳的健康状态。护理人员对健康和疾病的认识,直接影响其护理活动。因此,从护理学的角度深入探讨有关健康与疾病的概念及相关问题,对于发展护理理论、丰富护理实践具有重要的意义。

第一节　健康与健康促进

健康是人类共同追求的目标,其意义因时、因地、因人而异,包含生理、心理、社会及精神等不同的层面。每个人都有属于自己的最佳健康状态。健康是个人成就、家庭幸福、社会安定、国家富强的基础及标志,护理的目标是使每个人达到最大程度的健康。

一、健康概述

(一)健康观的演变

健康是人类共同追求的目标,为每个人所熟知,在不同的历史条件、文化背景下,对健康有不同的理解和认识。

1.古代健康观　在古代,最初人们认为人的生命与健康是神或上帝所赐。随着生产力的发展,对健康又有了新的认识,我国古代哲学家用阴阳概括了万事万物,认为阴阳平衡则机体保持健康。在西方医学史上,以毕达哥拉斯(Pythagoras)及恩培多克勒(Empedocles)为代表的四元素学派认为,生命是由水、火、气、土四种元素组成,这些元素平衡即为健康。“医学之父”希波克拉底创立了“四体液学说”,认为人体是由血液、黏液、黄胆汁和黑胆汁组成,健康是四种液体协调的结果。

2.近代健康观　近代健康观念随着现代医学的发展而不断地完善与进步。

(1)健康就是没有疾病:这是对健康的最传统的认识,将健康与疾病视为“非此即彼”的绝对关系,忽视了没有疾病也非健康的常见现象。

(2)健康是人体正常的生理功能活动:此定义使人们对健康认识前进了一步,但忽视了人的心理和社会特征。

(3)健康是人体正常的生理、心理功能活动:这个定义抓住了人体健康的重要特征,医学科学由此发展出了许多人体功能活动的正常指标,但这种认识忽略了人的社会适应性。

3.现代健康观　WHO 在 1948 年给健康所下的定义是:“健康不但是没有疾病和身体缺陷,还要有完整的生理、心理状况与良好的社会适应能力。”1989 年,WHO 又提出了有关健康的新概念,即“健康不仅是没有疾病,而且包括躯体健康、心理健康、社会适应良好和道德健康”。WHO 的健康概念已由单纯生理概念转变到包括生理、心理、社会和道德四个方面内容的四维健康观,揭示了健康的本质,对健康认识的深化起到了积极的指导作用,得到全世界的广泛接受。这一健康概念与以前相比有许多优点:①首先指出了健康不仅是没有疾病,弥补了健康就是没有疾病这一概念的不足;②正确指出了健康包括生理、心理方面,克服了把身、心机械分隔开的传统观念,为医护特别是护理拓宽了工作领域;③健康也包括对社会环境的适应,把健康与人们的生活联系起来,即将健康放入人类社会生活的广阔背景中,可见健康已不仅是医务工作者的目标,而且是国家和社会的责任。

(二)亚健康状态

亚健康状态是近年来国内外医学界提出的一个新概念。此概念建立在 WHO 的现代综合健康观念之上,认为从健康到疾病是一个从量变到质变的连续动态过程。在这个连续过程中,良好的健康在一端,疾病乃至死亡在另一端。每个人都在疾病与健康连续体的两端之间占有一个位置,并且随时间推移和机体状态、环境变化而处于动态之中。而当一个人的机体介于健康与疾病之间的边缘状态,临床检查无明显疾病,但机体各系统的生理功能和代谢过程活力降低,较常见的是活力、反应能力、适应能力和免疫力降低,表现为身心疲乏、易感冒、稍动即累、失眠、焦虑、性功能障碍、人际关系不协调、家庭关系不和谐时,这种生理状态称为亚健康状态,亦称为"第三状态"。

人体亚健康状态具有动态性和两重性,其结果是回归健康或转向疾病。护士有责任研究人体亚健康问题,积极促进其向健康转化。而个体可以通过自我调控、加强体育锻炼、做好心理调节等,强化社会、家庭、营养和心理等因素对人体健康的正面影响,积极促进个体向健康转化。此外,亚健康状态需要与疾病的无症状现象(亚临床疾病)相鉴别。从某种意义上说,人体亚健康状态可能就是疾病无症状现象的更早期形式。

二、影响健康的因素

(一)影响健康状况的因素

为了更好地促进和维护健康,护理人员必须认识到有哪些因素可对健康产生影响。

1. 环境因素(environmental factors)

(1)自然环境因素:自然界中的空气、阳光、水等是人类生存所必需的环境因素,但这个环境中还存在许多对人体健康有害的物质,如空气中的一氧化碳、二氧化硫等,水中的污染物质,各种病原微生物和毒素等。

(2)社会环境因素:社会政治制度、经济状况、福利制度和文化教育等因素均可影响人们的健康状况。一个拥有合理的政治制度的国家能把公民健康放在重要的位置,并能采取各种措施促进和维护公民健康;国家和个人的经济状况直接决定能否使各种措施落到实处;文化教育因素通过影响人类素质间接影响人们的健康意识。

2. 生物学因素(biological factors)

(1)生物因素:一类是指遗传因素,遗传是影响人类健康的一大因素。由于遗传病种多达 2 000 种以上,发病率高(占一般病的 20%),且许多病目前尚无有效的根治方法,给家庭、伦理、道德、法制和医疗康复带来很大障碍。目前主要是通过提倡优生、优育与计划生育等方法,并用法律的方式加以管制以减少遗传病的发生。另一类是指生物性致病因素,如各种病原微生物引起的感染性疾病、传染病和寄生虫病等,种类繁多,难以控制。

(2)心理因素:心理因素对健康的影响主要通过情绪、情感起作用。祖国医学早就有"喜伤心、怒伤肝、思伤脾、忧伤肺、恐伤肾"之说,现代医学研究也表明许多慢性病如心血管病、肿瘤、高血压、胃十二指肠溃疡等与心理因素有关,另外,意外伤害及自杀与心理因素也密切相关。积极的情绪可增进健康、延缓衰老;消极的情绪可损害健康、加速病情的恶化。

3. 生活方式(life style) 生活方式是指人们长期受一定文化、民族、经济、社会、风俗、规范特别是家庭影响而形成的一系列生活习惯、生活制度和生活意识。研究表明，许多疾病与不良的生活方式和生活习惯有关。例如，不良的饮食习惯、吸烟、酗酒、吸毒、药物依赖、体育锻炼和体力活动过少、生活工作紧张、娱乐活动安排不当、家庭结构异常等，都可导致机体内部功能失调而影响人的健康状况。因此科学家们指出应大力提倡良好的生活习惯。如美国科学家提出良好的生活习惯包括：①不吸烟；②不酗酒；③节制饮食，控制热量、脂肪、盐与糖的摄入；④适当锻炼；⑤定期体检；⑥遵守交通规则，使用安全带。

我国科学家也提出了良好的生活习惯应包括：①心胸豁达、乐观；②劳逸结合、坚持锻炼；③生活规律，善用闲暇；④营养得当；⑤不吸烟、不酗酒；⑥家庭和谐、适应环境；⑦与人为善、自尊自重；⑧爱清洁、注意安全。

4. 获得保健设施的可能性(accessibility to health service) 卫生保健设施因素包括医疗保健网络是否健全，医疗保障体系是否完善及群体是否易获得及时有效的卫生保健和医护等方面的照顾。

(二)引起亚健康状态的因素

1. 脑力和体力超负荷 由于竞争日趋激烈，生活和工作节奏的加快，脑力及体力长期超负荷的付出，身体的主要器官长期处于入不敷出的非正常负荷状态。

2. 心理失衡 心理压力不断增加，精神过度紧张、情绪不稳定等，引起睡眠不良，甚至影响神经、内分泌的调节，进而影响机体各系统的正常生理功能。

3. 不健康的生活习惯 摄入热量过多或营养不全，酗酒、吸烟等都可导致代谢功能紊乱。

4. 自然衰老 由于人体老化，表现出体力不足、精力不支、神经的适应能力降低。

5. 疾病前期 某些疾病如心脑血管疾病、肿瘤等疾病的前期。在发病前，人体在相当长的时间内不会出现器质性病变，但在功能上已经发生了障碍，出现亚健康症状。

6. 人体生物周期中的低潮时期 即使是健康人，也会在一个特定的时期内处于亚健康状态。

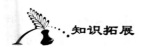
知识拓展

世界卫生组织提出衡量健康的十项标准

1. 精力充沛，能从容不迫地应付日常生活和工作的压力而不感到过分紧张。

2. 处事乐观，态度积极，乐于承担任务，不挑剔。

3. 善于休息，睡眠良好。

4. 身体应变能力强，能适应外界环境的各种变化。

5. 对一般性感冒和传染病有一定的抵抗力。

6. 体重适当，身体匀称，身体各部位比例协调。

7. 眼睛明亮，反应敏锐，眼睑不发炎。

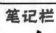

8. 牙齿清洁、无龋齿、牙龈颜色正常、无出血现象。

9. 头发有光泽、无头屑。

10. 骨骼健康，皮肤、肌肉有弹性，走路轻松有力。

三、生存质量

社会的进步和医学的发展有效地控制了传染病,人的寿命延长、老年人口比例增大、疾病谱也发生了很大的变化,以往用来反映健康状况的指标已不能适应这种新的情况。同时,随着医学模式的转变,生活水平和知识水平的提高,人们的健康意识在不断地加强,对健康的本质也有了更进一步的认识。为此,人们开始新的健康测量指标,生存质量正是在这种客观健康水平提高和主观健康观念更新的背景下应运而生的一套评价健康水平的指标体系。

(一)生存质量的概念

生存质量(quality of life,QOL),亦称生活质量或生命质量,在 20 世纪 50 年代由美国经济学家坎伯瑞斯(Calbraith)在其著作《富裕社会》一书中首先提出。美国著名经济学家罗斯托(Rostow)在《经济增长阶段》一书中也将“追求生存质量的阶段”作为经济增长的一个阶段。最初是一个社会学概念,在社会学意义上的 QOL 的研究主要在宏观和微观两个层次上进行。其中宏观层次指研究人口群体的生存质量,如世界、国家、地区人口的生存质量;微观层次指研究个体、家庭人口的生存质量。医学领域中,把 QOL 理论和医学实践结合起来,形成与健康相关的生存质量,它不仅能全面地反映人们的健康状况,而且能充分体现积极的健康观。

1993 年在日内瓦召开的 WHO 生存质量研讨会上明确指出“生存质量是指个体在其所处的文化和风俗习惯的背景下,由生存的标准、理想、追求的目标所决定的对其目前社会地位及生存状况的认识和满意程度”,它包括个体生理、心理、社会功能及物质状态四个方面。

(二)生存质量的判断标准及模式

生存质量测量方法是一种新的健康测量和评价技术,涉及客观和主观两个方面的综合测量判断标准。生存质量的判断包括躯体健康、心理健康、社会适应能力,也包括生存环境的状况,如工作情况、经济收入情况、住房情况、卫生服务的可及性等。其测定的内容目前尚无统一的标准,但主要包括六个方面:躯体状态、心理状态、社会关系、环境、独立程度、精神/宗教/个人信仰等。

不同的测量对象,不同的疾病,其所处的状态不同,生存质量测量的方面和内容也不尽相同。目前,生存质量的测量包括两种测量途径:一般量表和特殊量表。

1. 一般量表　用于测量人群共同方面的一般量表,包括健康量表、疾病影响量表、社会功能量表等。其综合范围广泛,可用于不同人群的比较,但是不精确。

2. 特殊量表　用于测量某种特定疾病的人群所用的特异性量表,如癌症患者生存质量测定量表等。其只针对特定患者,内容狭窄,不利于患者组间比较,但灵敏度高。而临床生存质量研究的量表除了应具有一般生存质量共有的方面外,还应具有反映疾病特异方面的内容。

四、健康促进

(一)促进健康的行为

1. 概念　健康促进(health promotion)是健康教育的发展与延伸,随着全球卫生保健事业的不断发展以及人们的生活方式、环境的不断改变,健康促进这一概念也在不断发展和深化之中。1986年11月第一届国际健康促进大会发表的《渥太华宪章》指出:"健康促进是促使人们维护和提高他们自身的过程,是协调人类与环境的战略,它规定个人与社会对健康各自所负的责任。"健康促进的核心是以健康教育为先导,以个人和社会对健康各自应有的责任感为动力,以行政、经济、政策、法规等手段为保证,以良好的自然和社会环境作为后盾,强调个人和社会对健康各自所负的责任。

2. 促进健康的行为　是个体或群体表现出的客观上有利于自身和他人健康的一组行为。这些行为包括:

(1)基本健康行为:如合理的营养、平衡膳食、适量的睡眠、积极锻炼等。

(2)保健行为:如定期体检、预防接种等合理应用医疗保健服务,以维持自身健康的行为。

(3)避免有害环境行为:有害环境包括有害的自然环境和生活环境。避免有害环境的行为包括调适、主动回避、积极应付等。

(4)戒除不良嗜好行为:如戒烟、不酗酒、不滥用药物等。

(5)预警行为:通常指预防事故发生和一旦发生事故后如何正确处理的行为,如乘飞机、乘汽车系安全带,发生车祸后的自救和他救等。

(6)求医行为:指人察觉自己有某种疾病时,寻求科学可靠的医疗帮助的行为,如主动求医、真实提供病史和症状等。

(二)促进健康的护理活动

个体和群体促进健康行为的建立,有赖于有效地促进健康护理活动的实施。概括起来,促进健康的护理活动包括帮助人们树立正确的健康观念。通过健康教育手段和医疗保健手段更好地控制、干预和预测人的健康问题,诱导和激励公众的健康行为,去除或减少不健康行为。

1. 开展健康教育　健康教育(health education)是指通过信息传播和行为干预,帮助个体和群体掌握卫生保健知识、树立健康观念、自愿采纳有利于健康行为和生活方式的教育活动和过程。其目的是消除或减轻影响健康的危险因素、预防疾病、促进健康和提高生活质量。

2. 满足生理需要　根据马斯洛的人类基本需要层次理论,生理需要应是最先予以满足的。因此,首先必须做好生理护理,避免不良刺激,保证患者有良好的生理舒适感。

3. 做好心理护理　心理护理的任务就是了解患者的心理活动规律和反应特点,针对患者的心理活动,采用一系列良好的心理护理措施,帮助患者适应新的人际关系及医疗环境,尽可能为患者创造有益于治疗和康复的最佳心理环境状态,使其早日恢复健康。

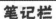
4.提供社会支持　鼓励患者家属及与其有重要关系的人经常探望和陪伴患者,给予患者更多的温暖和支持,使其获得感情上的满足感,对患者进行身心方面的护理。

第二节　疾病与预防保健

疾病是有别于健康的另外一种生命运动方式,是一个自然的、动态的过程。人类对疾病的认识随着生产的发展、科学技术的进步而不断深化和完善,至今仍在不断地变化及发展过程中。护士不仅应在个体、系统、器官、组织、细胞和分子等微观层面了解疾病,还应从家庭、社区和社会等宏观层面认识疾病对人的生理、心理、社会及精神等的影响,以帮助人们预防及治疗疾病,尽快恢复健康。

一、疾病概述

尽管目前预防保健工作日益受到关注,然而许多医疗护理行为还是围绕疾病进行的。因此,对疾病的认识仍然有其现实意义。人类对疾病的认识是随着生产的发展和科学技术的进步而不断完善和深化的。何谓疾病? 疾病的本质是什么? 如同对健康的认识一样,对疾病的认识也经历了一个漫长的发展过程,而且这个过程与对健康的认识密切相关,现将这一过程分为三个阶段来介绍。

(一)古代疾病观

1.疾病是鬼神附体　这是在古代生产力低下和认识自然的能力有限的情况下出现的疾病观。认为世间有一些超自然的力量存在,疾病是鬼神附体,鬼神是致病原因,是疾病的本质,因此出现了巫与医的结合。

2.疾病是机体阴阳的失衡　这是我国古代劳动人民经过长期的观察、实践所提出的疾病观。在我国春秋战国时期,人们逐步认识到人与自然界的关系,开始从巫术中解脱出来,将朴素的唯物自然观用于人体,将人体分为阴阳两部分,阴阳协调则健康,阴阳失调则发生疾病,这就是我国古代对疾病及其本质的认识。几乎同一时期,在西方,著名的"医学之父"希波克拉底创立了"四体液学说",认为人的健康取决于四种基本流质:血液、黏液、黑胆汁和黄胆汁,疾病是这四种液体不正常的混合或污染的结果,这些以古代朴素的唯物论和辩证观为基础的疾病理论,虽带有一定的主观猜测性,但能将疾病的发生同人体的某些变化联系起来,对现代医学的形成和发展有着重大而深远的意义。

(二)近代疾病观

1.疾病是由医生治疗的、不符合人类需要的一种状态　这是近代医学对疾病较为早期的认识,也是一种通俗的疾病观。它包括两个内容:一是疾病需要由医生治疗,二是疾病不符合人类需要。由此可见,此定义只从外在方面考虑疾病,并没有涉及疾病的实质和特征。

2.疾病是不适、痛苦和疼痛　此观点建立在考虑疾病症状的基础上,并非疾病的本质,更不是疾病的全部。显然,此定义是片面的,不利于疾病的早期诊断,更不利于疾病的预防。

3. 疾病是社会行为特别是劳动力的丧失或改变　这是在社会学的角度,指出疾病带来的社会后果,目的在于唤醒人们努力消除疾病,战胜疾病的意识。

4. 疾病是机体功能、结构与形态的改变　这是在生物医学模式指导下一个非常具有影响力的疾病定义,是疾病认识史上的一大飞跃,也是医学发展到一定阶段的结果。其特点是把疾病视为人体某个(些)组织、器官或细胞的结构、功能或形态异常,这就从本质上基本把握了疾病发生的原因,如白血病有白细胞升高、肝炎有谷丙转氨酶升高。事实上,正是在这种疾病观指导下,许多疾病的奥秘从本质上得以揭示,使人类在认识和征服疾病的进程中取得了前所未有的成绩。然而这个定义也有其自身的局限性,突出表现在:①无法解释一些无结构、功能与形态改变的疾病,如精神病;②强调疾病的定位和功能、形态的改变,忽视了机体的整体性。

5. 疾病是机体恒定状态的破坏　这是在整体观点指导下对疾病所做的解释。19世纪末,法国生理学家伯纳德(C. Bernard)在大量生理实验的基础上提出所有生命都是以维持内环境的平衡为目的,疾病是机体内环境平衡的破坏。20 世纪 30 年代,美国生理学家坎农(W. Cannon)又进一步发展了伯纳德的学说,首次提出了“内环境稳定”一词,指出“机体整体及体内某一功能系统、器官或细胞在各种调节与控制机制作用下所保持的功能和结构上的动态平衡,是机体及其他所有有生命系统的根本特征之一”。因此认为疾病是机体内环境恒定状态的破坏。20 世纪 50 年代,加拿大生理学家汉斯・塞利(Hans Selye)的应激学说又进一步完善了现代整体观的疾病理论。他认为疾病是由于各种刺激作用于机体,从而导致垂体-肾上腺皮质系统的功能改变,引发一系列内分泌改变而表现出疾病。应该说将疾病看作是机体恒定状态的破坏,用整体的观点取代了局部的观点。

(三)现代疾病观

要正确认识疾病、履行维护和促进人类健康的天职,必须先对疾病做一个科学的界定。科学的疾病定义必须能揭示疾病的本质和基本特征,概括和反映现代医学对疾病的认识和研究成果。而现代疾病观对疾病的认识,不单单局限于身体器官的功能与组织结构的损害,还包括人体各器官、系统之间的联系,人的躯体因素与心理因素的联系以及人体与外界社会环境之间的联系各个层面。纵观各种现代疾病观,它们具有四个基本特征:

1. 疾病是发生在人体一定部位、一定层次的整体反应过程,是生命现象中与健康相对立的一种特殊征象。人体的局部损伤一定会不同程度地影响整体,同时也受到整体代谢水平和反馈调节等影响;而整体的损伤又是以局部损伤为基础,整体过程的反应常常来源于局部病变的影响。

2. 疾病是人体正常活动的偏离或破坏,表现为功能、代谢、形态结构及其相互关系超出正常范围,以及由此而产生的机体内部各系统之间与机体和外界环境之间的协调发生障碍。任何功能变化都以一定的代谢形式和形态结构的改变为基础,而一定的功能变化又必然引起相应的代谢以至形态结构的改变,是疾病过程的本质。

3. 疾病不仅是体内的病理过程,而且是内外环境适应的失调,是内外因作用于人体的一种损伤的客观过程。它不仅表现为内环境稳态的破坏,而且表现为人体与外环境的不协调。

4. 疾病不仅是躯体上的疾病,而且也包括精神、心理方面的疾病。完整的疾病过程,常常是身心因素相互作用、相互影响的过程。

综上所述,人类对疾病的认识经历了一个不断发展的过程,我们对疾病本质的认识渐趋全面和深入,可将疾病定义为:疾病是机体(包括躯体和心理)在一定内外因素作用下出现的一定部位的功能、代谢或形态结构的改变,表现为损伤与抗损伤的病理过程,是机体内部及机体与环境间平衡的破坏或正常状态的偏离。

二、健康与疾病的关系

健康和疾病都是人生命过程中最为关注的现象,对于健康和疾病的关系,过去多认为二者各自独立且相互对立,即为一种"非此即彼"的关系。20 世纪 70 年代,有学者提出"健康与疾病是连续统一体"的观点,强调二者是一种连续的动态的过程,人的状态是由健康与疾病构成的一种线形谱,其范围从濒临死亡至最佳健康之间(图 2-1)。

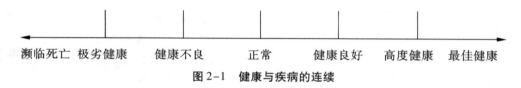

濒临死亡　极劣健康　　健康不良　　正常　　健康良好　高度健康　最佳健康

图 2-1　健康与疾病的连续

每个人的健康状况都处在这种健康与疾病所构成的线形谱的某一点上,而且处在不断动态变化之中。个体从健康到疾病或从疾病到健康的过程中,并不存在一个明显的界线。所以健康与疾病是相对的,是动态变化的,在一定条件下可以相互转化。而现在多认为健康与疾病可在个体身上同时并存,即一个人可能在生理、心理、社会的某方面处于低水平的健康甚至疾病状态,但在其他方面却是高度健康的,如身残志坚,即一个人可将各方面进行调整,扬长避短,达到自己健康的良好状态,并充分发挥潜能,同样能为人类、为社会做出贡献。另外,健康和疾病之间有时很难找到明显的界线,存在过渡形式,是动态的、相对的,如一个早期癌症的患者,可能毫无症状,但疾病已潜伏在其体内并在继续发展中;一个糖尿病患者在血糖得到有效控制的情况下和正常人一样生活、学习和工作。

三、疾病对患者及家庭的影响

疾病不是独立的事件,每个患者及其家人都必须面对疾病发展及其治疗所带来的一系列变化与影响。每个患者对疾病的反应有其独特性,因此护理诊断与护理措施应体现以服务对象为中心的个性化特征。通常疾病对患者及其家属造成的影响如下:

1. 对个人行为与情绪的影响　一般来说,疾病所造成的个人行为与情绪改变可因疾病的性质、患者及他人对该病的态度的不同而有所不同。通常,无生命危险的疾病不会引起患者与家人太大太久的行为及情绪改变,而急性病、重病,尤其是能威胁生命的疾病则可引起强烈的行为与情绪反应,表现为焦虑不安、震惊、否认、愤怒等。这些反应也可视为患者及家属对疾病的应激反应。

2. 对个人自主性与生活方式的影响　疾病常可降低个人的自主性,而出现更多的依从或遵医行为。如许多患者为了疾病的康复,情愿放弃自己原有的生活方式与生活习惯,在饮食、作息等方面采纳医护人员的建议。

3.对个人和家庭经济的影响　疾病为家庭经济所带来的影响是显而易见的。尤其在不发达国家和经济不宽裕的家庭,因病致贫是常见现象。

4.对身体形象所产生的影响　有些疾病可引起患者身体形象的改变,从而导致患者与家属的一系列心理反应。反应的程度取决于:①外表改变的类型(如截肢,丧失某一感官或器官);②患者与家人的适应和承受能力;③外表改变是否突然;④支持系统是否健全。反应的过程一般包括震惊、否认、逐步承认并接受和配合康复四个阶段。护士应积极帮助患者进行心理调整和适应,尽快渡过前三个阶段,主动配合治疗和康复。

5.家庭角色的改变　在家庭中,每个人都有属于自己的角色。当其中一成员患病之后,他被允许免于履行一些角色,如病情不重,这种角色改变只是暂时的,随着疾病的恢复,他可很快重新承担起原有的角色。

6.对自我概念的影响　疾病可影响患者及其家人的自我概念,特别是一些久治不愈的疾病如肝炎,以及一些在人们心目中带有一定偏见的疾病如精神病、艾滋病等。另外,由于生活自理能力下降和依赖性的增强,常影响患者的自尊心,有些不能重新回到自己原来的角色。

四、疾病的预防

在健康疾病过程的任何阶段,都可以采取一些预防措施,以避免或延迟疾病的发生,从而阻止疾病的恶化,促进康复。这种覆盖了医疗护理服务中的预防、治疗和康复三个健康保健层面的措施,称为三级预防。

1.一级预防(primary prevention)　一级预防又称病因预防,是针对疾病易感期而采取的预防措施,是最有效的预防措施。主要目的是去除病因或针对病因采取直接措施以减少对人体有害的危险因素。

2.二级预防(secondary prevention)　二级预防又称临床前期预防,是指发病前期和发病早期的疾病预防措施,关键是早期发现、早期诊断和早期处理健康问题,即"三早"预防。二级预防不仅有利于终止疾病的进一步发展,而且有利于防止疾病在群体间蔓延。

3.三级预防(tertiary prevention)　三级预防又称临床期预防或病残预防,是对患者进行的积极有效的治疗、护理,加速其生理、心理和社会功能的康复,减少并发症和后遗症的发生,最大限度地使其恢复健康。通过三级预防,可以减轻伤残的程度,帮助其恢复部分或全部自理能力。

第三节　医疗卫生保健政策与体系

1993年,世界银行在世界发展状况报告中曾明确指出"大部分初级卫生保健工作应该由护士及助产士承担,在未来的一段时间内,这种趋势将逐渐扩大"。在医疗卫生服务体系中,护士承担着重要的预防保健及防病治病的责任。因此,护士必须了解有关医疗卫生方针政策,明确护理专业在整个医疗卫生保健体系中的作用。

一、WHO卫生保健的战略目标

(一)2000年人人享有卫生保健

1977年5月,WHO在日内瓦召开第30届世界卫生大会做出决定,WHO和各国政府的主要卫生目标应该是:到2000年使世界所有人的健康状况能在社会和经济两方面都享有卓有成效的生活水平,即称"2000年人人享有卫生保健"。这一目标指的是:实现人人都能够有成效地进行工作,能积极参加所在社区的社会生活,每个人都应享有初级卫生保健,而且卫生保健起始于社区、家庭、学校和工厂等。需要指出的是人人享有卫生保健并不是指到了2000年时不再有人生病或病残,也不是指到了2000年时医护人员将为全部患者治好其病患,而是有其更为深远的内涵。

(二)21世纪人人享有卫生保健

1. 21世纪人人享有卫生保健的总目标

(1)使全体人民增加期望寿命和提高生活质量。

(2)在国家之间和国家内部改进健康的公平程度。

(3)使全体人民利用可持续发展的卫生系统提供的服务。

2. 21世纪人人享有卫生保健的价值 人人享有卫生保健的战略目标旨在使人民普遍并在其整个一生有机会实现并保持最佳健康水平。其重要价值是:

(1)承认享有最佳健康水平是一项基本人权:健康是充分享有一切其他权利的前提,要确保全体人民能利用可持续发展的卫生服务体系,使其发挥最高健康潜能。

(2)伦理:继续和加强伦理应用于卫生政策、研究和提供服务,指导人人享有卫生保健计划的制订和实施。伦理是人人享有卫生保健政策和实践的基础。

(3)公平:消除个人和群体之间不公平和不合理的差别,实施强调团结的、面向公平的政策和战略。

(4)性别观:体现人人享有卫生保健的要求,必须将性别观纳入卫生政策和策略。承认妇女与男性的同等需求,是卫生政策最基本的要求。

(三)全球卫生政策

政策是战略与行动之间的纽带,卫生政策是为实现卫生战略目标所制定的主要行动纲领,它是有关部门具体工作中所应该遵循的行动准则。WHO和各成员国共同提出的全球卫生政策如下:①健康是每个人的基本权利,是全世界的一项目标。②当前人民健康状况存在着巨大的差异是所有国家共同关切的问题,这些差异必须加以缩小,为此要求在各国内部和各国之间合理分配卫生资源,以便人人都能得到初级卫生保健及其支持性服务。③人民有权利也有义务单独或集体地参加他们的卫生保健计划和实施工作。④政府对人民的健康负有责任。⑤各国要使自己的人民都健康,就必须在卫生事业中自力更生,发挥本国的积极性,尽可能自给自足,卫生策略的制定和实施需要国际合作。⑥实现"2000年人人享有卫生保健"的目标,需要卫生部门与其他社会经济部门协调一致地工作。⑦必须更加充分和更好地利用世界资源来促进卫生事业的发展。

这些基本卫生政策充分体现了医学的社会化、卫生资源的公平分配,强调人民大众参与、政府的责任及各部门协作等基本方针。

（四）全球卫生目标

为了实施"2000 年人人享有卫生保健"全球策略,监测和评价全球卫生目标的实现程度,WHO 在广泛征求各会员国和专家的意见后,制定了十二项全球卫生目标。

第一,人人享有卫生保健策略已得到批准,作为官方最高一级的政策,即以国家元首发表宣言的形式承担义务;平均分配足够资源;社区高度参与,为国家卫生发展建立一套适宜的组织机构和管理程序。

第二,建立或加强吸收人民参与策略实施工作的机构,即拥有积极而有效的机构,让人民提出要求与希望,各政党和社团的代表,如工会、妇女组织、农民或其他团体能够积极参加;卫生事业的决策权充分下放到各个行政级别。

第三,至少有 5% 国民生产总值用于卫生事业。

第四,有适当比例的卫生经费用于初级卫生保健,包括社区保健、卫生保健中心、诊疗所等。"适当比例"将通过国家调查得出。

第五,资源分配公平,即在不同人群或地区中,在城市和农村,按人口分配卫生经费,从事初级卫生保健的人员及设施的分配大体相同。

第六,人人享有卫生保健的策略明确,资源分配得体,做到发达国家的卫生经费至少有 0.7% 转拨给发展中国家,以支持这些国家实施相应的卫生策略。

第七,全体居民享有初级卫生保健,至少达到:①在家中或步行 15 min 的距离内有安全饮用水,在家中或邻近地方有适当的卫生设施;②接受抗白喉、破伤风、百日咳、麻疹、脊髓灰质炎和结核的免疫接种;③在步行或坐车 1 h 行程距离以内有初级卫生保健机构,可得到至少 20 种药物;④有经过培训的人员接生,以及至少 1 岁内的儿童能够得到保健服务。

第八,儿童的营养状况相当于:①至少 90% 新生儿的出生体重达到 2 500 g 以上;②至少 90% 儿童体重符合平均数±2 个标准差的参考值。

第九,活产婴儿死亡率在 5‰ 以下。

第十,出生平均期望寿命在 60 岁以上。

第十一,成年男女受教育比例超过 70%。

第十二,人均国民生产总值超过 500 美元。

（五）健康新视野

由于全球人口的不断增加,平均期望寿命延长,人口结构改变,老年人口比例增加,带来一系列新的问题。卫生问题面临新的挑战,必须研究新的策略,以便有效地利用各国与地区的卫生服务以及有限的卫生资源,成功地解决新老卫生问题。WHO 对其成员国制定的 21 世纪卫生政策的原则是:继续坚持执行"2000 年人人享有卫生保健"的战略,并依据各国、各地区的实际情况制订各自的行动计划。

1994 年,WHO 西太平洋地区办事处提出了建立"健康新视野"的战略框架,并于 1995 年发表《健康新视野》,明确指出:未来的工作方向必须将侧重点从疾病本身转向导致疾病的危险因素和促进健康方面来;未来的卫生干预必须是以人为中心,以健康状况为中心;健康保护与健康促进是未来年代的两个核心概念。健康保护是在承认人类生命脆弱性的前提下,向人群提供必要的科学技术援助,防止各种有害因素对健康的损害。健康促进是指个人与其家庭、社会和国家一起采取措施,鼓励健康的行为,增强人们改进和处理自身健康问题的能力。西太平洋地区的工作方针要求:采取强调个人责任的办法,鼓励和促进人们采取健康的生活方式,并保证给人们提供一种高质量的生活环境。

健康新视野的实施包括:

1. 生命的培育　确保婴幼儿不仅能在生命的最初几年内得以存活,并适当培育,使其在一生中能发挥潜能。

2. 生命的保护　支持个体全面发展和维持健康的生活方式,保护他们免受潜在有害环境所引起的疾病的困扰。目的在于尽可能以最经济有效和公平的方式,延长富有创造力、健康及没有伤残的生命。

3. 晚年的生活质量　使所有老年人获得并保持充满创造力及有意义的生活所必需的身体、精神和社会适应能力。

卫生服务体系必须促进政府和各经济部门间在提高医疗服务水平上的交流和协作,促进自我保健和家庭保健,充分支持个人和社区、社会行之有效的行为,在卫生服务发展的基本措施上,依靠科技与教育,制定相关政策,完善法制建设,以增加投入和强化管理为基点,在确保重点的前提下,努力实现卫生事业与经济、社会各个领域的协调发展,为达到健康新视野的目标而努力。

二、初级卫生保健

为推动"2000 年人人享有卫生保健"这一全球社会卫生战略目标的实现,1978 年9 月 6 ~ 12 日,WHO 和联合国儿童基金会联合在哈萨克的首都阿拉木图召开了国际初级卫生保健会议(简称阿拉木图会议)。会议发表的《阿拉木图宣言》中明确提出:推行初级卫生保健是实现"2000 年人人享有卫生保健"这一目标的基本策略和基本途径。

(一)初级卫生保健的概念

1. 狭义概念　初级卫生保健指主要由基层卫生人员提供居民必需的保健服务。在我国,基层卫生人员是指农村乡、镇卫生院(所)、城镇社区或地段医院(卫生所)的卫生人员,以及机关、学校、厂矿、企事业单位保健站(室)的医务工作者。在发达国家,是指全(通)科医生和护士。总之,初级卫生保健一般由社区卫生工作者承担。

2. 广义概念　包括四层含义:

(1)从居民的需要和利用来看:初级卫生保健是居民最基本的、必不可少的;是居民团体、家庭、个人均能获得的;是费用低廉、群众乐于接受的卫生保健。

(2)从在卫生工作中的地位和作用来看:初级卫生保健应用了切实可行、学术上可靠的方法和技术;是最基层的第一线卫生保健工作;是国家卫生体制的一个重要组成部分和基础;与通常所说的卫生服务有所不同,工作内容上更加广泛,且涉及多个政府部门。

(3)从政府职责任务来看:初级卫生保健是各级政府及有关部门的共同职责;是各级人民政府全心全意为人民服务、关心群众疾苦的重要体现;是各级政府组织有关部门和社会各界参与卫生保健活动的有效形式。

(4)从社会经济发展来看:初级卫生保健是社会经济总体布局的重要组成部分,

必须与社会经济同步发展;是社会精神文明建设的重要标志和具体体现;是一项社会福利的系统工程。

(二)初级卫生保健的任务

根据《阿拉木图宣言》初级卫生保健工作可分为四个方面、八项内容。

1.四个方面

(1)促进健康:包括健康教育、保护环境、合理营养、饮用安全卫生水、改善卫生设施、开展体育锻炼、促进心理卫生、养成良好生活方式等。

(2)预防保健:在研究社会人群健康和疾病的客观规律及它们和人群所处的内外环境、人类社会活动的相互关系的基础上,采取积极有效的措施,预防各种疾病的发生、发展和流行。

(3)合理治疗:及早发现疾病,及时提供医疗服务和有效药品,以避免疾病的发展与恶化,促使患者早日好转痊愈。

(4)社区康复:对丧失了正常功能或功能上有缺陷的残疾者,通过医学、教育、职业及社会的措施,尽量恢复其功能,使他们重新获得生活、学习和参加社会活动的能力。

2.八项内容

(1)对当前主要卫生问题及其预防和控制方法的健康教育。

(2)改善食品供应和合理营养。

(3)供应足够的安全饮用水和基本环境卫生设施。

(4)妇幼保健和计划生育。

(5)主要传染病的预防接种。

(6)预防和控制地方病。

(7)常见病和外伤的合理治疗。

(8)提供基本药物。

1981年,在第34届世界卫生大会上,除上述8项内容外,又增加了"使用一切可能的方法,通过影响生活方式和控制自然、社会心理环境来预防和控制非传染病和促进精神卫生"一项内容。由此可见,工业发展可能带来的职业性伤病,生活方式改变所致的慢性病、外伤和肿瘤的预防,精神卫生等,都应包括在初级卫生保健内容之中。

三、中国医疗卫生中长期发展规划及医疗卫生方针

中国医疗卫生中长期发展规划是指为深化医药卫生体制改革,支撑我国医疗卫生事业发展而制定的规划。医疗卫生方针是国家根据不同历史时期的背景和特点,为保障人民健康、发展卫生事业而确立的指导原则。

(一)中国医疗卫生中长期发展规划

2008年卫生部召开全国卫生工作会议,正式启动"健康中国2020"战略规划工作。实施的途径分三步走:到2010年,初步建立覆盖城乡居民的基本卫生保健制度框架,使我国加入实施全民基本卫生保健的国家行列;到2015年,保持我国医疗卫生服务和保健达到发展中国家前列水平;到2020年,保持我国医疗卫生服务和保健水平在发展中国家前列的位置,东部地区的城乡和中西部地区的部分城乡接近或达到中等发

达国家的水平。

2009年3月17日颁布的《中共中央、国务院关于深化医药卫生体制改革的意见》为实施"健康中国2020"卫生中长期发展规划提供了强大的动力。文件明确指出:"不断提高人民群众健康素质,是贯彻落实科学发展观、促进经济社会全面协调可持续发展的必然要求,是维护社会公平正义、提高人民生活质量的重要举措,是全面建设小康社会和构建社会主义和谐社会的一项重大任务。"

《中华人民共和国国民经济和社会发展第十二个五年规划纲要》为实施"健康中国2020"卫生中长期发展规划提供了有力的保障。其提出了要从六个方面着手完善基本医疗卫生制度,按照保基本、强基层、建机制的要求,增加财政投入,深化医药卫生体制改革,建立健全基本医疗卫生制度,加快医疗卫生事业发展,优先满足群众基本医疗卫生需求。

2016年10月25日,中共中央、国务院发布了《"健康中国2030"规划纲要》,这是今后15年推进健康中国建设的行动纲领。党中央、国务院高度重视人民健康工作。习近平总书记指出,健康是促进人的全面发展的必然要求,是经济社会发展的基础条件,是民族昌盛和国家富强的重要标志,也是广大人民群众的共同追求。按照党中央、国务院部署,国务院医改领导小组组织开展了《"健康中国2030"规划纲要》(以下简称《纲要》)编制工作。《纲要》是新中国成立以来首次在国家层面提出的健康领域中长期战略规划。编制和实施《纲要》是贯彻落实党的十八届五中全会精神、保障人民健康的重大举措,对全面建设小康社会、加快推进社会主义现代化具有重大意义。同时,这也是我国积极参与全球健康治理、履行我国对联合国"2030可持续发展议程"承诺的重要举措。

《纲要》坚持目标导向和问题导向,突出了战略性、系统性、指导性、操作性,具有以下鲜明特点:

一是突出大健康的发展理念。当前我国居民主要健康指标总体上优于中高收入国家的平均水平,但随着工业化、城镇化、人口老龄化发展以及生态环境、生活方式变化,维护人民健康面临一系列新挑战。根据WHO研究,人的行为方式和环境因素对健康的影响越来越突出,"以疾病治疗为中心"难以解决人的健康问题,也不可持续。因此,《纲要》确立了"以促进健康为中心"的"大健康观""大卫生观",提出将这一理念融入公共政策制定实施的全过程,统筹应对广泛的健康影响因素,全方位、全生命周期维护人民群众健康。

二是着眼长远与立足当前相结合。《纲要》围绕全面建成小康社会、实现"两个一百年"奋斗目标的国家战略,充分考虑与经济社会发展各阶段目标相衔接,与联合国"2030可持续发展议程"要求相衔接,同时针对当前突出问题,创新体制机制,从全局高度统筹卫生计生、体育健身、环境保护、食品药品、公共安全、健康教育等领域政策措施,形成促进健康的合力,走具有中国特色的健康发展道路。

三是目标明确可操作。《纲要》围绕总体健康水平、健康影响因素、健康服务与健康保障、健康产业、促进健康的制度体系等方面设置了若干主要量化指标,使目标任务具体化,工作过程可操作、可衡量、可考核。据此,《纲要》提出健康中国"三步走"的目标,即"2020年,主要健康指标居于中高收入国家前列""2030年,主要健康指标进入高收入国家行列"的战略目标,并展望2050年,提出"建成与社会主义现代化国家相适应的健康国家"的长远目标。

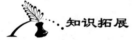知识拓展

解读:《"健康中国2030"规划纲要》

首先阐述维护人民健康和推进健康中国建设的重大意义,总结我国健康领域改革发展的成就,分析未来15年面临的机遇与挑战,明确《纲要》基本定位。《纲要》明确了今后15年健康中国建设的总体战略,要坚持以人民为中心的发展思想,牢固树立和贯彻落实创新、协调、绿色、开放、共享的发展理念,坚持以基层为重点,以改革创新为动力,预防为主,中西医并重,将健康融入所有政策,人民共建共享的卫生与健康工作方针,以提高人民健康水平为核心,突出强调了三项重点内容:一是预防为主、关口前移,推行健康生活方式,减少疾病发生,促进资源下沉,实现可负担、可持续的发展;二是调整优化健康服务体系,强化早诊断、早治疗、早康复,在强基层基础上,促进健康产业发展,更好地满足群众健康需求;三是将"共建共享全民健康"作为战略主题,坚持政府主导,动员全社会参与,推动社会共建共享,人人自主自律,实现全民健康。

(二)我国的医疗卫生方针

1997年1月我国确定的新时期卫生工作方针,即"以农村为重点,预防为主,中西医并重,依靠科技与教育,动员全社会参与,为人民健康服务,为社会主义现代化建设服务"。

健康是人类全面发展的基础,是提高社会生产力、发展社会的基础。我国《宪法》明确规定:维护全体人民的健康,提高各族人民的健康水平,是社会主义建设的主要任务之一。

四、我国的医疗卫生保健体系

医疗卫生保健体系是指以医疗、预防、保健、医疗教育和科研工作为功能,由不同层次的医疗卫生机构所组成的有机整体。其主要任务是防治疾病、保障人类健康和提高人口素质。

(一)我国卫生保健体系的组织机构

根据我国卫生组织系统的性质和任务,主要分三类:卫生行政组织、卫生事业组织和群众性卫生组织。

1.卫生行政组织　我国的卫生行政组织包括中华人民共和国国家卫生和计划生育委员会(简称卫计委)、国家中医药管理局和国家药品监督管理局等;以及各地卫生和计划生育委员会(局、科)和药品监督管理部门等。卫生行政组织是贯彻实施国家对卫生工作的方针、政策,领导全国和地方卫生工作,提出卫生事业发展的战略目标、

规划,制定具体政策法规和监督检查的机构。

卫计委是主管全国卫生工作的国务院组成部门;国家中医药管理局为卫生部管理的主管国家中医药事业的行政机构;国家药品监督管理局主管全国药品监督管理工作。其他各级卫生行政组织的主要任务是:贯彻国家对卫生工作的方针、政策,结合各地的实际情况,制订卫生事业发展规划和工作计划,并进行控制反馈,组织经验交流,总结推广提高,按行政区分级管理。

2. 卫生事业组织 卫生事业组织是具体开展业务工作的专业机构。目前,按工作性质大体可分为:

(1)医疗机构:包括各级综合医院、专科医院、疗养院、康复医院、卫生院、门诊部等。是以承担治疗疾病为主要任务,结合预防、康复和健康咨询等,为保障人民健康进行医学服务的医疗劳动组织。目前是我国分布最广、任务繁重、卫生人员最集中的机构。

(2)卫生防疫机构:包括各级卫生防疫站和专科防治机构。专科防治机构如寄生虫病防治所(站)、结核病防治院(所)、职业病防治院(所)、放射卫生防护所等。是以承担预防疾病为主要任务,运用预防医学理论、技术进行卫生防疫工作监测、监督、科研、培训相结合的专业机构,是当地卫生防疫业务技术的指导中心。各级卫生防疫机构的主要任务包括:流行病学、劳动卫生、环境卫生、食品卫生、学校卫生、放射卫生等卫生防疫监测,对所辖地区的厂矿企业、饮食服务行业、医疗机构、学校、托幼机构、公共场所等经常性卫生监督和对新建、改建、扩建的厂矿企业、城乡规划等预防性卫生监督;对爱国卫生运动进行技术指导;根据防病灭病工作开展科研和卫生标准的科学实验;卫生防疫宣传教育、普及卫生除害防病科学知识;在职卫生防疫人员的培训提高和卫生专业人员的生产实习任务及生物战的卫生监测工作。

(3)妇幼保健机构:包括各级妇幼保健院、所、站及儿童保健所。计划生育部门独立成立的地、县、乡各级计划生育技术指导站(服务站)。以承担妇女、儿童预防保健任务为主,负责制定妇女、儿童卫生保健规划;妇女、儿童卫生监测,妇幼保健、计划生育技术指导、婚前体检、优生、遗传咨询工作;以及保健、临床医疗、科研、教学和宣传工作等。

(4)药品检验机构:全国药品检验机构分国家药品监督管理局以及下属的省(自治区、直辖市)、地(市、州)、县(市)各级药品检验机构。以承担发展我国现代化医药学和传统医药学为主要任务。各级药品检验机构的共同职责和任务包括:依法实施药品审批;药品质量监督、检验和技术仲裁工作;有关药品质量、药品标准、中草药制剂、药检新技术等科研工作;各药品检验机构以及药品生产、经营使用单位之间机构的业务技术工作指导、药品检验工作交流、人员培训等。

(5)医学教育机构:由高等医学院校、中等医药学校和卫生干部进修学院、学校等机构组成。以承担发展医学教育,培养医药卫生人才为主要任务。每年输送各类卫生人员,并对在职人员进行专业培训。

(6)医学研究机构:我国医学研究机构按管理隶属关系分为独立和附设性研究机构两类,按专业设置分为综合的和专业的两类,按规模分为研究院、研究所、研究室三类。以承担医药卫生科学研究为主要任务,贯彻党和国家有关发展科学技术的方针政策和卫生工作方针,对推动医学科学和人民卫生事业的发展奠定基础。

3.群众性卫生组织　群众性卫生组织是由专业人员在政府行政部门的领导下,按不同任务所设置的机构。可分为以下三类:

(1)群众性卫生机构:由国家机关和人民团体的代表组成的群众性卫生组织,如爱国卫生运动委员会、血吸虫病或地方病防治委员会等。全国和各级爱国卫生运动委员会是国务院和各级人民政府的非常设机构,以协调有关各方面的力量,推动群众性除害灭病、卫生防病为主要任务。爱国卫生工作的基本方针是:政府组织、地方负责、部门协调、群众动手、科学治理、社会监督。

(2)群众性学术团体:由卫生专业人员组成的学术性社会团体,如中华医学会、中华护理学会、中华预防医学会、中国药学会等,各学会下设不同的专科学会;各省、市设相应的分会。学术性社会团体组织的业务主管部门是中国科学技术协会,行政主管部门是卫计委。主要工作是开展学术交流,编辑出版学术刊物,普及医学卫生知识,开展国际学术交流等。

(3)基层群众性卫生组织:由广大群众卫生积极分子组成的基层群众性卫生组织,主要有中国红十字会、中国卫生工作协作和中国农村卫生协会等。以协调各级政府的有关部门,开展群众卫生和社区福利工作为主要任务。

除上述卫生组织机构外,根据一些机构的主要职责还设立了健康教育机构、生物制品研制机构、血站和民营及合资医疗机构。

(二)我国的城乡卫生保健体系

我国的城乡医疗保健网实行划区、分级的医疗制度。划区按照生活地域或区的原则划分,分级是将城乡医疗区域的医疗机构根据其功能各分为三级。

1.农村医疗卫生网　我国农村已形成以县级医疗卫生机构为中心,乡卫生院为枢纽,村卫生所为基础的三级医疗卫生网。

(1)一级机构(村卫生所):是农村最基层的卫生组织,负责基层各项卫生工作,如爱国卫生运动、环境卫生的技术指导;进行计划免疫、计划生育、卫生宣传等。

(2)二级机构(乡卫生院):是综合性卫生事业单位,是农村的基层卫生组织,负责本地区的卫生行政管理,开展日常的预防医疗、计划生育工作,对卫生所进行技术指导和业务培训。

(3)三级机构(县级医疗卫生机构):是全县预防、医疗、妇幼保健、计划生育的技术指导中心及卫生人员的培训基地,设有县医院、县中医院、卫生防疫站、妇幼保健所、结核病防治所、药品检验所、卫生学校。

县、乡、村三级医疗卫生网的建立,使广大农民最基本的医疗、预防保健和计划生育技术服务需求得到可靠保证。

2.城市医疗卫生网　大城市的医疗卫生机构一般分为市、区、基层三级,中小城市一般为市、基层两级。

(1)一级机构(基层医疗单位):是社区医院或保健中心,为居民提供医疗预防、卫生防疫、妇幼保健及计划生育等医疗卫生服务。各机关、学校、企事业单位的医务室、卫生所、门诊部也属于城市基层卫生机构。

(2)二级机构(区级医疗单位):是一个地区内医疗业务技术指导的中心,是市级医疗机构与基层医疗机构之间的纽带。区级中心医院、区级专科医院、区级卫生防疫站、区级妇幼保健站、区级专科防治机构、卫生学校均属于区级医疗单位。

(3)三级机构(市级医疗单位):包括市级中心医院、市级专科医院、市级卫生防疫站、市级妇幼保健所、市级专业防治机构、医药卫生教育和科研机构。

　　城市医疗卫生机构实行分级划区医疗后,在各级各类医疗机构之间建立了协作和技术指导关系,帮助基层医疗机构开展地段预防保健工作。

　　减轻痛苦、恢复健康、预防疾病、促进健康是护士神圣的职责。预防保健的内涵已延伸到重视生理、心理、精神及社会等各个层面,同时需要全社会的参与,护士只有在充分了解有关健康、疾病及医疗卫生体系后,才能提供整体的预防保健护理策略,促进全人类的健康。

(王　蕾)

练习与思考

(一)名词解释

1.健康

2.亚健康状态

3.生存质量

4.疾病

(二)填空题

1._____与_____是医学科学中两个最基本的概念。

2.四维健康观包括_____、_____、_____、_____。

3.影响健康的环境因素包括_____和_____。

4.生存质量亦称_____或_____。

5.促进健康的行为是个体或群体表现出的客观上有利于_____和_____健康的一组行为。

6.最有效的预防措施是_____。

7.二级预防中的"三早"是指早期发现、_____、_____。

8.新时期卫生工作方针中指出以_____为重点,_____为主,中西医并重。

9.我国卫生组织系统主要分为_____、_____、_____三类。

(三)选择题

1.下列哪一项是影响健康的主要因素(　　)

　　A.心理因素　　　　　　　B.生物因素　　　　　　　C.环境因素

　　D.社会因素　　　　　　　E.文化因素

2.初级卫生保健的具体工作任务不包括(　　)

　　A.临床治疗工作　　　　　B.预防性服务　　　　　　C.保护健康的服务

　　D.促进健康的服务　　　　E.康复指导

3.影响健康的社会因素不包含(　　)

　　A.社会政治经济　　　　　B.文化教育背景　　　　　C.职业情况

　　D.身心交互作用　　　　　E.医疗卫生服务系统

4.在战争中受伤属于哪种影响健康的因素所致(　　)

　　A.生物因素　　　　　　　B.心理因素　　　　　　　C 物理环境因素

　　D.社会环境因素　　　　　E.文化因素

5.因过度悲哀引起的失眠、血压升高属于哪种影响健康的因素所致(　　)

　　A.生物因素　　　　　　　B.心理因素　　　　　　　C.物理因素

　　D.经济因素　　　　　　　E.文化因素

6.人们重视心理社会因素对健康与疾病的影响开始于(　　)

A. 以疾病为中心的阶段　　　B. 以患者为中心的阶段

C. 以人的健康为中心的阶段　D. 以心理卫生为中心的阶段

E. 以上都不对

7.提高生存质量的护理活动不包括(　　)

A. 生理领域　　　　　　　B. 科学领域　　　　　　　C. 心理领域

D. 社会领域　　　　　　　E. 文化领域

8.疾病对社会的影响不包括(　　)

A. 降低社会生产力　　　　B. 降低和消耗社会的医疗资源

C. 造成传染　　　　　　　D. 社会经济的负担加重

E. 浪费社会的医疗资源

9.“2000 年人人享有卫生保健”的战略目标的提出者是(　　)

A. 联合国　　　　　　　　B. WHO　　　　　　　　　C. 国务院

D. 全国人民代表大会　　　E. 卫生部

(四)简答题

1.简述影响健康的因素。

2.促进健康的护理活动有哪些?

3.举例说明健康是一个动态连续变化的过程。

4.简述三级预防。

5.初级卫生保健的任务有哪些?

(五)拓展思维

韩先生,56 岁,个体商户。3 个月前胃部出现不适,认为没有什么大问题,遂未就医,自行购买胃药,服用后有所好转。2 d 前因大量饮酒导致胃出血急诊入院。

问题:

(1)根据上述案例,请分析有哪些因素导致韩先生急诊入院?

(2)根据上述案例,阐述促进健康的相关护理活动有哪些?

第三章

护士与患者

本章主要介绍了角色、角色冲突、护士、患者、护患关系等基本概念；阐述了角色的特征及分类、常见的患者角色适应不良及心理原因、护士的角色、护患关系的特征及基本模式；介绍了促进患者角色适应的护理措施、护士的基本素质、影响护患关系的因素以及如何建立良好的护患关系。本章重点是角色冲突、护患关系的概念；常见患者角色适应不良及心理原因；护士的角色；护患关系的基本模式。难点是促进患者角色适应的护理措施；如何建立良好的护患关系。

【身边故事】

李婷和蒋丽是高中同学，高中时期，李婷认为蒋丽性格大大咧咧，做事情没有条理；而蒋丽认为李婷斤斤计较，不好相处。大学毕业后，蒋丽进入医院成为一名普外科护士，李婷放弃职业成为一名全职太太。这一天，李婷因为右肾结石腹部疼痛入院治疗，拟进行右肾取石术。蒋丽正好成为李婷的责任护士，此时，蒋丽和李婷因为遇见老同学分外开心，蒋丽在治疗和护理上都给予李婷很多便利。术前一日晚，李婷因为药物治疗已经缓解了疼痛，此时她考虑到年幼的孩子在家，没有人照顾和辅导功课，因此坚决要求回家一晚，蒋丽考虑到李婷明日要进行手术，所以不同意李婷回家。这时候，双方各自坚持，不愿意妥协，李婷逐渐想起来蒋丽是一个做事情没有条理的人，因此开始质疑她对自己的护理，而蒋丽逐渐想起来李婷是一个斤斤计较不好相处的人，因此有些厌恶李婷，不愿意再过多地给予李婷关爱和帮助。

你作为一个旁观者，你认为李婷和蒋丽各自出现了哪些问题？接下来护患的关系又将发展成怎样呢？如果你还不能够判断，请不必担忧，让我一起来学习这一章节的内容吧！

第一节　角色理论

(一)角色的概念

角色一词的概念最早应用于戏剧舞台，指的是演员扮演的戏剧人物。美国社会学家米德（Mead）首先将角色的概念应用于社会学中来描述个体在社会舞台上的身份及其行为，此后，角色的概念在社会学及心理学的领域中被广泛应用。角色是一种行为模式,每一种社会角色都是一种行为模式的体现。同时角色是由个体的社会地位所决定的,真实地反映出个体在社会中所处的位置。角色扮演是指扮演角色的个体遵循社会对角色的期望和赋予的责任去进行的,个体只有扮演好自己的角色,才能适应社会生活,处理好社会人际关系。

(二)角色特征

个人在社会中的地位不同,决定了社会角色种类的多样性。同样,社会对每个角色的期望、要求以及赋予的责任也是不同的,扮演不同角色的人由于所处的社会地位不同,在扮演的过程中必然会带上自我的主观色彩,而角色的本质特征就是所扮演的角色的社会要求和自我主观色彩的统一,具体表现在:

1. 角色行为必须由个体执行完成　社会对每一种角色都有角色期望,个体按照角色期望来履行好自己的角色行为,若个体的行为符合角色期望,那么就能够适应社会生活,反之,则达不到角色的功能,甚至出现角色适应不良、角色冲突的现象。例如,社会要求孩子能够"孝敬父母","孝敬父母"即是社会对孩子这个角色的角色期望。

2. 角色之间既相互依存又相互转化　任何社会角色都不是单独存在的,个体需要完成某一个角色,必然需要另一个角色的互补。例如,护士这个角色的存在,必须要有患者、医生等角色的存在。同时,角色之间又可以相互转化,个体在不同的时间、不同的环境下会扮演各种不同的角色,担负的角色责任也不相同。例如,一名护士在工作时,她的角色是护士,所担负的角色责任是配合医务人员对患者进行治疗和护理;而在其患病时,她从护士的角色转向患者的角色,此时所承担的角色责任是接受和配合治疗,尽快康复。

(三)角色的分类

1. 活跃性角色和潜隐性角色　个体在社会生活中都要扮演多种角色。但是在实际的情况下,个体并不是同时扮演多种角色的,而是在不同的时间、情景下扮演某一种角色,其他的角色则退居次要,并不表现出来。此时这个表现出来的角色称为活跃性角色,而退居次要未表现出来的角色称为潜隐性角色。活跃性角色和潜隐性角色并不是固定不变的,而是能够相互影响、相互转化的。例如,一位患有糖尿病的医生,在住院期间,他的活跃性角色是患者,而他的潜隐性角色(医生)会影响他扮演患者的角色;当血糖控制稳定出院后,这名医生又重新回到工作岗位,他的活跃性角色转换为医生,而糖尿病患者的角色转为潜隐性角色。

2. 先天性角色和获得性角色　角色是由个体在社会中所处的社会地位决定的,有的角色是一生下来即具有的,例如,亲子关系、婴儿等,称为先天性角色;而有些角色是需要通过后天努力所取得一定的社会地位后获得的,例如,大学生、护士、教师等,称为获得性角色。

3. 正式角色和非正式角色　根据社会对某一种角色是否存在明确的角色期望和角色对角色期望的执行程度,将角色分为正式角色和非正式角色。正式角色指的是符合社会对某一角色的期望并且对角色期望执行程度良好的角色,这类角色一般是被社会所认可的,具有正面意义。而非正式角色分为两层含义,一类是指不符合社会对某一角色的期望并且对角色期望执行程度不良的角色,这类角色一般不被社会认可,被定义为反面角色;另一类指的是社会对角色期望不明确的角色,但随着角色的发展,社

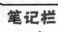

会逐步对此类角色进行定位,制订明确的角色期望。

(四)角色冲突与角色适应

角色冲突是指当个体同时扮演多种角色时,因为角色之间的相互矛盾而产生的冲突现象。在实际生活中,任何个体都不止扮演一种角色,而是同时扮演多种角色。例如,一名护士长,在工作中扮演的角色是护士;在下属面前扮演的角色是领导,在护理部主任面前扮演的角色是下属;在家庭里扮演的角色是母亲、妻子、孩子等。影响角色冲突的因素包括角色本身的角色期望以及个体对角色的适应能力。角色冲突的表现形式包括角色内部的冲突以及角色间的冲突。

1. 角色内部的冲突　是指角色伙伴对角色存在不同的角色期望而使角色扮演者产生的角色冲突,例如,小李和小王同是护理学院大一年级的学生,小李希望辅导员对大家的管理得更严厉些,认为能够有效督促自己的学习;而小王认为大家已经是大学生了,辅导员再管得过多就和高中没有什么区别,希望辅导员能对大家管理尽量宽松。这个例子就充分体现了角色伙伴"学生"对"辅导员"这个角色的角色期望存在差异,并且是截然相反的期望,从而使辅导员在扮演角色时会产生角色内部的冲突。

2. 角色间的冲突　是指个体在扮演多种角色时,由于缺乏经历而无法同时扮演好多种角色,满足多种角色期望时产生的冲突,尤其是多种角色之间本身存在比较大的矛盾,则会造成更强烈的角色冲突。例如,一名大学女教师,同时扮演着教师、妻子和母亲的角色,工作时,她做好本职工作;下班时,她会匆忙赶回家,为丈夫和孩子准备可口的饭菜,晚上辅导孩子的功课。如果这名女教师被要求长期加班,她就有可能会出现家庭不和睦的风险。这个案例所反映的即是教师、妻子、母亲这三个角色间的冲突问题。

既然个体在扮演各种角色的过程中并不是得心应手的,尤其是在角色期望存在矛盾的情况下,这就需要角色适应。角色适应就是指个体调整好自己所扮演的角色与角色期望之间的关系的过程。例如:一名刚进入临床实习的护生,对护理工作的岗位和工作流程还不是很清楚,她的角色还停留在课堂学习的阶段,此时,她希望能得到临床老师的教导,尽快做到实习护生的角色期望。

第二节　患　者

一、患者的角色

患者一词,过去常用于指患有疾病、忍受疾病痛苦的人,它的英文"patient",与"忍耐"同义,表示忍耐着病痛的人。现在,普遍认为患者定义为:心理和生理上出现偏离,自我察觉或被他人察觉,到医院求医,得到医治的人。患者角色:又称患者身份,指患有疾病、具有治疗和康复行为的人在患病和康复的过程中与家庭、社会、医护人员产生的互动,从而产生的社会位置、权利和义务的总和。

患者角色是各种社会角色的一种,具有其特定的权利、义务和行为模式。美国社会学家塔尔科特·帕森斯(Talcott Parsons)于1951年在其著作《社会制度》一书中将

患者角色的特征概括为四个方面:

1. 免除或部分免除其他社会角色和义务　患者在患有疾病时,应适当免除其在社会中其他角色的责任和义务,免除的程度根据其患病的程度、性质、自身的责任心及所获得的社会支持的程度来决定。例如,一名警察在患有急性胰腺炎时,应当住院进行治疗,可暂时免除其警察的社会角色。

2. 对陷入疾病状态没有责任,有接受帮助的权利　患者陷入疾病并非个人意志所能决定的,对自身陷入疾病状态以及因疾病所产生的问题是没有责任的,同时,患者也不能根据个人的意志恢复健康,所以在健康恢复的过程中有获得帮助的权利。

3. 患者有接受治疗和护理,恢复健康的义务　疾病会给患者带来生理、心理上的痛苦,所以大多数人在患病后都会希望能够早日恢复健康,并且为恢复健康而积极配合治疗,做各种各样的努力。

4. 患者有配合治疗和护理的义务　患者在寻求恢复健康的过程中,不能任凭自己的意愿行事,要积极配合医护人员的治疗和护理(如按时服药、配合治疗、按时休息等);特殊类的患者还要配合特殊的治疗和护理(如传染病患者有接受隔离、防止疾病传播的义务)。

二、常见的患者角色适应不良及心理原因

每个人在未患病时,都是健康人,但人在生命过程中都会或长或短地进入患者的角色,社会希望患者能够按照自己的角色行事,完成患者角色赋予的权利、义务和期望。但是当患者从健康时其他社会角色向患者角色转换时,可能在角色适应上出现一些问题,不能很好地适应患者的角色,从而出现一些与患者角色不相符合的心理和角色改变,称为角色适应不良。患者主要存在的角色适应不良有以下几种:

(一)患者角色行为缺如

患者角色行为缺如指患者没有进入患者角色,不愿意承认自己是患者的情况。这种情况常发生于由健康角色向患者角色转变或疾病突然加重时,是一种心理防御的表现。当患病影响自身价值、就业、入学、社会生活等,就容易出现这种角色适应不良的现象,例如,许多人在初次诊断为预后不良的疾病(如癌症)时,会说:"怎么可能,肯定是你们弄错了,我没有病。"此时,患者认为癌症会影响自己的社会生活、社会交往,不愿意承认自己得了癌症,对进入患者的角色产生排斥。患者在角色行为缺如时,时常自我感觉良好,不但不愿意配合医护人员进行治疗和护理,往往还会做出一些医生禁止的事情,以表示自己是健康的;或者认为自己的状况还未严重到进行治疗的地步,而持等待的态度。

(二)患者角色行为冲突

患者角色行为冲突指患者在适应患者角色的过程中,与患病前所扮演的其他社会角色之间产生心理冲突,或者不同的角色伙伴存在矛盾的期望和要求时,不能很好地适应患者的角色,产生心理和行为上的不协调状态。前者称为角色间冲突,患者表现为知道自己有病需要治疗,但是不能接受自己患者的角色,并且表现出愤怒、茫然、焦虑、烦躁的情绪,例如,一位高三的班主任李老师,因急性肠胃炎入院,住院期间,患者的角色和人民教师的角色产生冲突,李老师不能安心治病,一心想着高三学生不能耽

误课程,从而产生焦虑、烦躁的情绪,不能很好地配合医护人员的治疗和护理。后者称为角色内冲突,例如,一位经腹腔镜胆囊切除术的患者,术后第 2 天,护理人员告知其可以下床活动,而医生告知其需要卧床休息,就会使患者感受到无所适从,不知道应该怎么做,甚至还会失去对医护人员的信任。据统计,男性、A 型血的人及在生活和工作中占主导地位的人更容易发生这种角色适应的问题。而本章节开篇的故事中,患者李婷则是出现了角色间冲突的问题,没能将患者和母亲的角色关系处理好。

(三)患者角色行为消退

患者角色行为消退指患者已经适应了患者的角色,但是因为某种原因和更强烈的情感需要,又承担起患病前的社会角色而放弃了患者的角色。例如,一位高血压的患者,住院后,积极接受治疗和护理,已经适应了患者的角色,但由于其父亲突然遭遇车祸骨折入院,他毅然决定出院承担起照顾父亲的角色,此时他放弃了患者的角色而承担起了孝子的角色。

(四)患者角色行为异常

患者角色行为异常指患者知道自己患病,但因为疾病的痛苦而产生悲观、抑郁、失望等不良情绪。例如,一位手术切除一侧乳房的乳腺癌患者,术后总是觉得别人用异样的眼光看待自己,从而出现自卑、自我厌倦的情绪,甚至产生自杀的意向。

(五)患者角色行为强化

患者角色行为强化是角色适应中的一种变态的现象,指患者在病情好转时,由患者的角色向其他常态社会角色进行转变时,仍然安于患者的角色,对自己的能力产生怀疑、否定,不愿意离开医院,对医务人员的依赖增强,过分寻求帮助,认为自己的病情严重且不足以出院,对之前承担的社会角色产生恐惧和逃避。这种角色适应问题与患者的年龄、性别、社会经历及文化背景有关,一般情况下,女性、老年人容易出现角色行为强化的问题。例如,一位 40 岁的阿姨,因甲亢入院治疗。住院前,这位阿姨工作繁忙,同时还要承担大量的家务,经常感到非常疲惫;住院后,暂时摆脱了繁忙的工作,也不用承担大量家务,丈夫还时时陪伴在旁,阿姨心里非常高兴。当病情好转需要出院时,这位阿姨就出现胸闷、疲乏、怕热、多食等主观症状,并坚决认为自己的病情还未好转,应当继续留在医院进行治疗。

三、促进患者角色适应的护理措施

患者在角色适应的过程中经常会出现各种各样的角色适应不良问题。长期处于角色适应不良的状态中,不利于疾病的治疗和恢复,所以为了使患者更好、更快地恢复健康,护理人员应当根据患者角色适应不良的类型和特点,制订适合患者的护理措施,以帮助患者尽快走出角色适应不良的状态,能更好地配合医护人员的治疗和护理,早日恢复健康状态。

1. 评估患者发生角色适应不良的风险并提早预防　护理人员在对患者进行评估时,要从年龄、性别、文化程度、职业等多方面进行评估,判断患者发生角色适应不良的风险,提早做好角色适应不良的预防。

2. 判断角色适应不良的类型　对已经出现角色适应不良问题的患者,护理人员要了解患者在患病之前承担的社会角色,以判断患者目前存在的角色适应不良的类型,以采取针对性措施,帮助患者缓解角色冲突。

3. 帮助患者充分认识适应患者角色的重要性　护理人员要充分告知患者扮演好患者角色的重要性,以及角色适应不良的对恢复健康造成的阻碍和危害,帮助患者树立正确的患者角色意识,履行应有的患者角色权利和义务,提醒患者只有扮演好患者角色,才能尽快地恢复健康,而健康是扮演好其他社会角色必不可少的前提。

4. 帮助患者缓解角色冲突　护理人员在帮助患者缓解角色冲突的过程中,可以向患者的家属、朋友、同事以及社会寻求支持,分担和化解患者在患病前所承担的社会角色责任,保证患者能够更安心地扮演好患者角色;同时,医护人员要注意沟通和配合,在与患者的角色互动过程中要保持一致。

第三节　护　士

一、护士的角色

1914 年,钟茂芳在第一次中华护士会议中提出将英文的"nurse"译为"护士",并沿用至今,指的是具有一定的学历、掌握护理知识和技能,并取得护士执业资格证书的,以促进患者健康为工作目标的卫生技术人员。

为了使患者更快、更好地适应患者的角色,能够早日恢复健康,护士有责任扮演好自己的各种角色以帮助、指导和支持患者适应患者角色。

1. 护理者　即护士要应用自己的专业知识和技能,帮助患者解决在患病过程中生理、心理、社会、精神等各方面的需要,最大限度地帮助患者预防疾病、减轻疾病痛苦、预防并发症及各种压力反应,更快、更好地保持和恢复健康。

2. 决策者　指护士在临床工作中,应用自己的专业知识和技能,收集、整理和分析患者的相关资料,判断疾病的诱因,提出护理问题,制订适合患者的护理计划并实施护理措施,整个流程中不断地进行护理效果的评价。在这样一个过程中,护士既是患者健康问题的判断者,同时也是护理的决策者。

3. 计划者　护士在为患者进行护理工作时,必须遵循护理程序的步骤,护理程序是一种系统而科学的工作方法,其本身就是一套经过详细计划的步骤和措施。在这一系列步骤和措施中,护士要运用自己的专业知识和技能,制订符合患者需要的整体的护理计划。

4. 沟通者　为了更完整、全面地搜集患者的信息,为患者提供个性化的整体护理,护士必须与患者、患者家属、医生、其他护士以及工作者进行有效的沟通,以全面了解患者的健康状况,更加明确患者存在的护理问题,并最大限度地满足患者的健康需求。

5. 管理者及协调者　护士要对为患者提供护理服务的全过程进行有效管理和组织,协调在护理过程中存在的护患关系、护护关系以及医护关系等,处理好治疗与护理间的关系,以确保为患者提供最优的护理服务。在这个过程中,护士所扮演的就是管理者及协调者的角色。

6. 促进康复者　WHO 在 1978 年指出:护理人员作为护理的专业工作者,其唯一的任务就是帮助患者恢复健康,帮助健康人促进健康。当患者出现疾病,甚至因疾病

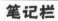

导致伤残或失去身体某项功能时,护士要尽最大的努力,为患者提供优质的且促进康复的护理服务及专业知识,以帮助患者更快、更好地恢复健康。

7. 教育者及咨询者　护士要应用自己的专业知识和技能,根据患者的健康问题和需求,向患者及患者家属提供科学的、合适的、正确的、有针对性的健康指导,帮助其掌握如何预防疾病、减轻疾病痛苦、预防疾病并发症以及如何恢复健康、促进健康等知识。

8. 代言人及保护者　患者在就医期间,护士要为患者提供安全、舒适的诊疗环境,采取一系列护理措施以保护患者,防止其受到伤害及威胁。具体表现在:当患者没有分辨能力或不能表达自我意愿时,护士要为患者代言,帮助患者辩护;当护士发现一些损害或可能损害患者利益或安全的行为时,要及时制止;当护士发现一些不道德、不合法甚至违背患者意愿的行为时,要挺身而出,坚决捍卫患者的安全、权力和利益。

9. 研究者及著作者　护士在临床工作中,除了具备专业知识及实践能力外,还应具备一定的科研素养,以促进护理专业的发展,提高护理质量。这就要求临床护士在工作中,要善于观察和发现,不断积累和总结临床经验,并将其转化为科研成果,撰写成论文或专著,发表于专业杂志或应用于专业会议中,以促进护理学科的交流与发展。

10. 权威者　在护理领域中,护士具有专业的护理知识及技能,能够自主地实施各项护理工作,在与护理有关的事物中,最具有发言权,是护理领域的权威者。

二、护士的基本素质

护士的工作与人的健康和性命息息相关,肩负着临床护理的工作使命,不仅需要应用自己的知识与技能去满足患者的生理的、心理的、社会的需要,更肩负着促进护理学科发展的历史任务。所以,护士应培养自身的基本素质,提高自我修养,顺应社会及专业发展以及护理工作需要,最大限度地实现自我价值。具体来说,护士应具备以下素质:①有正确的人生观和事业观,工作责任心强。②有扎实的护理理论知识和临床技能水平。③有灵活的临床思维方式,敏锐的洞察力、批判性思考和解决问题的能力、综合分析和判断能力。④有良好的沟通能力和坚强的心理素质。⑤有同情心,能设身处地为患者的利益着想。⑥有独立学习的能力和科研能力。

第四节　护患关系

一、护患关系的概念与意义

护患关系(nurse-patient relationship)是指护士与患者在护理工作中相互尊重并接受彼此间的文化差异,在以促进患者健康为工作目的的过程中发展建立起来的一种具有工作性、专业性和帮助性的特殊人际关系。

建立良好的护患关系,不仅可以提高患者各方面的应对能力,促进患者的康复;同时也在护士的工作以及身心健康维护方面起着重要的作用。

1. 良好的护患关系是开展护理工作的前提　护患双方只有在相互信任、友好、尊重的关系下,才能高效地开展临床护理工作;此外,良好的护患关系也是开展护理科研工作的必备前提,只有在良好护患关系的前提下,护士才能取得患者信任,全面、完整地收集到与患者相关的科研资料。

2. 良好的护患关系促进患者的社会心理支持　患者的社会心理支持来源于多个方面,例如家属、朋友、社会、医护人员等,其中护士的心理支持能够给予患者战胜疾病的信心,是促进患者康复必不可少的部分。

3. 良好的护患关系是维护护士身心健康的重要条件　人际关系对促进人的行为的改变有重要作用,护士的工作环境决定了护士在工作中承受着各种压力,如果没有良好的护患关系,而是存在护患冲突、护患纠纷等,就会加大护士的工作压力,不利于维护护士的身心健康。

二、护患关系的特征

护患关系是护士和患者在特定的背景下共同建立的,以促进患者的康复为目的,护患关系具有以下特征:

1. 专业性　护患关系的专业性体现在护理工作是以促进患者康复为目的的专业性、帮助性关系,它是在患者在患病期间,护士为满足其在生理、心理、社会、精神等方面的需求而形成的一种专业性的人际关系。

2. 患者主体性　护患关系建立的根本目的是为了促进患者的康复,满足患者的身心需要。一切护理活动都是以解决护理问题为目标来进行的。对患者的作用与影响也作为护患关系的评价指标。

3. 工作性　护患关系的建立是护理工作的基础,出于工作的需要,护士与患者必须建立良好的人际关系,这就要求护士对患者一视同仁,没有区别对待,不添加个人情感,真正做到设身处地地为患者的利益着想,真诚地给予患者帮助,满足患者的身心需要;只有这样护士才能与患者建立相互信任的关系,患者才能够积极配合治疗与护理,从而达到患者康复的共同目的。本章节开篇的故事中,护士蒋丽即是没有很好地认识到护患关系的工作性,在遇见老同学李婷的时候,认为其是自己的熟人,就给予她更多的帮助和便利,而当患者李婷在习惯这种帮助和便利之后,一旦蒋丽不同意自己术前一日晚回家,随即出现不理解护士的情绪,从而导致护患关系的恶化。

4. 治疗性　人际关系与健康息息相关,良好的人际关系能够使人心情愉悦,促进健康;恶劣的人际关系容易诱发心理和生理上的疾病,例如,焦虑、愤怒等负性情绪;长期负性情绪所导致的免疫力下降从而诱发的各种身体上的疾病。所以,患者在就诊期间,良好的护患关系尤其重要,有研究表明,良好的护患关系能够减轻甚至消除患者来自于疾病、诊疗护理、就医环境、人际关系等多方面的压力,有利于患者的康复。所以说,护患关系本身即具有治疗性。

5. 互动性　在护理工作中,护患双方努力的共同目标即是为了达到"促进患者康复"的目的,在这个过程中,需要护患之间不断地通过沟通、交流等方式进行互动,在这个过程中达到双方在社会、文化、感知等方面的共通,建立相互信任、理解的良好人际关系,以利于护理工作的开展。

6. 短暂性　只有在患者进行就诊,接受护理服务时,才会产生护患关系,这种人际关系随着患者的出院和护理服务的结束而终止。

7. 多方位性　护患关系的多方位性是指护患关系不完全局限于护士与患者之间产生的人际关系,医生、患者家属、同事等也是护患关系中的重要组成部分。同样,这些部分的关系从不同的角度、不同的方位影响着护患关系,进而影响着护理服务的效果。

三、护患关系的基本模式

根据护患双方在护理服务的过程中所占据的主导性,将护患关系分为以下三个类型:

(一)主动–被动型

这是一种最常见的,以传统医学模式为主导思想的护患关系模式。在这种护患关系中,护士占主导地位,它的特征为"护士为患者做什么?"在护理工作中,护士的权威地位不会被患者怀疑,双方呈现出明显的心理差位关系。

这类护患关系主要适用于难以表达主观意志的患者,例如,昏迷、休克、全麻状态、严重的智力障碍、精神疾患状态、婴幼儿等,这类患者一般都完全或部分失去了正常的思维与判断能力,护士在进行这种单向的治疗和护理关系时,要有高度的责任心,关心爱护患者,帮助患者战胜疾病,早日恢复健康。

(二)指导–合作型

这是一种具有微弱单向性的,以生物–心理–社会医学模式为指导思想的以患者为中心的护患关系。在这种护患关系中,患者具有一定微弱的主动性,表现在主动执行护士的意志,而护士在这种关系中依然占据主导地位,其特征为"护士教会患者做什么?"患者在这个过程中,可以主动向护士提供自己的病情信息,主动向护士询问与自己病情、治疗有关的问题甚至提出治疗意见,护士和患者之间呈现微弱的心理差位关系。

这类护患关系主要适用于一般患者,尤其是急性病患者,此类患者病情重、病程短但神志清楚,能够主动与护士进行合作,向护士提供与病情有关的信息,配合护士的治疗与护理,但在这个过程中,护士依然处于主导地位,而患者处于合作的地位。

(三)共同参与型

这是一种具有双性的,以生物–心理–社会医学模式为指导思想的以健康为中心的护患关系。在这种护患关系中,患者的意见和认识是有价值的,其特征为"护士帮助患者恢复健康",护患双方的地位是平等的,具有同等的权利和主动性。在这个过程中,患者不仅是以合作的方式参与护士的工作,而更多的是积极主动地参与这个过程,能够对自己的治疗、护理提出意见,向护士提供自己的治疗护理经验,探讨一些护理问题的取舍,并且在病情许可的情况下,允许患者独立完成一些基础护理措施,例如,服药、洗头等。

这类护患关系主要适用于慢性病患者或有一定知识基础的患者,慢性病患者因为长期患病需要治疗而对疾病的知识有一定的了解。在这个过程中,患者对针对自己的治疗和护理有充分的选择权,可以提出自己的意见;护士在护理患者时,要尊重患者的选择权,设身处地地为患者的利益着想。

四、护患关系的发展过程

护患关系是护士与患者之间以促进患者康复为目的而建立的人际关系,它的发展过程既遵循人际关系的建立和发展规律,又区别于一般的人际关系建立发展过程,具体来说,护患关系的发展过程可分为以下三个阶段:

1. 观察熟悉期　是指患者与护士初期接触的时期,此阶段护患关系的主要任务是建立相互了解及信任的关系。护士在此阶段要向患者介绍医院及病区的环境、医院的相关制度以及责任医师、责任护士等;要初步对患者进行评估,搜集患者姓名、年龄、文化程度、社会支持及精神状态等信息;在这个过程中,护士要言语得体,表现出对患者的关爱、责任及同情心,这是一个从陌生到熟悉的过程,是护士取得患者信任的第一阶段。

2. 合作信任期　护士与患者在信任的基础上开始了合作的关系,此阶段护士的主要任务是应用护理程序来系统地解决患者的护理问题,满足患者的身心需要。在这个过程中,护士要与患者共同协商,合作制订护理计划,并随时根据患者的病情变化不断进行商讨和修改。护士个人的理论知识、临床技能水平以及对待患者的良好态度是保证此期护患关系顺利开展的基础,护士要一视同仁地对待患者,不添加个人情感,坚决维护患者的利益,真诚地给予患者帮助,满足患者的身心需要,同时鼓励患者积极参与自身的康复及护理活动,保证患者在接受治疗的同时又能够获得与疾病有关的健康知识。

3. 关系结束期　护士与患者通过以上两期密切的合作,达到了康复的预期目标,患者出院,此时护患关系进入关系结束期。此阶段护士要进行有关的评价,例如,评价护理计划是否达到预期目标,评价患者对接受的护理服务是否满意,评价患者出院时对自身的状态是否满意等。同时,护士还要对即将出院的患者进行健康教育或制订进一步的康复计划,即保证延续性护理,防止患者出院后出现病情复发或潜在并发症的情况。

五、影响护患关系的因素

良好的护患关系是保证护理工作顺利开展的重要前提,但是在实际情况下,存在许多因素不利于建立良好的护患关系,主要表现在以下几个方面:

1. 护士因素　影响护患关系的护士因素包括技术因素和非技术因素。

(1)技术因素:熟练的临床护理技术是作为护士的必备条件,护士如果没有熟练的操作技术,在进行治疗和护理的过程中就会给患者带来不必要的痛苦,从而造成护患之间的不信任感,护患关系恶化。例如,在进行静脉输液时,护士反复穿刺失败,这时候患者就会对这名护士不信任,拒绝她的护理服务。

(2)非技术性因素:个别的护士在工作中存在责任心不强、缺乏同情心甚至不良心态的现象。这类护士不以促进患者康复为工作目标,而是敷衍了事,机械性地完成每日工作内容,对待患者的态度差,对患者的痛苦没有同情心,而是表现麻木;甚至有的护士会认为对患者的服务是给予的恩赐;或者一些护理研究者认为患者即是自己的研究对象,而丝毫没有感恩的心理。这些不良现象都会引起患者的不满和逆反情绪,导致护患关系的恶化。

2. 患者因素　影响护患关系患者方面的因素主要表现为：

（1）对医疗护理的期望值过高：一些患者不懂得医学知识，所以认为就医就应该解决其所有的问题和痛苦，不然则是医护人员医术不精、对待患者不尽心不尽力，对疾病可能出现的并发症以及药物副作用不能理解，这是引发护患矛盾、影响护患关系的重要因素。

（2）文化和价值的差异：不同国家、地区均存在一些文化和价值的差异，在疾病的治疗方面，一些地区存在自己的传统观念，虽然在医学上这些传统观念是错误的，但是在当地这些旧的传统观念已经根深蒂固。而护士就要努力进行宣教，帮助其改正这种错误的传统观念，但是如果患者坚决不愿意改正，也易出现护患的矛盾。

（3）患者不了解护患双方的权利和义务：有的患者认为，来到医院，护士就是为自己服务的，只了解自己的权利和护士的义务，而不了解自己的义务和护士的权利。表现为一些患者不配合护理工作；就医行为不文明，一旦被拒绝一些不合理要求，即表示不满，甚至出口、出手伤人等。而事实上，这些问题也受社会传统观念的影响，对护士及护理行业有一定的偏见和歧视，阻碍了护患关系的正常发展。

（4）患者就医动机不良：一些患者因为家庭经济的原因，在就医期间，故意将问题的矛盾指向医院，借助医疗纠纷、聚众闹事，损害医院名誉，以求获得金钱补助，扰乱了正常的医疗秩序，损害了原本正常的护患关系。

3. 医院管理因素　医院管理落后、布局不合理、医疗设备差、收费不合理、医院整体缺乏人文关怀等因素都会造成患者就医不满意，引起患者的怒气，造成护患关系紧张。

六、建立良好护患关系的方法

建立良好的护患关系，需要护士与患者以及其他组成部分如医生、患者家属、同事共同参与、共同配合，才能促进护患关系向良好的方向发展。

1. 护患双方建立良好信任关系　护患之间的信任感是开展护患关系的前提。护士取得患者的信任，有利于治疗和护理工作的顺利开展，有利于对患者存在的生理、心理问题的判断，从而达到促进患者康复的目的。

2. 护士提高护理理论知识以及临床技能水平　正确的护理理论知识和熟练的临床技能水平是保证护理工作开展的基础，才能为患者提供正确的治疗和护理操作，减少患者痛苦，保证患者安全，取得患者的信任。

3. 护士提高职业道德修养，诚实守信，有责任心　护士在工作中要本着诚实、有责任心的品质，处处为患者的利益着想，要做到"言必行，行必果"，真实地向患者提供疾病有关信息，正确评价护理效果，不掩饰护理过程中出现的问题。

4. 护士提高自我素质，关爱患者，平等待人　护士在对待患者时，要能够应用共情的方式，设身处地地去感受患者的痛苦，关爱患者，尊重患者；同时，护士对待每一位患者都要一视同仁，而不是有所区别。

5. 护士要主动与患者进行沟通，提供疾病相关信息　护士主动与患者进行沟通，提供疾病相关信息，能够缓解患者的焦虑、恐惧情绪及不确定感，有助于建立护患之间的信任关系，促进护患关系的发展。

（钟　起）

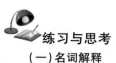**练习与思考**

（一）名词解释

1. 角色冲突

2. 护患关系

3. 患者角色

（二）填空题

1. 为了使患者更快、更好地适应患者的角色,能够早日恢复健康,护士所扮演的角色有_____、_____、_____、_____、管理者及协调者、促进康复者、教育者及咨询者、_____、_____、_____、_____。

2. 角色的特征具体表现:_____、_____、_____。

3. 影响角色冲突的因素有:_____、_____。

4. 患者存在的角色适应不良主要有_____、_____、_____、患者角色行为异常和患者角色行为强化。

5. 护患关系的特征有_____、患者主体性、_____、_____、互动性、和多方位性。

6. 护患关系的基本模式有_____、_____和共同参与型。

7. 护患关系的发展经历了_____期、_____期和_____期。

（三）选择题

1. 护患关系初期的主要任务是(　　　)

A. 健康宣教　　　　　　　B. 提出护理计划　　　　　　C. 建立信任关系

D. 帮助患者制订康复计划　　E. 帮助患者解决护理问题

2. 指导-合作型护患关系主要适用于(　　　)

A. 阑尾炎术后患者　　　　　B. 病理性黄疸的新生儿　　　C. 老年痴呆患者

D. 脑卒中昏迷患者　　　　　E. 有10年糖尿病史的糖尿病患者

3. 下列不属于促进护患关系的方法是(　　　)

A. 尊重患者　　　　　　　B. 主动与患者进行沟通　　　　C. 有责任心

D. 建立信任感　　　　　　E. 沉默

4. 角色行为消退是指(　　　)

A. 患者知道自己患病,但表现出抑郁的心理特征,并存在自杀倾向

B. 患者在病情好转时,仍然主观认为自己有病,需要继续治疗

C. 患者在适应患者角色过程中,不能很好地适应角色,产生心理和行为上的不协调状态

D. 患者已经适应了患者的角色,但因为某些原因,又承担起其他社会角色而放弃了患者的角色

E. 患者不认为自己患病,认为医生在吓唬自己

5. 以下不属于护士应具备的素质是(　　　)

A. 为人类健康服务　　　　B. 人道主义精神　　　　　　　C. 慎独的品质

D. 敏锐的洞察力　　　　　E. 较强的自控能力

6. 以下不属于护患关系建立的基础的是(　　　)

A. 患者服从护士的管理　　B. 护患相互合作　　　　　　　C. 护患相互尊重

D. 护士理解患者　　　　　E. 患者信任护士

7. 以下说明护士作为促进康复者的行为是(　　　)

A. 护士具有开拓进取的精神　　B. 护士对护患关系进行协调

C. 护士遵医嘱给患者输液　　　D. 护士对患者进行健康宣教

E.护士指导患者如何使用胰岛素笔进行注射

8.以下不属于现代护士的角色功能的是( )

A.管理者及协调者 　　　　　　 B.疾病治疗者 　　　　　　 C.沟通者

D.代言人及保护者 　　　　　　 E.研究者及著作者

以下各题共用一个案例题干,每个问题后有 A、B、C、D、E 五个备选答案,请从中选择一个最佳答案。

患者刘某,男性,30 岁,因急性阑尾炎急诊收治入院。入院后立即行急诊手术,术后安返病房。术后第 1 天,T 37.2 ℃,R 20 次/min,HR 80 次/min。

9.护士告知患者此时的低热为正常现象,称作"外科吸收热",并安抚患者情绪,此时护士所承担的角色是( )

A.教育者及咨询者 　　　　　　 B.代言人及保护者 　　　　　 C.研究者及著作者

D.管理者及协调者 　　　　　　 E.决策者

10.护士询问刘某目前的心理、生理情况,告知其所将要进行的治疗和护理情况,听取患者的意见,取得患者配合。此时护患关系属于( )

A.观察熟悉期 　　　　　　 B.合作信任期 　　　　　　 C.关系建立期

D.关系结束期 　　　　　　 E.评价反馈期

11.刘某在治疗过程中,护士与其积极讨论与病情、治疗和护理有关的问题,体现了护患关系的( )

A.工作性 　　　　　　 B.专业性 　　　　　　 C.患者主体性

D.短暂性 　　　　　　 E.互动性

12.经过积极治疗,现刘某即将出院。你认为此时应采用的护患关系模式是( )

A.指导-参与型 　　　　　　 B.主动-被动型 　　　　　　 C.指导-合作型

D.共同参与型 　　　　　　 E.主动-参与型

13.出院前,护士向刘某发放满意度问卷,刘某认真填写,认为护士对待自己非常认真、细致,此次住院经历并无不愉快。此时护患关系进入的阶段是( )

A.观察熟悉期 　　　　　　 B.合作信任期 　　　　　　 C.关系建立期

D.关系结束期 　　　　　　 E.评价反馈期

14.护士与刘某保持了良好的护患关系,你认为以下哪项不是双方保持良好护患关系的基础( )

A.护士认真听取刘某的陈述与疑问,并给予耐心解答

B.护士为刘某进行静脉输液,穿刺非常成功

C.刘某对于医院的饭菜非常苦恼,认为非常难吃,不能忍受

D.在住院期间,刘某出现拖欠医药费的情况,护士告知刘某,并指导其缴费流程

E.刘某的母亲(传统农村妇女,文盲)认为手术后应该多吃鸡鸭鱼肉大补,而刘某并不同意,与母亲发生冲突,护士耐心地向其母亲进行解释,调解刘某与母亲之间的矛盾

(四)简答题

1.简述常见患者角色适应不良及心理原因。

2.简述如何建立良好的护患关系。

(五)拓展思维

1.进行临床调查,你认为护士应该如何协调好所扮演的各项工作角色以及各种社会角色之间的关系?

2.查阅资料,你认为影响护患关系的因素还有哪些?

第四章

需要与文化

本章主要介绍了系统、需要、文化等基本概念;介绍了一般系统理论、需要层次理论、跨文化护理理论等护理学相关理论的基本内容;阐述了这些理论在护理实践中的应用方法及注意事项;提出了护理工作中应用护理相关理论的实践要求。本章重点是系统的概念及基本属性;需要的概念及特征;马斯洛基本需要层次理论的五个层次;莱宁格"日出模式"的四个层次及其具体内容。难点是一般系统理论、需要层次理论、跨文化护理理论在护理工作中的应用。

【案例导入】

案例一

何某,女性,29 岁,因转移性右下腹疼痛半天来医院就诊,由轮椅推送入院。经检查诊断为"急性阑尾炎",患者急性面容,表情痛苦,四肢湿冷,须立即住院行手术治疗。患者家中尚有未满周岁女儿需要照顾,工作也十分繁忙,希望尽快康复,回归到日常工作和生活中去。

请评估何某目前哪些需要未能得到满足? 假如你是其责任护士,运用需要层次的相关知识,你将给予怎样有针对性的护理?

案例二

王某,男性,54 岁,丧偶,小学文化,建筑工人。近日因糖尿病病情加重并发尿路感染入院,患者对于疾病知识、疾病的进展和预后知之甚少。

责任护士为满足其文化护理的相关要求,除帮助患者尽快熟悉医院环境、做好常规护理外,还应注意哪些方面?

第一节　一般系统理论

一、系统理论基本内容

(一)系统理论的产生

1925—1926 年,美籍奥地利理论生物学家贝塔朗菲(Ludwig Von Bertalanffy)多次发表文章表达一般系统论的思想,强调必须把有机体当作一个整体或系统来研究,才能发现不同层次上的组织原理。1937 年,贝塔朗菲首次提出"一般系统论"的概念,把协调、有序、目的性等概念用于研究有机体,形成研究生命体的三个基本观点,即系统观点、动态观点和层次观点。1968 年,贝塔朗菲发表了《一般系统论:基础、发展与应用》(*General System Theory:Foundation,Development and Application*),全面总结了其 40 年来研究一般系统论的成果,被公认为是一般系统论的经典性著作。20 世纪 60 年代后,系统论得到广泛发展,其理论与方法渗透与应用于自然和社会的各个科学领域和生产、技术领域,产生着日益重大而深远的影响。

(二)系统论的基本概念

系统指由若干相互联系、相互作用的要素所组成的具有一定结构和功能的整体。它涵盖了两层含义:一是指系统由一些要素(即子系统)组成,各要素和具体构成各异,但要素间相互联系、相互作用,均包含了系统与要素、要素与要素、系统与环境之间的关系;二是指系统中的每一个要素都有自己独特的结构和功能,整合成系统后则具有独立要素所不具备的整体功能和综合行为(图4-1)。

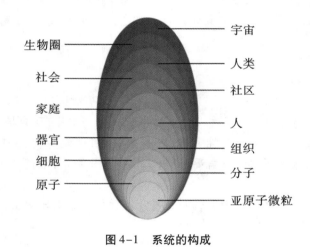

左侧:生物圈、社会、家庭、器官、细胞、原子

右侧:宇宙、人类、社区、人、组织、分子、亚原子微粒

图 4-1 系统的构成

(三)系统论的分类

1. 按人类是否对系统施加影响分类 系统可分为自然系统和人造系统。自然系统是指自然形成、客观存在的系统,如生态系统、人体系统等;人造系统是指为某种目标而人为建立起来的系统,如计算机网络系统、护理质量管理系统等。实际上,大多数系统是自然系统与人造系统的结合,称复合系统,如医疗系统、教育系统。

2. 按系统与环境的关系分类 系统可分为开放系统和封闭系统。开放系统是指与外界环境不断进行着物质、能量和信息交换的系统,如人体系统等;封闭系统是指不与外界环境进行物质、能量和信息交换的系统,但绝对持续的封闭系统是不存在的,只有相对的、暂时的封闭系统。

3. 按系统的运动状态分类 系统分为动态系统和静态系统。动态系统是指系统的状态随着时间的变化而变化,如生物系统、生态系统;静态系统则不随时间的变化而变化,具有相对的稳定性,如医院病房大楼。静态系统只是动态系统的一种暂时的极限状态,绝对静态系统是不存在的。

4.按系统的内容属性分类　系统可分为物质系统与概念系统。物质系统是指以物质实体构成的系统,如医院病房、仪器设备等;概念系统是指由非物质实体构成的系统,如计算机软件系统、电子病历系统等。大多数情况下,物质系统与概念系统是相互结合、密不可分的。

（四）系统的基本属性

1.整体性　系统由要素组成,反映了客观事物的整体性。每一个要素都具有自己独特的结构与功能,但系统功能不是各要素功能的简单相加,它还反映整体与部分、整体与层次、整体与结构、整体与环境的关系,即系统是从整体与其要素、层次、结构、环境的关系上来揭示其整体性特征的。系统所具有的整体性是在一定组织结构基础上的整体性,要素以一定方式相互联系、相互作用而形成一定的结构,才具备系统的整体性。系统的整体功能建立在系统各要素功能基础之上,为使系统的功能大于系统中全部要素功能的总和,增强系统的整体功效,就要提高每个要素的素质,充分发挥每个要素的作用,同时协调和优化系统中各要素的相互结合,以及要素与整体、环境间的相互作用。

2.相关性　系统的各个要素之间是相互联系、相互制约的,系统的性质以要素的性质为基础,系统的规律也需要通过要素之间的关联体现出来,其中任何要素的性质或行为发生变化,都会影响其他要素,甚至导致系统整体的性质或行为的变化。包含于系统中的要素,都必定具有构成系统的内在根据,所以要素只有在系统中才能体现其意义,一旦失去构成整体的根据,它就不再是这个系统的要素。如一个人的神经系统受到干扰,就会影响其运动系统、排泄系统、内分泌系统的正常功能。

3.目的性　贝塔朗菲认为,系统的有序性是有一定方向的,系统具有自组织、自调节能力,通过反馈适应环境,保持系统稳态,系统运动最终趋向于有序性和稳定性。一个系统的发展方向不仅取决于偶然的实际状态,还取决于它自身所具有的、必然的方向性,这就是系统的目的性。设计和分析系统时,必须弄清其目的,否则无法构成一个良好的、有序的现实系统。当系统存在多个目标时,要从整体协调的角度出发寻求平衡,以获得整体上的最佳效果。

4.层次性　系统是按照复杂程度依次排列组织的,其结构、层次及其动态的方向性都说明系统具有有序性的特征。系统越是趋向有序,它的组织程度越高,稳定性也越好,完全无序的状态就是系统的解体。系统是由某些要素组成,同时,系统本身又是更大系统的一个要素。例如,人是一个系统,它本身是由神经、消化、呼吸、运动要素组成,而人本身又是构成社会大系统的一个要素。系统的层次间存在着支配与服从的关系,即较高层次支配较低层次,并决定其系统的性质。

5.动态性　贝塔朗菲认为,实际存在的系统都是开放系统,动态是开放系统的必然表现。系统是随时间的变化而变化的,系统间、要素间的有机关联也是动态的。一方面,系统内部的结构状况是随时间变化的,要进行系统活动,必须通过内部各要素的相互作用,内部结构的不断调整,能量、信息、物质的持续转换,才能达到最佳的功能状态。另一方面,系统总是存在于一定环境中,与环境进行着物质、能量、信息的交流,以适应环境、维持自身的生存与发展(图4-2)。

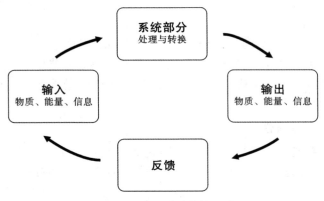

图4-2　系统的动态性属性

（五）系统的结构与功能

结构是指系统内部各组成要素在空间或时间上的有机联系及相互作用的方式,反映系统的内在构成。功能是指系统与外部环境相互联系、相互作用的秩序和能力,反映系统的外部行为。

系统的结构与功能是辩证统一的,结构作为内在根据决定系统的功能,但功能又会反作用于结构,能动地改变结构。例如功能性疾患会导致有机体器官的损害以至衰竭。一般情况下,结构不同,功能就不同,如人体各个系统的细胞结构不同,其对应的功能就不尽相同。结构相同,也可能表现为不同的功能,这与系统所处的外部条件有关,如个体在不同的自然环境下,其维持健康的能力也有所不同。

（六）系统思维

系统思维是指根据系统特征,从系统整体出发,着眼于系统和要素、要素和要素、系统和环境的相互联系、相互作用,采用系统分析方法,以期获得系统目标最优化的科学思维方式。

系统思维的产生是人类思维方式的深刻变革,极大地丰富了人们对自然界和自身的认识。它克服了传统思维孤立、平面、机械等缺陷,代之以全面、立体、发展、灵活地观察、分析和处理问题。在医学领域中,表现为医学观和护理观的重大突破。如对患者的治疗和护理,已从过去的以疾病为中心转向把患者看成是一个有机整体的系统,同时考虑患者所处的环境系统中可能诱发疾病的生理、心理、社会等因素,从而找到帮助患者康复的最有效的治疗和护理途径。

二、系统理论在护理中的应用

（一）用系统理论看待人

护理的服务对象是人。人是由生理、心理、社会等诸多因素组成的具有复杂性、多样性、独特性的系统,在此系统中,各要素、各子系统既有自己独特的结构与功能,又相互影响、相互作用。人与外界环境以及人体内部每时每刻都在进行着物质、能量、信息的转换活动,人是处在健康与疾病这一连续线性体的一点上,且任何时候人的健康与疾病总是相对的,是时刻都处在动态变化之中的。人的健康建立在整体和各部分相互关联的协调与平衡上,一旦平衡失调,就会导致疾病的产生。如人的身体和心理状况之间相互影响,生理疾病会引起患者的负性情绪,负性情绪反过来又会加重或加速疾病的进展,同时长期的负性情绪也可能诱发疾病。因此,护理人员在注重某一系统、器官的变化时,还要分析由此给患者心理、精神、情绪等方面带来的影响,以促进其整体功能的恢复。

(二)用系统理论认识和解决护理问题

随着科学技术的不断发展,社会对护理的组织形式、工作方法、思维方式不断提出新要求。护理系统要适应时代变化,并主动寻求发展,就必须善于学习、勇于创造,深入研究护理系统内部发展机制和运行规律,满足社会对护理的需要,以维持自身的稳定和发展。对于护理系统的认识主要从以下几个方面入手:

1. 护理系统具有复杂结构　护理系统包括临床护理、社区护理、护理管理、护理教育、护理科研等子系统,各子系统内部又有若干层次的子系统。护理系统与各子系统之间关系错综复杂,功能相互影响。如护理科研来源于临床护理,同时也应用和服务于临床护理。

2. 护理系统具有开放性和动态性　护理系统作为国家医疗卫生系统的重要组成部分,需要不断从外部输入新的人员、技术、设备、科技、信息等,并与社会政治、经济、科技、医疗等系统相互影响、相互制约,体现了其开放性和动态性。如医疗技术的发展可以极大地推动护理学科的发展,同时护理质量的提高也可提高医疗技术的整体水平。

3. 护理系统具有决策与反馈功能　护士和患者构成了护理系统的最基本要素,其中护士在基本要素中起到了支配和调控的作用。患者的疾病或功能康复依赖于护士的科学决策,而这些决策是在全面收集资料、正确分析基础上建立的。因此,护理系统要大力发展护理教育,促进整体护理实践,不断提高护士科学决策和独立解决问题的能力。

(三)运用系统思维优化整体护理

整体性原则是系统论最基本的原则,也是系统理论的核心,为护士科学、安全、有效地进行护理实践提供了重要的方法论准则。在某些层面上讲,系统就是整体,系统思维就是整体思维。系统思维激发和促进了整体护理思想的形成和发展,培育了整体护理思想的产生,为整体护理提供了强有力的支撑。整体优化是一个系统的整体联系在实践中达到最恰当的有序稳定状态,也是系统思维所要实现的目标。实施整体护理,发挥护理的最大效益,必须运用系统思维方法,不断优化护理系统的内部结构,协调好护理系统与子系统之间、各个子系统之间的相互作用与关系,使之协调发展,有效运行,从而保证护理工作的整体协调和提高。

当系统的整体效应与局部效应不一致时,局部效应需服从整体效应。在护理实践中,运用系统思维方法解决患者的具体问题时,可以根据患者的需要,帮助其确定最优目标,然后应用护理程序实现护理实践过程的最优化,在整个过程中,持续动态地协调整体与局部、局部与局部的关系,使局部的功能和目标服从于系统整体的目标,以达到护理的整体最优。在实施护理计划时,护理人员要善于抓主要矛盾,追求整体效应,从

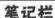

整体上达到最优计划、最优控制、最优管理和决策,并最终提高整体护理质量。

另外,整体性原则要求护士在护理患者时,要考虑机体对环境的适应性,通过调整机体内部结构,使其适应周围环境;或是改变周围环境,使其适应机体系统需要,使机体与环境保持一种相互适应的关系,更好地发挥机体的整体功能。同理,在开展护理工作时,要考虑护理系统与医院系统的相互适应,通过不断调整与控制,保持护理系统与外部环境的协调,以求得自身的稳定与发展。

第二节　需要层次理论

一、需要层次理论的基本内容

(一)需要的概念

需要是个体和社会的客观需求在人脑中的反映,是人体组织系统中的一种不平衡的状态,内部的不平衡状态就会表现出其生存和发展对于客观条件的依赖状态。需要是有机体生存和发展的重要条件,当个体的需要得到满足时,就处于一种平衡状态,机体才得以健康成长。反之,机体则可能陷入紧张、焦虑、抑郁等负性情绪中,进而影响其生理功能,甚至可导致疾病的发生。

护理理论学家也从不同的角度阐述了需要,例如护理的创始人南丁格尔认为需要是"新鲜的空气、阳光、温暖、环境及个体的清洁、排泄以及各种防止疾病发生的需求"。护理理论家奥兰多(Orlando)认为"个体需求得到满足后,可消除或减轻其不安与痛苦,获得舒适感"。护理学家罗伊(Roy)认为需要是"个体的内在要求激励个体产生一系列的行为反应,从而维持人的完整性"。

(二)需要的特征

1. 对象性　人的需要不是空泛的,而是有针对性地指向某一对象,伴随着满足需要的对象的扩大而发展。这种对象可以是物质性的,如衣、食、住、行;也可以是精神性的,如信仰、文化、艺术、体育等。同时,需要也包括个人的社会生活和日常活动,以及想要避开某一事物或停止某一活动的意念,人们通过相互协作、人际交往及感情沟通等方式,来获取物质成果、愉悦心情等。

2. 阶段性　人的需要是随着年龄、时期的不同而发展变化的,也是个体发展的必要条件。也就是说个体在发展的不同阶段有不同的优势需要。例如,婴儿期主要是生理需要,即需要吃、喝、睡;少年期开始发展到对知识、安全及尊重的需要;青年期发展为对恋爱、婚姻的需要;成年后,又发展到对名誉、地位、尊重的需要等。

3. 无限性　人的需要并不会因暂时的满足而终止。当一些需要满足后,还会产生新的需要。新的需要又推动个体去从事满足需要的新活动。在不断产生需要与满足需要的活动过程中,个体获得了成长与发展,并推动了社会的发展。

4. 社会制约性　需要的产生与满足受到人所处的自然环境、社会环境及社会发展水平的制约。人不仅有先天的生理需要,同时在社会实践和人类文化教育的过程中,还会发展出社会性需要。例如,在经济落后、生活水平低下时期,人们最主要的需要是温饱;在经济繁盛、生活水平提高的时期,人们在丰富的物质生活的基础上也需要高雅的精神生活。

5.共同性与独特性　人类的基本需要是相同的,如空气、水、食物、睡眠、活动的需要等。由于生长发展阶段、心理因素、遗传因素、环境因素的差异,每个人的需要都有自己的独特性。年龄、性别、健康水平、社会地位、经济条件、家庭构成不同的人,在物质和精神方面也会有着不同的需要。

6.整体关联性　人的各种需要是一个相互联系、相互作用、相互影响的整体,一种需要的满足会影响另一种需要的存在与发展,各种需要既互为条件,又互为补充。

(三)需要的分类

根据不同的分类标准,人类需要常划分为不同类别。

1.按需要的起源分类　可分为自然性需要和社会性需要。

(1)自然性需要:也称生物学需要,它包括饮食、休息、睡眠、排泄等需要,主要是由机体内部某些生理不平衡状态引起的,对维持正常生命活动、延续后代有重要意义。同时,人的自然需要还可受到社会文化的影响与调节。例如,人的饮食除了受到机体饥饿状态的支配,还会因各种风俗习惯、礼仪要求、社会场合而进行相应调节。

(2)社会性需要:是人维持正常社会活动和人际关系的需要,是个体在成长过程中通过各种经验积累所获得的、与人的日常生活紧密相连的一种需要,如劳动、娱乐、交往、归属、美的需要等。社会性需要因个体所处的社会风俗、文化背景不同,而表现出各异的社会、阶级、民族和个性特征。若不能满足这些需要,个体会产生痛苦、沮丧和焦虑等情绪,甚至引发疾病。

2.按需要的对象分类　可分为物质需要与精神需要。

(1)物质需要:包括自然性物质需要和社会性物质需要,是人们赖以生存的基础。这些需要指向社会的物质产品,个体以获得产品来获得满足。

(2)精神需要:是指个体对精神文化、政治、宗教、社会交往等活动的要求,是个体心理正常发展的必要条件,如对事业的追求、知识的渴求、艺术的欣赏、爱与交往的需要等。物质需要与精神需要紧密相连,相辅相成。精神需要的存在与发展以物质需要为基础和保障,而精神需要的满足又可作为物质需要满足的补充。

二、马斯洛的人类基本需要层次理论

亚伯拉罕·马斯洛(Abraham H. Maslow,1908—1970年)是美国人本主义心理学家。他提出人的需要有不同的层次,并论述了不同层次之间的联系,从而形成了人类基本需要层次理论(hierarchy of basic human needs theory)。他认为当不能满足需要时,机体内部就会处于焦虑状态,进而激发机体产生行为动机,最终导致某种行为的形成。如果某种需要持续处于不能被满足的状态,则将直接影响健康甚至导致疾病的发生。

(一)基本需要层次理论基本内容

马斯洛依据需要的重要性和发生的先后顺序,把人的基本需要归纳为五个层次:生理的需要、安全的需要、爱与归属的需要、尊重的需要、自我实现的需要(图4-3)。

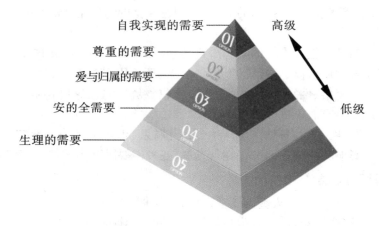

图 4-3　马斯洛需要层次理论

1. 生理的需要　指维持生存及种族延续的最基本的需要,包括空气、食物、水、排泄、睡眠、避免疼痛、生殖等。生理需要是人类最基本、最低层次、最强有力的需要,是优先产生并有限度的。如果这些需要不能得到满足,它就不再成为个体行为的动力,个体就会产生更高层次的需要。

2. 安全的需要　指希望受保护、免遭威胁和稳定的生活,从而获得安全感的需要,涉及生理和心理两个方面。生理方面,包括人身安全、避免危险、生活稳定,以及免遭痛苦、威胁或疾病等,去除或减轻生理和生活威胁感;心理方面,指个体心理上的安全,无恐惧、害怕、焦虑等感觉。人的生理需要得到满足或基本满足后,就会产生安全的需要。

3. 爱与归属的需要　指个体被他人或群体接纳、爱护、关注和支持的需要,包括得到和给予两个方面,即个体需要去爱和接纳别人,同时也需要被别人的爱与接纳。马斯洛认为,在生理和安全的需要得到基本满足时,就会产生爱、被爱和有所归属的需要,希望归属于某一群体,在家庭、团体、社会中有位置,并与他人建立感情,从而避免孤独、被遗弃、空虚等痛苦。

4. 尊重的需要　包括自尊与他尊两方面。自尊指个体对自己的尊重,渴求能力、自信和成就等;他尊指个体希望得到别人的尊重、认可、重视和赞赏。尊重需要的满足会使人产生自信、有价值和有能力的感受,从而产生更大的动力,追求更高层次的需要;反之,人会失去自信,怀疑自己的能力和价值,出现自卑、软弱、无能等感受。

5. 自我实现的需要　指个体希望充分发挥自己的才智和潜能,实现理想和抱负的需要。自我实现是最高层次的需要,是在其他需要获得基本满足后,才出现并变得强烈,其需求的程度和满足方式有很大的个体差异。

除以上五个层次的需要外,马斯洛在 1970 年修订的《动机与人格》一书中,还提到了另外两种需要,即求知的需要和审美的需要。求知的需要指个体对自身及周围世界探索的需要。审美的需要指对秩序、对称、完整结构及行为的感知。尽管这两种需要是人类普遍存在的、共有的需要,但尚不能充分证实它们是人类的基本需要。

(二)基本需要层次理论的基本观点

马斯洛认为人的基本需要从低到高有一定层次性,且各层次之间彼此关联、相互影响。

1.较低层次需要的满足是较高层次需要产生的基础 低层次的需要满足之后,它的迫切程度就会降低,它整个需要体系中的重要性就会下降,较高层次的需要相应变得更为重要。生理的需要是人类生存不可或缺的、最基本的需要,应当首先得到满足。

2.各层次需要之间并非有明显的界线,而是互相依赖,重叠出现的 在低一级需要没有完全满足时,高一级的需要就产生了,而较高层次需要发展后,低层次需要并未完全消失,而是对人行为的影响降低,表现为前后层次之间略有重叠。

3.各层次需要的产生顺序并非是一成不变的 受外界环境、社会条件和个人特征不同的影响,往往对个体最重要、最明显、最强烈的需要应首先得到满足。古人"饿死不受嗟来之食",即体现了为了维护人自尊的需要而放弃生理需要的满足。

4.越高层次的需要,其满足的方式和程度差异越大,难度也随之增大 高级需要的满足比低级需要的满足要求更多的充分或必要条件。如满足尊重、自我实现等较高层次的需要,会因个人的社会文化背景、经济条件、教育水平等出现较大差异。

5.各种需要得到满足的紧迫性和满足的时间段不尽相同 维持生存所必需的基础的需要紧迫性较强,且不可中断,如对氧气、食物、水的需要;有些需要紧迫性相对不强,可暂缓或延后满足,如尊重、自我实现的需要等。

6.存在多种需要 个体在不同的成长发展阶段、社会环境中,可同时存在多种需要,但只有一种需要占支配地位,即优势需要,优势需要又进一步影响甚至决定人的行为,指导个体做出满足优势需要的行动和努力。因此,人们的行为也往往由几种基本需要共同决定的。

马斯洛基本需要层次理论系统地探讨了需要的内容、结构及发生发展的规律。这不仅对建立科学系统的需要理论具有积极的意义,而且在患者的资料收集与评估、健康问题管理、护理人员管理等临床实践上也产生了重要影响。

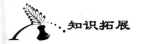

特蕾莎修女的微笑与爱给予人类自尊的需要

特蕾莎修女是印度著名的慈善家,1979年获得诺贝尔和平奖。特蕾莎修女一生为了将安全和幸福带给穷人,在慈善机构里工作了几十年,在世界范围内建立了一个庞大的慈善机构网。

特蕾莎给予那些最孤独的人、处境最悲惨的人真诚的关怀与照料。这种情操发自她对人的尊重,完全没有居高施舍的姿态。她以尊重人类尊严的观念在两者之间建设了一座桥梁,弥补了富国与穷国之间的鸿沟。

三、卡利什的人类基本需要层次理论

美国护理学家卡利什(Kalish)将马斯洛基本需要层次理论加以修改和补充,在生理的需要和安全的需要之间增加了刺激的需要,包括性、活动、探险、操作和好奇心等,成为六个层次(图4-4),因为他认为是人类的好奇心和求知欲造成了对知识的获取。其中,性和活动从自然属性来讲,也属于生理的需要,但这些需要是在满足氧气、水分、食物、排泄、休息、避免疼痛等必需的、基础的生理需要的基础上,才会去寻求获得的,因此应归为高于生理层次的需要。

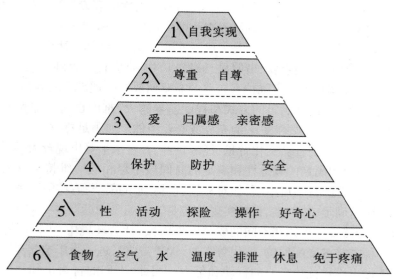

图4-4　卡利什的人类基本需要层次理论

四、需要层次理论在护理中的应用

护士学习和掌握需要的概念和需要层次理论的目的,是将其应用到科学的护理实践中去。针对服务对象在不同情况下的现实需求,充分应用需要理论主动识别并满足其优势需要及可能出现的需要,从而制订有针对性的护理计划,提供及时有效的护理措施,以恢复、促进和维持健康。

(一)应用需要层次理论满足基本需要

个体在健康状态下,能有效识别和满足自己的需要。但在患病时,受到疾病导致的身体、心理、社会关系等各方面不平衡状态的影响,个体识别和满足自身需要的能力明显下降,对于患者身心健康和疾病预后均会造成不良影响。

1. 生理的需要　疾病常常导致患者存在多种生理需要无法满足的情况,严重者甚至导致死亡。评估患者的基本需要,采取有效措施予以满足,是护理工作的重点。常见的需要缺失包括以下几种:

(1)氧气:常见问题有呼吸困难、呼吸道阻塞、呼吸衰竭、呼吸道感染、自主呼吸弱或无、心排出量减少、组织灌注量不足(肾、脑、心、肺、胃肠道、外周)等呼吸循环系统疾病导致的缺氧。护士应立即采取措施满足患者需要,并积极查找病因,治疗原发病。

(2)营养:常见肥胖、营养不良、消化道溃疡、梗阻、肿瘤等不同疾病(如糖尿病、肾脏疾病等)对饮食的特殊要求。

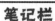

笔记栏

（3）水、电解质：常因腹泻、呕吐、出入液量不均衡导致脱水、水肿、酸碱平衡紊乱、电解质失衡等。护士应根据患者的症状、体征找出影响因素，及时采取措施满足患者对水分的需要。

（4）体温：常见问题有感染，环境温度变化等导致的高热、冻伤等，不仅给患者造成身体上的不适，还可能带来精神上的反应。

（5）排泄：常见问题有便秘、腹泻、大小便失禁、尿潴留、多尿、少尿或无尿等，病因包括泌尿系统疾病、消化系统疾病、手术、饮食结构不合理、心理因素等。

（6）休息和睡眠：常见于疾病、环境改变、心理应激、治疗与护理措施等造成患者的疲劳、睡眠形态紊乱等。

（7）舒适：各种急、慢性病给患者带来疼痛、眩晕、活动障碍等不舒适的体验。

2. 安全的需要　患者在患病或住院期间，安全的需要受到明显的挑战。生理上的安全威胁源于疾病对机体功能产生的影响，以及患病期间患者的自我保护能力下降。心理上的安全感威胁源于陌生的环境，陌生的医护人员，担心疾病的诊断、治疗和预后，担心经济问题，无法适应角色转换等。护理人员应及时评估患者的安全需要，进而采取相应措施满足其生理和心理的安全需要。

3. 爱与归属的需要　患者在住院期间，因正常生活轨迹的变化和与家人的分离，无助感的增加，常常会产生许多疑虑和孤独感，希望亲人、朋友能给予自己更多的关爱和理解。因此，护士要通过细微、周到的护理，建立良好的护患关系。同时，鼓励亲友的关心和探视、病友的相互交流，满足患者爱与归属感的需要。

4. 尊重的需要　受到疾病的影响，患者常因满足需要的能力受限、依赖他人照顾、隐私的暴露及自身形象改变等，而严重地影响患者对自身价值的判断，担心自己成为别人的负担、遭受轻视等。因此，护士在与患者交往和护理过程中，应始终保持尊重的态度、礼貌的举止，重视和听取患者的意见、保护患者隐私，尊重其个人习惯和宗教信仰，并鼓励患者参与自身照护，增强自尊感。

5. 自我实现的需要　个体在患病期间最受影响且最难满足的需要是自我实现。疾病会造成患者各种能力暂停甚至丧失，尤其是有肌力、语言、听力等重要能力丧失，使个体陷入失落、抑郁的负性状态中，这种负性状态又会对健康状况产生不良影响。护士应鼓励患者积极主动地表达自己的个性和追求，帮助患者认识并提高自己的能力，参与自身治疗和护理活动，为自我实现创造条件。

（二）根据需要层次理论鉴别患者需要的性质

护士可根据患者需要的层次和优势，来鉴别和罗列护理问题的轻、重、缓、急，进而确定应优先解决的健康问题，在此基础上进一步制订护理计划的优先次序，满足患者的首优问题。如患者因颅脑外伤出血不止，同时口述伤口很痛，此时根据需要层次理论应该首先满足患者止血和生命健康的生理需要，再进一步满足其对于安全等方面的需要。

（三）根据需要层次理论预测患者尚未意识到的需要

需要层次理论可帮助护士观察、判断和预测患者暂未感觉或意识到，但很有可能即将出现的潜在需要，并及时给予满足，以达到预防疾病或延缓疾病进展的目的。如患者在住院期间经常提及其家中可爱的孩子，提示其存在爱与归属的需要，则护士可采取针对性的预防性措施，如增加患者的心理护理和生活照顾等。

(四)依据需要层次理论合理调整患者的需要

护士可根据需要层次理论,对患者需要的满足进行科学指导,合理调整各层次需要之间的关系,尽可能消除因不恰当需要引发的负性情绪,影响患者的治疗、护理和康复。如患者角色转换不良,在入院第1天便要求继续办公,处理工作相关各项事宜。护士首先应充分理解患者的需要,工作是其自我实现的需要,但住院患者应多休息或采取有利于疾病康复的措施,因此护士应给予适当的疾病相关知识健康教育和引导,促进其采取有利于康复的行为。

总之,人的基本需要是为了维持人类的生存和发展,维持个体身心平衡的所有最基本的需求,基本需要的满足与否及其满足程度与个体的健康水平密切相关。护士应在患者疾病发展的不同阶段,适时地评估患者的需要满足情况,并根据其优先次序制订护理计划和实施护理措施,以帮助患者满足需要,促进机体的平衡。同时,护士应注意由于患者的社会文化背景、个性心理特征不同,各层次需要的优先次序可能会有所不同,对于较高层次需要的满足方式存在差异。

第三节　跨文化护理理论

20世纪50年代中期,从事人类文化护理研究的美国护理专家马德莱娜·莱宁格(Madeleine Leininger)在与患儿及其父母的接触过程中,观察并了解到儿童中反复出现的行为差异由不同的文化背景造成。然后她开始探讨关于将文化因素对护理的影响以及将护理与人类学整合在一起的可能性,最终创立了"跨文化护理理论"。

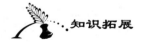　知识拓展

莱宁格的发展背景

莱宁格于1948年完成初级护理教育;1950年获得护理学学士学位;1954年取得精神卫生护理学硕士学位;1965年获得文化与社会人类学哲学博士学位,成为第一个在该领域获得哲学博士学位的职业护士;1966年,在科罗拉多大学开设了第一个跨文化护理课程。

莱宁格编辑出版了多部著作,代表作包括《护理与人类学:两个交织的世界》《跨文化护理:概念、理论与实践》《照顾:人类的基本需要》《关怀:护理与健康的本质》《文化照顾的多样性与普遍性》。她通过演讲、著书、咨询、教学等方式,使全球护理界广泛认识并开始应用跨文化护理理论和人类护理关怀理论。

经过莱宁格的努力,美国人类学学会于1968年批准成立了护理人类学分会,1974年美国成立了国家跨文化护理协会,莱宁格为人类护理关怀的发展及研究做出了重要贡献。莱宁格还曾获得诺贝尔提名奖、杰出的护理领导人奖,被《美国妇女名人大全》《世界妇女名人大全》等收录。

一、跨文化护理理论的主要概念和基本内容

(一)跨文化护理理论的主要概念

莱宁格的跨文化护理理论重点是文化,核心是跨文化护理与人类护理关怀。莱宁格认为,护理的本质是文化照护,而照护是护理人员为服务对象提供合乎其文化的护理基础。在莱宁格发表的著作中,先后界定了文化、关怀、文化关怀和跨文化护理的概念,这些概念也成为跨文化护理理论的核心。

1. 文化 是在某一特定群体或社会的生活中形成的,并为其成员所共有的生存方式的总和,包括价值观、语言、知识、信仰、艺术、法律、风俗习惯、风尚、生活态度及行为准则,以及相应的物质表现形式。

文化一般包含三个方面:物质文化、精神文化和方式文化。物质文化是一个社会普遍存在的物质形态,如机器、工具、汽车、书籍、服装、食物等。精神文化指理论、观念、心理以及与之相联系的科学、宗教、文学、艺术、法律、道德等。方式文化包括生产方式、组织方式、生存方式、生活方式、行为方式、思维方式、社会遗传方式七个方面,是文化现象的核心和最基本的内容。

2. 关怀 是指对丧失某种能力或有某种需求的人提供支持性、有效性和方便的帮助,从而满足需要,促进健康,改善机体状况或生活方式,使其更好地面对伤残或平静地面对死亡的一种行为相关的现象。

关怀分为一般关怀及专业关怀:①一般关怀是指在文化中通过模仿、学习并传播的传统的、民间的和固有的文化关怀知识与技能。一般关怀是人类天性的具体体现,可以由非专业人员操作,存在于日常生活中。②专业关怀是通过大学、学院或临床机构传授的、经过规范学习获得的专业关怀的知识和技能,即护理。专业关怀是一种有目的、有意义的专业活动,由专业人员操作,用以满足服务对象的需要,从而改善人类的生存条件或生活条件,促进人类社会的生存和发展。

3. 文化关怀 是指为了满足自己或他人现有的或潜在的健康状态,应对伤残、死亡或其他需要,用一些符合文化、能被接受和认可的价值观和信念的表达方式,展开促进性的关怀行为。

文化关怀的特点有以下两点。①多样性:是指不同文化之间或同一文化内部、群体之间或同一群体内部、个体之间在关怀的定义、模式、特征表现等方面存在差异,进而衍生出关怀多样性的意义、价值和形态,使之与文化相适应。②统一性:作为一个整体,人类在关怀的意义、价值及关怀方式等方面具有共通性,这是人类共有的自然属性的反映。

4. 跨文化护理 莱宁格指出,跨文化护理通过文化环境和文化来影响护理对象的心理,使其能处于一种良好的心理状态,以促进疾病康复。

(二)跨文化护理理论相关理念

1. 人 人是护理实施的对象,也都具有照护的天性,是关注他人需要、健康状况的特定对象,通过对他人的照护和帮助,展现人类关怀的普遍性、共同性。照护是人类中普遍存在的,可根据不同的文化、需求和场所以不同方式提供跨文化照护,同时也接受他人的照护、关心和帮助。

2. 健康　指个体或群体按特定的文化方式进行日常活动,并处于动态平衡与稳定的状态中。健康被文化所认同、由文化所衡量及实践的机体的最佳状态,须在文化中逐渐形成、诠释、实践和评价,且最终反映该文化的信念、价值观和实践方式。

3. 环境　环境包括世界观、社会结构、文化状况和文化背景等。文化与环境密切相关,在一定意义上文化背景就是环境。

4. 护理　护理是以人道主义为宗旨,研究人类照护现象和实践的学科,主要目的是以提供与文化一致、具有文化特征和意义的护理方式,帮助、支持、关怀和促进个体保持完好的健康状态,或帮助照护对象应对伤残或死亡。

(三)跨文化护理理论的基本内容

莱宁格以"日出模式"(图 4-5)表达和解释跨文化护理理论的模式框架。此模式形象简要地描述了理论与各概念之间的关系,有助于合理运用跨文化理论展开护理关怀。

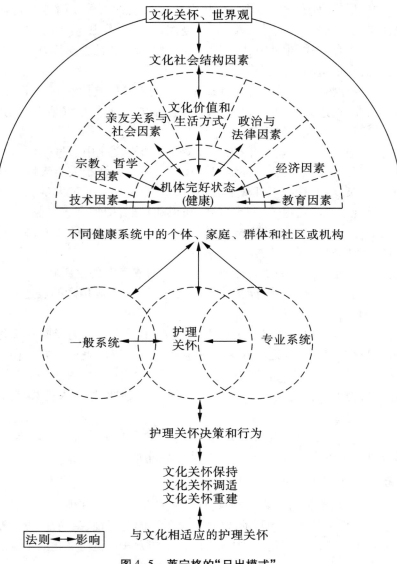

图 4-5　莱宁格的"日出模式"

图形上半部分详细描述了文化关怀、文化社会结构与世界观的组成部分,这些因素影响着人们的关怀与健康。图形的下半部分是一般关怀系统和专业关怀系统,它们对个体、家庭、群体和机构的健康产生重要影响,二者相互关联和影响,并可能相互转化。通过分析此模式中的组成因素,评估护理对象的文化背景和健康状况,进而做出关怀决策和护理行为。即结合护理对象的文化和健康因素,通过文化关怀保持、调适和重建,做出相应的护理关怀与照护,帮助不同文化中的护理对象维持有利于其健康状态的价值观和生活方式,或帮助适应其他文化,正面有效地影响健康,或帮助改变其有损健康的价值观和生活方式。两个半圆构成的太阳形状,囊括了护士尊重人的健康和实施关怀所必须考虑的全部范畴,包含以下四个层次:

1. Ⅰ级(最外一层):世界观和文化社会结构层　世界观和文化社会结构层描述了文化关怀、世界观与文化社会结构及其组成因素。文化关怀和世界观是文化社会结构的基础,并与社会文化结构相互关联和影响。通过深入、全面地了解其组成因素,可指导护理人员评估服务对象的世界观、文化环境、文化社会结构及其文化背景等组成因素,影响不同文化环境下的关怀形态的产生,影响服务对象对关怀的表达方式和关怀实践的接受程度,是不同服务对象文化产生的基础,也是护理人员提供与文化相适应的护理关怀的基础。

2. Ⅱ级(第二层):文化关怀与健康层　文化关怀与健康层显示了不同文化背景和环境下的文化关怀形态以及文化关怀表达方式,解释个人、家庭、群体、社区或机构的健康、疾病及死亡的社会文化结构、文化照护表达方式等与健康密切相关的因素。不同文化对健康赋予了不同的含义,只有提供与文化相适应的护理关怀,建立、促进或维持与文化相适应的健康才是真正意义上的、完整的健康。

3. Ⅲ级(第三层):健康系统层　健康系统层阐述了个体、家庭、群体、社区或机构的不同的健康系统及其相互影响。包括一般关怀和专业关怀系统在内的各种健康系统,一般关怀是传承于文化内部的,可以由非专业人员操作,通过传承和传播等方式获得,而专业关怀则由特定文化之外的专业人员或机构提供,通过正规培养和训练获得。此层着重阐述二者的特征及方式,用以提供帮助性、支持性和促进性关怀,帮助人们保持完好健康,积极面对伤残和死亡。一方面专业关怀深受一般关怀系统的影响,是在相关科学研究基础上对一般关怀的总结和发展;另一方面,专业关怀对一般关怀起到指导作用,是一般关怀在客观理论基础上的扬弃。护理理论和实践大多数源于专业关怀系统,少部分源于一般关怀系统。一般关怀和专业关怀通过护理的理论和实践表现出来,并落实于护理关怀。

4. Ⅳ级(第四层):护理关怀决策和行为层　护理关怀决策和行为层揭示了护理关怀的决策和行为,通过维持文化、调适文化和重建文化的护理关怀三个方面予以表现。对于与健康状况不相冲突、有利于健康的文化,实施维持文化的护理关怀;对于部分与健康不协调的文化部分,取其有利方面而调整不协调部分,使其适应健康的需要;对于与健康相冲突的文化成分,则要改变既往的文化习惯,建立有利于健康的、有效的和有促进性的文化生活,即重建文化的护理关怀,以最大限度满足服务对象的需要,提供与文化一致的、有利于健康促进和积极面对病残或死亡的护理关怀。

日出模式阐述了莱宁格理论的核心思想,即人类与其所处的文化背景和社会结构紧密相连、无法分离,护理的本质是文化关怀,关怀是护理的中心思想。关怀是护理活动的原动力,是护士为服务对象提供合乎其文化背景的护理基础。该理论的目标是为个体、家庭和群体的健康提供与文化相应的护理关怀。同时,护理模式不应单一固定,而是有一个框架,针对不同民族和文化背景的服务对象提供有针对性的护理。其目的是按照人们的文化价值以及对健康和疾病的认识,为他们提供有效的护理保健服务。

二、跨文化护理理论与护理实践的关系

在临床护理工作中,护理人员可以根据自己的知识层次、研究对象的文化特征等影响因素,具体选择和应用"日出模式"的相互联系来实施护理程序。这就要求护理人员不仅要有精湛的护理技术,还要了解护理对象文化的背景与差异,从评估开始,收集与护理对象的文化、社会背景等相关的资料,并据此有选择性地进行文化关怀,并在计划和实施的过程中不断调整和适应,才能为护理对象提供持续有效的、促进性的护理照护。

(一)护理评估

护理人员以"日出模式"为理论基础,评估服务对象时,应充分了解与其相关的文化知识和背景。具体实施过程分为两个步骤:首先评估"日出模式"的最外层,即评估和搜集有关护理对象所处的文化社会结构和世界观方面的信息,例如社会环境背景、宗教、亲缘关系、政治法律制度、经济、科技、教育、文化价值观等因素;然后将这些评估资料应用于护理对象的具体情境,进而评估其普遍照护、专业照护及护理照护的价值观、信仰和行为。

(二)护理诊断

通过评估跨文化护理中存在的共同点和差异性,有针对性地做出系统的护理诊断。患有同一类型疾病的护理对象虽然具有相似的病理特征,但由于其文化修养、职业、民族传统、社会地位等社会环境的不同,会对疾病表现出各异的自我认识、主诉甚至体征,也可表现出不同的心理反应。因此,护理人员应根据护理对象的文化背景,了解和确定健康问题,做出即时的护理诊断,并且连续地密切观察护理对象对健康的表达和陈述的方式。

(三)护理计划和实施

在护理照护的决策层和措施层进行计划和实施,除对共性问题进行普通照护外,还应尽量采用能与其文化背景相适应的方式进行护理。护理人员采取的护理措施包括文化照护的维持和保留、文化照护调适及文化照护重建。对于和健康状况不冲突甚至有利的文化部分,应鼓励护理对象继续保持;对于部分和现有健康状况不协调的文化部分,取其有利方面同时调整不协调方面,以适应其健康的需要;对于与现有健康相冲突的文化部分,监督其为了健康,改变文化习惯,建立新的、有利于健康的、有促进性的文化生活。

(四)评价

对护理照护进行系统性评价,以明确何种关怀模式符合护理对象的文化传统和生活方式,提供有利于护理对象的疾病恢复和心理健康的行为模式。

跨文化护理理论要求护理人员在具备专业基础知识的同时,还要评估在不同的文

化背景下护理对象的文化背景、社会结构、世界观等影响因素,通过分析对比文化的相同性和差异性,提出相应的护理程序与措施,通过文化照护保持、文化照护调适和文化照护重建三方面的护理措施来解决护理问题,提供相应的文化照护,将文化因素渗透到护理过程中,以体现护理的全面性、层次性及延续性。应用跨文化护理理论,对引导社会文化分类、社会人群研究以及推动护理实践具有理论意义和现实意义。

（孟　亚）

练习与思考

（一）名词解释

1. 系统
2. 系统思维
3. 需要
4. 文化
5. 文化关怀

（二）填空题

1. 系统的基本属性包括_____、_____、_____、_____、_____。

2. 系统按照与环境的关系可分为_____系统和_____系统。

3. 用系统理论认识和解决护理问题,应注意护理系统具有_____、开放性和动态性,以及_____。

4. 需要的特征是_____、_____、_____、_____,以及_____。

5. 马斯洛人类基本需要层次理论的基本内容包含_____、_____、_____、_____、_____。

6. 各层次需要之间并非有明显的界线,而是_____、_____的。

7. 卡利什的刺激的需要包括_____、_____、_____、_____等。

8. 文化一般包含_____、_____、_____三个方面。

9. 莱宁格的"日出模式"包括世界观和文化社会结构层、_____、_____、_____四个层次。

10. "日出模式"指出护理的本质是_____,_____是护理的中心思想。

（三）选择题

1. 以下不属于物质系统的是( )

A. 医院病房 　　　　　　B. 药品 　　　　　　C. 电子病历系统

D. 办公室 　　　　　　　E. 仪器设备

2. 古人"饿死不受嗟来之食"体现了人的哪种需要( )

A. 生理的需要 　　　　　B. 安全的需要 　　　　C. 爱与归属的需要

D. 尊重的需要 　　　　　E. 自我实现的需要

3. 以食充饥属于人类的哪种需要( )

A. 社会性需要 　　　　　B. 生理性需要 　　　　C. 精神性需要

D. 情绪性需要 　　　　　E. 知识性需要

4. 患者在手术前感到焦虑、恐惧属于哪种需要未满足( )

A. 生理的需要 　　　　　B. 安全的需要 　　　　C. 爱与归属的需要

D. 尊重的需要　　　　　　　　E. 自我实现的需要

5. 属于爱与归属需要的是(　　)

A. 食物、空气、水　　　　　B. 焦虑、恐惧　　　　　C. 和周围人友好相处

D. 各种政治宗教制度　　　　E. 渴望名誉及声望

6. 属于最低层次需要的是(　　)

A. 生理的需要　　　　　　　B. 安全的需要　　　　　C. 爱与归属的需要

D. 尊重的需要　　　　　　　E. 自我实现的需要

7. 属于最高层次需要的是(　　)

A. 生理的需要　　　　　　　B. 安全的需要　　　　　C. 爱与归属的需要

D. 尊重的需要　　　　　　　E. 自我实现的需要

8. 高某,男性,65岁。因脑干出血,处于昏迷状态,生命体征不稳定,护士首先应该满足该患者

(　　)

A. 生理的需要　　　　　　　B. 安全的需要　　　　　C. 爱与归属的需要

D. 尊重的需要　　　　　　　E. 自我实现的需要

9. 王某,女性,40岁。因胃溃疡住院,食欲差,较少有亲友探视,经常表现为沉默寡言,暗自伤

心、流泪。此时护士应注意满足患者(　　)

A. 生理的需要　　　　　　　B. 安全的需要　　　　　C. 爱与归属的需要

D. 尊重的需要　　　　　　　E. 自我实现的需要

10. 书籍、服装、食物属于哪种文化现象(　　)

A. 物质文化　　　　　　　　B. 精神文化　　　　　　C. 经济文化

D. 方式文化　　　　　　　　E. 亚文化

11. 跨文化护理理论是由谁创立的(　　)

A. 马斯洛　　　　　　　　　B. 卡利什　　　　　　　C. 莱宁格

D. 南丁格尔　　　　　　　　E. 韩德森

12. 跨文化护理理论框架中,不属于"日出模式"的部分是(　　)

A. 护理照顾决策与行为层　　B. 健康系统层　　　　　C. 护理人员层

D. 世界观和文化社会结构层　E. 文化关怀与健康层

13. 帮助患者融入医院文化环境的措施中,错误的是(　　)

A. 帮助患者尽快熟悉医院环境

B. 进行有效的沟通,建立良好的护患关系

C. 多使用医学术语,以指导患者熟悉疾病

D. 主动向患者介绍医院的规章制度

E. 充分了解患者的文化背景

14. 患者刘某,男,45岁,工作紧张繁忙,因饮酒过量导致消化道出血,急诊入院。入院后,患者

无法安心养病,总是担心公司事务,目前有针对性的护理措施是(　　)

A. 进行说服教育　　　　　　B. 加强生活护理　　　　C. 向家属反映情况,寻求帮助

D. 报告医生　　　　　　　　E. 帮助患者减轻思想压力,结合文化背景做好心理护理

15. 何某,男,63岁,回族,近日因头痛、头晕等症状来院就诊,诊断为高血压。入院以来,不适应

医院不许吸烟、不许随意外出等规定,因每日无法按时进行礼拜而苦恼,出现了焦虑、烦躁、沮丧等

负性情绪。护士最应实施的护理措施是(　　)

A. 加强管理、按章办事

B. 注意用药,加强对疾病的护理

C. 帮助患者融入医院环境,提供适合其文化环境的护理

D. 联系家属,进行说服教育

E.随时观察病情变化

（四）简答题

1.简述马斯洛基本需要层次理论的基本内容。

2.马斯洛基本需要各层次之间的关系如何？

3.影响患者需要得到满足的因素有哪些？

4.如何满足住院患者安全的需要？

5.简述莱宁格"日出模式"的基本内容。

（五）拓展思维

组织学生角色扮演，分别设计不同角色和临床场景，进行护理相关理论在护理实践中的应用练习，并做汇报演出。

第五章

成长与发展

本章首先介绍了成长与发展的基本概念、基本内容,发展的规律及影响因素;其次介绍了心理社会发展理论及其在护理中的应用,包括弗洛伊德的性心理发展理论、艾瑞克森的心理社会发展理论;最后介绍了认知和道德发展理论及其在护理中的应用,包括皮亚杰的认知发展理论和科尔伯格的道德发展理论。本章重点是成长与发展的规律及影响因素;艾瑞克森的心理社会发展理论。难点是弗洛伊德的性心理发展理论。

【案例思考】

一位70岁的老人被诊断患有恶性肿瘤并面临死亡,内心痛苦、焦虑,对配偶、子女表现出了极度不耐烦的情绪。在护理该患者时,护士应如何提供与其年龄相适应的护理措施。请结合本章所学的成长与发展相关理论进行总结分析。

第一节　成长与发展概述

成长和发展体现在人的全部生命过程中。人生的每一个阶段都有其需要面对的特殊问题。现代护理强调护理的服务对象为所有年龄段的健康人及患者,服务场所从医院扩展到了社区、家庭及各种机构,因此,护理工作者应学习掌握生命过程中每个阶段的特点,客观分析其成长与发展的需要及愿景,有针对性地提供适合于护理服务对象所处生命阶段的整体性护理。因此,学习成长与发展的基本概念、一般规律及其影响因素,有利于护理工作者准确评估护理服务对象的成长与发展水平,促进护理服务对象正常的成长与发展。

(一)成长与发展的基本概念

1. 成长　又称生长,是指细胞或者生物体从小到大的增殖过程,表现为各组织器官、各系统的形态与体积的改变,可表现为数量增多、体积增大、重量增加,是一个量变的、可测量的指标,如身高、体重、骨龄等。成长的形态可分为四种基本类型:增量性生长、增生、肥大及更新。

2. 发展　又称发育,指个体整个生命周期中伴随年龄的增长以及环境间互动而产生的身心有规律的变化过程,可表现为行为改变、技能增强等此类的功能成熟或机体能力演进。发展在整个生命周期中是持续进行的,不仅包括生理变化,还包括认知、心理、社会、道德等多方面的改变。发展往往不易用量化指标测量出,它是学习的结果和成熟的象征。

3. 成熟　有广义及狭义的区分。广义的成熟包括生理与心理、功能与能力的发展,狭义的成熟是指生理上的生长发育。成熟是指由遗传基因所决定的,通过个体内部因素与外界环境相互作用,从而获得生理、心理、社会、道德的比较良好的状态。个体能够不断地调整自己,促使自身适应社会,并从中汲取一些所需的知识和能力,从而达到完善的状态是个体心理社会成熟的重要标志。通过成长与发展,个体逐渐走向独立、开始客观而深入地认识事物、注重原则、知识能力日趋丰富、能够接受自我、承担社会责任、具有创造性,这是成熟的具体指标。

4. 发展阶段　指一个人成长发展中的某一特定阶段,其行为与其他发展阶段有质的不同。但是,即使是提出这种阶段性发展的研究者们对发展阶段的本质和个数的认识,以及对被研究的个人的某些方面持各自的看法。两个在教育领域具有影响的阶段理论家是皮亚杰(认知和道德发展)和艾瑞克森(Erikson)(个性发展)。

5. 发展任务　个体在整个生命周期的各个发展阶段出现的符合个体生理、心理特征、社会规范、道德准则而需要实现的发展目标或完成的指标性任务。如果成功地完成某一个阶段的发展任务,可使个体产生幸福感、价值感,进而顺利地走入下一个发展阶段;反之,则可能出现发展障碍,并影响未来的发展。

6. 年龄　年龄是一种具有生物学基础的自然标志,是衡量成长与发展的阶段性指标之一。各种人口现象,如结婚、生育、迁移、就业、求学、死亡等,都同每个人的年龄密切相关。人的年龄可以分为时序年龄和发展年龄。时序年龄(chronological age)指一个人从出生时到计算时止生存的时间长度,通常用年岁来表示。发展年龄(developmental age)是指身心发展程度的年龄,包括生理年龄、心理年龄、社会年龄、道德年龄等。人们常说的智龄是儿童发展年龄的一种,用于对儿童的生长水平进行度量。

(二)成长与发展的基本内容

护理人员对个体成长与发展的了解和评估主要考虑以下六个方面:

1. 生理　主要包括身体的生长和功能的发展、成熟,如体重增加、肌力增强、动作协调、器官功能完善等。

2. 认知　主要指与大脑生长和获得知识、技能有关的发展方面,包括感觉、知觉、注意、记忆、思维、语言等过程。

3. 情感　主要指个体的喜、怒、哀、乐、爱、悲、恐、惊等各种情绪的体验和发展。情感是人对客观事物的一种主观的态度体验。

4. 社会　指个体在与外界其他个体的相互作用过程中,有关社会态度和社会角色的形成、社会行为规范的确立等。

5. 道德　指个体的道德认识、道德情感、道德意志、道德行为等方面的发展。

6. 精神　指人在成长发展过程中所产生的对生命意义及生存价值的认识。

以上内容中除生理方面外,其他都属于心理社会的范畴。六部分相互联系、相互作用、相互依存从而构成人的整体。例如,个体情感方面的问题可能影响认知方面的发展,近而引起生理功能的改变。

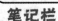

(三)成长与发展的影响因素

遗传因素、环境因素是影响个体成长与发展的两个最基本因素。遗传作为内因，是生长发育的潜力，这种潜力又受到外部因素环境的作用和影响，两方面相互作用，达到了成长发展的水平。个体因素在成长发展过程中具有主观能动性的作用，但是受到遗传和环境因素的制约。

1.遗传因素　基因决定了整个发展过程中身体的变化，控制着身体的生物功能，是影响人类成长与发展的重要因素之一。生命体的成长与发展受家庭遗传因素的影响，不仅表现在身高、长相、体形、肤色等生理方面，同时也表现在性格、气质和智力等心理社会方面。

2.环境因素　影响人类成长与发展的另一重要因素。主要包括：

(1)宫内发育：胎儿在子宫内的发育受孕母年龄、营养、健康状况、作息习惯、情绪和生活环境等多种因素影响。如妊娠早期感染风疹、带状疱疹和巨细胞病毒，服用药物，可能导致胎儿先天畸形。

(2)营养状况：充足和合理的营养是生长发育的物质基础，是保证健康成长发展的重要因素。营养不良会导致体格发育的迟缓，并影响智力、心理和社会能力的发展。反之，营养过剩所致的肥胖也会对人的成长发展造成一定的不利影响。

(3)教育状况：一种包含着个体环境与活动因素的特殊综合因素，包括家庭教育和学校教育。家庭提供的居住环境、教养方式、家庭气氛、父母的角色示范、接受教育的机会、有效的健康保健措施及家庭成员的生活方式等，都会对个体的体格及心理社会发展产生深远影响。学校是进行系统教育的组织机构。通过系统的传授知识，提供给个体将来立足社会所必要的知识、技能与社会规范。因此，个体进入学龄期后，学校将成为其社会化最重要的场所。学校教育促使学生掌握知识，激发其取得成就动机，并为学生提供广泛的社会互动机会。家庭教育和学校教育结合影响人的智力、道德、行为、能力、个性等方面的发展及个体的社会化过程。

(4)社会文化环境：不同的社会文化环境对个体在不同发展阶段所需完成的任务有不同的要求，因此，不同社会文化背景下的教养方式、生活习俗、宗教信仰及社会事件等，都对人的成长发展有不同的影响。

3.个体因素

(1)个体后天因素：指个体出生后在成长发展过程中逐步形成的身心特征，包括身体成长发展水平与健康状态；心理素质的发展水平；知识经验积累程度；对社会事件的认知状态等。

(2)个体实践活动：包括生理活动、心理活动、社会活动、道德活动，是影响个体成长与发展的重要因素，个体通过各种实践活动，认识和改造客观世界并在这个过程中获得自我的成长与发展。

(3)其他个人因素：内环境、个人动机及学习过程等也会影响人的成长与发展。

了解成长与发展的影响因素，可使护理人员根据不同阶段的不同特点，创造有利条件，预防不利因素，为促进个体成长和发展奠定良好的基础。

(四)成长与发展的规律

个体的成长与发展受到多重因素的综合影响，具有一定的个体差异性，但总体上遵循一定的生理规律。

1. 预测性　成长与发展具有一定的规律,几乎每个人的成长与发展都以一定的顺序进行,这种顺序不可逆转。比如,每个人基本都要经过相同的发展过程及生命阶段,在幼儿会走之前,基本都学会翻身、爬行和站立。

2. 顺序性　个体成长与发展的顺序性表现出三方面特征:

(1)头尾生长:指身体和动作技能的发展沿着由头到脚(从上到下)的方向进行。如胎儿的头部发育较早且较大、较复杂,而肢体发育相对较晚、较小、较简单。

(2)远近生长:指身体和动作技能的发展沿着从近心端向远心端的方向进行。比如肩和臂的动作最先成熟,其次是手肘、腕部、手,手指的动作发育最晚。

(3)分化生长:指身体和动作技能发展沿着从一般到特殊、从简单到复杂的顺序进行。比如幼儿最初的动作常为全身性、简单、不精确的,逐渐发展为局部、复杂、精确的动作。

3. 连续性和阶段性　人的整个生命阶段都在不断进行,是一个连续的过程,但并非等速进行,发育是分阶段的。例如,出生后 6 个月最快,出现第一个生长高峰,之后生长速度逐渐减慢,至青春期又迅速加快,出现第二个生长高峰,成年后处于相对稳定的阶段。心理社会的发展同样具有连续性和阶段性。这种发展阶段即表现为年龄特征,每个阶段都有各自的发展任务。前一阶段是后一阶段的基础和前提,后一阶段是前一阶段的延伸。

4. 不均衡性　人体各系统的发育顺序遵循一定规律。例如,神经系统从出生到1 岁发育最快;生殖系统在青春期发育最快;淋巴系统的发育则先快而后回缩;肌肉组织的发育到学龄期才开始加速。心理社会发展同样存在不平衡性,例如,语言发展以3～5 岁最快。

5. 个体差异性　鉴于每个人的成长发展受遗传、环境以及个体因素综合影响,因此成长与发展虽然遵循上述一般规律,但仍然存在一定的个体差异,表现为同一年龄阶段的个体表现出不同的发展水平、不同的个性特征。心理社会方面的发展也因社会文化背景、家庭教养等不同而存在较大差异,并随年龄增长个体差异越大。

6. 关键期　指个体在成长发展过程中,对环境刺激最敏感,且是发展某些技能和能力的最佳时期。如果错过了关键期,将会对以后的成长发展带来难以补偿的影响。婴幼儿期是形成人的基本人格因素,如情感、素质、生活态度、健康行为、价值观和信仰等的关键期,如果错过了此阶段的发展关键期,则会影响以后此方面能力的发展。此外,孕期前 3 个月是胎儿发育的关键期,2～5 岁是语言发展的关键期,青春期是性心理发展的关键期。

第二节　心理社会发展理论及其在护理中的应用

生物学家、社会学家、心理学家从不同的角度对人的成长发展进行了深入研究,并提出了许多理论。不同的理论从不同的角度解释了人类成长、发展、成熟的过程及各个阶段的特征。精神分析理论家围绕人的认知、心理及社会发展,提出了独特的理论,包括弗洛伊德的性心理发展学说和艾瑞克森的心理社会发展理论。学习这些理论,有助于护士理解人在各个成长发展阶段的心理、行为特点及其需求,从而提供适合不同阶段患者特点的护理,以促进服务对象身心健康的发展。

一、弗洛伊德的性心理发展学说

西格蒙德·弗洛伊德(Sigmund Freud,1856—1939年)(图5-1)生于奥地利的一个犹太人家庭,青年时代在维也纳大学专攻医学,师从著名生理学家布吕克,后来在维也纳开业行医,在长期研究和治疗各种神经症患者的经验基础之上,用精神分析的方法观察人的行为,他以多年对精神患者观察及治疗的过程为依据,创立了性心理发展学说(psychosexual development theory)。弗洛伊德也被后世誉为"现代心理学之父",是精神分析学派的创始人。赫根汉说:"……历史上没有几个人能像弗洛伊德那样对人类的思想产生如此冲击,没有一个人类生存的重要领域不曾受到弗洛伊德思想的触及。"弗洛伊德与马克思、爱因斯坦被合称为影响世界历史的三个犹太人。

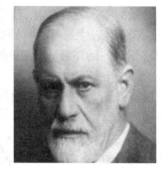

图5-1　西格蒙德·弗洛伊德

(一)理论的主要内容

弗洛伊德认为人的本能在于追求生存、自卫及享乐,而刺激人活动的原动力叫作性本能。人的一切活动是为了满足性本能的需要,但条件及环境影响下不允许人的所有欲望被满足,弗洛伊德依据其早期对癔症的研究,把意识分成三个水平,即潜意识、前意识及意识三个水平。当人的本能欲望被压抑后便会以潜意识的方式呈现,从而形成了本能被压抑后的精神疾患或病态心理。到了20世纪20年代早期,他又对此分法进行了非实质性的修改,即把人格分成本我、自我和超我三部分,被称为"人格三结构理论",该理论的提出也预示了弗洛伊德的精神分析理论走向成熟。

1. 人格三结构理论

(1)本我:人格中最原始的部分,出生即存在,是由先天的本能和原始的欲望组成,代表人的最基本生存的本能,其中性本能对人格发展尤为重要。本我是无意识的,遵循着快乐原则,以本能愿望满足为目的。

(2)自我:个体在出生的最初2年时间里,通过与外界环境的相互作用,自我逐渐建立起来。自我是人格中理智且符合现实的部分,介于本我和超我之间,对本我加以控制,是人格的执行者。自我受现实原则支配,调节外界与本我的关系,用社会允许的方式来满足本我的需求,从而促进个体适应社会和环境。自我的发展和功能状况决定着个体心理健康的水平,它承担起调整内部功能冲突的作用,同时处理外界环境刺激,尝试满足本我的需求,但又考虑行为后果,避免个体遭受损害。

(3)超我:大约到5岁的时候,超我开始形成。超我是人格系统中构成良知与道德价值观的部分,代表了社会的标准和人类生活的高级方向,属于道德范畴,它是在社会道德规范内化基础上发展而来的,包括良心和自我理想。前者是批判性和惩戒性的部分,告诫个体不能违背良心,如若违背,则会产生罪恶感。后者是由积极的雄心、立项构成,它激励个体追求人格的完美,为理想奋斗。超我来源于自我,又超过自我,是道德化了的自我。其主要职能在于指导自我,去限制本我的冲动。

弗洛伊德认为本我、自我、超我相互依存、相互制约,就像三角形一样,个体才会形成独特的人格特质。当三者处于平衡状态时,个体呈现出生理、心理、社会、精神、道德的健康,个体可以较好地适应社会。如果自我脆弱,或超我过剩,人格会丧失平衡,进而导致压抑、焦虑、紧张,甚至精神障碍。

2. 人格三结构与意识层的关系　弗洛伊德将人的心理活动比喻成漂浮在大海上的一座冰山(图5-2),意识被形容为海平面以上的冰山之巅部分,潜意识是海平面以下深埋于海底的冰山部分,前意识介于海平面上下,并且随着海浪的起伏时隐时现。

本我都是潜意识的,而自我和超我两者一起构成了经验中的潜意识、前意识与意识状态。虽然说潜意识主要的部分是构成了本我冲动,但是,在人格三结构当中都有潜意识的存在。

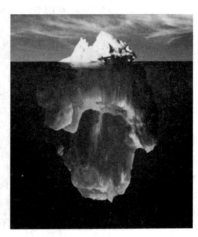

图5-2　冰山

3. 性心理发展阶段　弗洛伊德提出,人格的发展在生命的早期便已经完成,性本能冲动作为人的心理发展的原始动力,在人格发展的过程中可以被分为5个阶段。每个阶段的性本能都会集中在身体的不同部位,如果需求不能得到满足,则会产生固结,产生人格障碍或心理问题,并影响下一阶段的发展,而在其中,前3个阶段又是人格发展的关键期。

(1)口欲期(0～1岁):此期婴儿专注于与口相关的活动,通过口部的生理活动获得快乐和安全感,并且对能够满足口的需要的东西如乳头、手指等产生依恋之情。此时,若是口欲被过分满足,便会形成纠缠人或依赖人的人格;如果不能满足,则会形成紧张、怀疑人格。此期形成的基础人格有3个特点:①区别我、非我;②形成初级思维过程;③安全感、自信、信任他人(最基本的心理功能)。

(2)肛欲期(1～3岁):此期的性本能集中在肛门区,幼儿关注与肛门有关的活动,对能够控制肛门括约肌的活动感到愉快,大小便控制训练是此期的主要任务。此时,若是控制过严可能导致谨小慎微、缺乏自我意识的人格特征;控制过松则会出现自以为是、暴躁、消极、无条理的人格特征。此期形成的基础人格有2个特点:①形成最初的自我管理功能;②出现两难期,出现一对一对的心理矛盾,遵从与违抗、整洁与肮脏、保留与排放、守时与拖拉。

(3)性蕾期(3～6岁):此期儿童的兴趣转向生殖器,出现爱恋与自己性别相异的父母,排斥与自己性别相同的父母,这是一种无意识的愿望和情感,如果顺利解决,可促成儿童形成正确的性别行为和道德观念,否则可能造成各种性偏离行为。此期形成的健康人格有3个特点:①本我建立形成期,超我萌芽期。②感知自己与他人的复杂性,并对他人的复杂性能报以忠诚、体谅和理解。③观察自己情感活动的能力,对困惑的容忍能力。

(4)潜伏期(6～12岁):随着恋父恋母情结的克服,超我逐渐产生,儿童早期的性冲动被压抑到潜意识中,他们会将自己的兴趣从身体和父母转移到外界环境的体验中去,把精力投入到学习、文体等活动中。如果发展好,可获得许多人际交往经验,促进自我发展。发展不好,可能导致压抑、强迫人格。此期的重要特点在于:孩子从出生到6岁之前,主要是与母亲亲近,6岁以后孩子认识到爸爸在家庭中的地位和作用也很重要,开始与父亲建立关系,形成家庭稳定的三角关系,此期孩子的快乐主要来自儿童的游戏和学习,培养能力,形成自信,否则出现自卑。

(5)生殖期(12岁以后):伴随着激素水平的改变,性本能又重新回到生殖器,注意力开始转向年龄接近的异性,性心理的发展趋向成熟。此期的主要任务在于寻找自己喜欢的异性对象,最终建立起正常的两性关系。此期发展不顺利则难以建立融洽的两性关系或形成病态人格。

(二)弗洛伊德的性心理发展学说及其在护理中的应用

弗洛伊德创立了世界上第一个综合性的人类行为和人格理论,发现了潜意识以及它在影响人类情绪和支配人类行为中的重要作用,强调了儿童早期经验对人格发展的决定性影响。该理论促进护士认识潜意识对情绪和行为的支配作用,正确理解和评估不同个体不同发展阶段的发展特点和潜在的心理需求,通过提供有针对性的健康教育和护理措施,促进服务对象的健康成长。

1. 指导护士在护理中满足不同发展阶段的需求

(1)口欲期(0~1岁):此期护士需要注意婴幼儿口腔欲望的满足,提供适当的喂养和爱抚,带给婴幼儿快乐与安全感,促进婴儿正常情绪和人格的发展。

(2)肛欲期(1~3岁):对幼儿进行大小便训练,培养自我管理能力,促进幼儿在大小便训练过程中的自我控制产生的积极体验,避免训练过早或过严。

(3)性蕾期(3~6岁):鼓励儿童对性别的认识,尤其是对同性别父母的认可,帮助其解决恋母(父)情结。

(4)潜伏期(6~12岁):为儿童提供活动的机会,鼓励儿童积极参与游戏、手工、社交,培养良好的学习兴趣,积极参与体育锻炼。

(5)生殖期(12岁以后):给青少年自主权,指导并鼓励其面对人生中的重要事件,培养独立性和自我决策能力,正确引导青少年的异性交往,建立良好的两性关系和价值观。

2. 指导社会支持力量进行自我管理　该理论也可以帮助家庭支持系统进行良好的家庭管理,帮助父母认识到儿童不同生长阶段人格发展的特点,正确理解儿童情绪、认知和态度,科学地培养和训练儿童。此外,对个体的自我管理也有益处,该理论促进良好的自我管理,便于个体更好地认识自己、认识自身的问题,为更好地自我实现奠定基础。

二、艾瑞克森的心理社会发展理论

美籍丹麦裔精神分析理论家艾瑞克森(Erikson,1902—1994年)(图5-3),毕业于哈佛大学,师从弗洛伊德的女儿安娜·弗洛伊德,他提出了心理社会发展理论(theory of psychosocial development),被称为新精神分析理论。与弗洛伊德有所不同,艾瑞克森在考虑生物学影响的同时,强调社会与文化因素对人发展的影响,并认为人格在一生当中都处于不断发展的状态。

1. 理论的主要内容 艾瑞克森提出，个体为了适应社会的要求，会产生一系列的冲突，这种冲突统称为"心理社会危机"。艾瑞克森以心理的社会性为标准，将人的一生划分为 8 个阶段，每个阶段都有特定的"心理社会危机"需要解决。如果成功地解决每个阶段的危机，人格会顺利发展，反之，则会影响人格的健康成长，此时期的"心理社会危机"将长期存在，又影响下一阶段的发展。

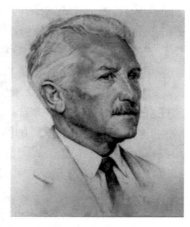

图 5-3 艾瑞克森

（1）婴儿期：0~18 个月，此期的心理社会危机是信任对不信任。婴儿期的社会性信任表现在胃口好，睡得深，大小便通畅。信任的最初成就，是能够让母亲或母亲的代理人离开视线而没有焦虑或愤怒。信任与不信任是通过照料而形成的，其中主要不是靠营养的数量，而在于照护关系的质量。对婴儿的悉心照料，敏感地满足他（她）的需要，便可以培养婴儿的信任感。基本的信任和不信任感的冲突要保持终身，人总是要和离别、被遗弃等感情做斗争。但是人生最初阶段建立了信任感后，将来在社会上可以成为易于信赖和满足的人；否则容易成为不信任别人和苛求、退缩的人。此期对婴儿产生重要影响的人是母亲或母亲的代理人。

（2）幼儿期：18 个月~3 岁，此期的心理社会危机是自主对羞怯、怀疑。幼儿期的儿童开始学习各种动作，学说话，做事，要求独立，渴望探索新世界，从而产生自主感，另外，幼儿又本能地觉得依赖过多而感到羞怯，同时担心超出自身和环境的范围，由此而感到疑虑。艾瑞克森提出，当环境要求幼儿独立时，要保护他（她），否则他（她）将产生羞怯和疑虑，其早期表现是想埋着脸或想钻到地缝里去。如果过多地羞怯，将会导致他（她）暗地逃避。羞怯是怕别人看到的意识，怕被暴露，产生退缩之感。怀疑是意识到"一前一后"，特别是后面，后面可能是被神秘地控制的地方，排泄坏的地方。这时期是爱与憎、合作与专断、自由表现或控制自己的决定性时期。这时期有了自信心，将会变成永久的自豪；否则失去自我控制或遭受外来过度控制将会变成永久性羞怯与怀疑。此期对婴儿产生重要影响的人是父母。

（3）学龄前期：3~6 岁，此期的心理社会危机是主动对内疚。主动对内疚是自主与羞怯的进一步发展。这时期儿童变得活泼，展示出更大的能量，开始自己能做出判断，并提出很多问题。此外，学龄前期又是好学的时期，儿童开始渴望将事情做得更好，和小朋友结合起来进行构造或计划，愿意从老师那里学到东西，愿意赶上学习的榜样。内疚是羞怯的发展，羞怯是怕别人看见，内疚则有如总是听见一种声音在说自己的坏话。如果成人不耐心回答儿童的问题，嘲笑或讨厌他，主动就变内疚。如果这时期某些最美好的愿望或幻想被压抑，以后就没有主动性。这时期是儿童的游戏期，游戏在解决各种矛盾中体现出自我和自我教育的作用，儿童在独自扮演角色或共同游戏中表现出内心的矛盾，其冲突就得到缓和，并且借此可以解决先前遗留下来的问题。此期对婴儿产生重要影响的人是家庭成员。

（4）学龄期：6~12 岁，此期的心理社会危机是勤奋对自卑。此期是成长过程中的一个决定性阶段。小儿迫切地学习文化知识和各种技能，学会遵守规则，从完成任务

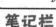

中获得乐趣,并强烈追求如何将事情做得完美。如果在这个时期小儿能出色地完成任务并受到鼓励和赞扬,则可发展勤奋感;如果无法胜任父母或老师所指定的任务,遭受挫折和指责,小儿就会产生自卑感。此期顺利发展的结果应是学会与他人竞争,求得创造和自我发展。此期对婴儿产生重要影响的人是父母、老师、同学等。

(5)青春期:12~18岁,此期的心理社会危机是自我认同对角色混乱。此期个体关注自我、探究自我、思考自我,寻求社会职业(角色)的问题,青少年会思考"我是谁""我将来向哪个方向发展"的问题,他们极其关注别人对自己的看法。在这一时期,如果没有形成良好的自我认同,便会造成角色混乱,缺乏生活与发展的目标,如果解决得好,可使个体明确自我概念和自我发展方向。此期对青少年有重要影响的人是同龄伙伴及崇拜的偶像。

(6)青年期:18~35岁,此期的心理社会危机是亲密对孤独。在稳定的自我认同的基础上才能发展与他人的亲密关系、朋友关系和配偶关系,承担应有的责任和义务,此期的青年已经建立了自我认同感,形成了独立的自我意识、价值观念及人生目标,此期的发展任务是发展与他人的亲密关系,建立亲密感。需要强调的是,未建立自我认同感的个体是不能建立真诚、亲密的关系,不能实现真正的感情共鸣,会产生与周围同伴格格不入的孤独感。此期对青年有重要影响的人是朋友和同龄的异性。

(7)中年期:35~65岁,此期的心理社会危机是创造对停滞。在前几期顺利发展的前提下,成年人已经建立起良好的自我认同,与他人形成了亲密关系,重点关注的方面将扩展到家庭、社会、工作以及生育培养下一代的问题中去。在工作与生活上,他们都希望有所创造和取得成就,为社会创造物质和精神财富。同时,中年人的知识与社会经验丰富,看待问题有一定的深度和广度,遇事沉着冷静、脚踏实地、满怀信心的创造未来。这一期间,如果没有完成任务,则可能出现发展的停滞,成为只关心自己不关心他人、自我专注、人际关系不良的人。此期对中年人有重要影响的人是配偶和同事。

(8)老年期:65岁以上,此期的心理社会危机是完善对绝望。老年人面临着机体各组织器官逐渐老化、功能下降的躯体情况,如果再丧失了配偶或朋友,可能会出现悲观、抑郁的情绪。因此,老年人除了要面对生理的变化外,还要与内心的不良情绪做斗争,积极面对现实,调整自己的生活和心态。此期,老年人开始回顾一生,评价自己的人生是否有价值,如果顺利走过一生旅程的人会产生一种满足感和自我完善,能够以安宁的态度面对生活、接受死亡。如果在以往发展中遭受过挫折,不能合理总结,正视失败或随遇而安,就会产生失望、失落、悲观,甚至绝望的情绪,畏惧死亡。

2.艾瑞克森的心理社会发展理论在护理中的应用　心理社会发展理论重视环境、社会因素对个体的心理发展的影响,有助于护理人员了解生命全过程的心理社会发展规律,识别不同阶段所面临的发展危机及发展的结果,更好地理解不同年龄阶段的心理社会发展,提供有针对性的措施,解决各发展阶段的危机。如在婴儿期,为了促进婴儿信任感的形成,我们可以及时满足婴儿的各种需求,给予安全感和爱抚,与之轻柔地交谈。在青春期,要多创造机会与婴儿讨论所关心的问题,谈论自己的感受,并在其做某些决定时给予支持和赞赏。

第三节　认知和道德发展理论及其在护理中的应用

一、皮亚杰的认知发展理论

让·皮亚杰(Jean Piaget,1896—1980 年)(图 5-4)，瑞士人，是近代最有名的儿童心理学家。他的认知发展理论成了这个学科的典范。皮亚杰早年接受生物学的训练，大学时期学习哲学。但他在大学读书时就已经开始对心理学有兴趣，曾涉猎心理学早期发展的各个学派。从 1929 年到 1975 年，皮亚杰在日内瓦大学担任心理学教授。皮亚杰对心理学最重要的贡献，是他把弗洛伊德的那种随意、缺乏系统性的临床观察，变得更为科学化和系统化，使日后临床心理学上有长足的发展。

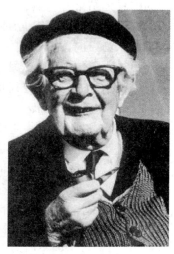

图 5-4　皮亚杰

1.理论的主要内容　皮亚杰最著名的学说，是他把儿童的认知发展分成以下四个阶段，每个阶段都是对前一个阶段的完善，并为下一个阶段奠定基础。这四个阶段的发展顺序不变，但具有个体差异。各发展阶段都是在逻辑上有组织的整体。各阶级的顺序是自然的阶层，每个阶段，在思考模式上会表现出质的不同，而不仅仅是量的差异。

(1)感觉运动期:0～2 岁,感觉运动期的婴幼儿凭借身体的动作及感觉获取经验。在 1 岁左右,婴幼儿可以发展出物体恒存的概念,以感觉动作发挥图式的功能。

(2)前运算阶段(前运算思维期):2～7 岁,前运算阶段的儿童已经能使用语言及符号等表征外在事物,会使用不具保留概念,不具可逆性,以自我为中心。

(3)具体运算阶段(具体运算思维期):7～11 岁,了解水平线概念,能使用具体物质操作来协助思考。

(4)形式运算阶段(形式运算思维期):从 11 岁开始会类推,有逻辑思维和抽象思维。

2.皮亚杰的认知发展理论在护理中的应用　该理论有助于护士了解不同阶段的儿童,掌握其思维、行为特点,采取有针对性的语言和沟通方式,使儿童自觉配合以及参与各项护理活动;护士需要根据理论分期选择适当的符合儿童认知水平的健康教育,提供有效的刺激,促进儿童智力发展,克服智力发展障碍。

二、科尔伯格的道德发展理论

劳伦斯·科尔伯格(Lawrence Kohlberg,1927—1987 年)(图 5-5),美国教育心理学家,儿童发展心理学家,出生于美国纽约州的布隆维尔市的一个富商家庭,他继承并发展了皮亚杰的认知发展理论,着重研究儿童道德认知的发展,提出了"道德发展阶段"理论,在国际心理学界、教育界引起了很大反响。

1.理论的主要内容　科尔伯格提出的二通道发展的三个水平、六个阶段如下：

(1)前习俗水平(出现在幼儿园及小学低中年级,2~9岁)：这一水平的儿童道德判断着眼于人物行为的具体结果和自身的利害关系,包括两个阶段。①服从于惩罚的道德定向阶段,这一阶段的儿童以惩罚与服从为导向,由于害怕惩罚而盲目服从成人或权威。道德判断的根据是是否受到惩罚,认为凡是免受惩罚的行为都是好的,遭到批评、指责的行为都是坏的,缺乏是非善恶的观念。②相对的功利主义的道德定向阶段,这一阶段的儿童对行为好坏的评价首先是看能否满足自己的需要,有时也包括是否符合别人的需要,稍稍反映了人与人之间的关系,但把这种关系看成类似买卖的关系,认为有利益的就是好的。

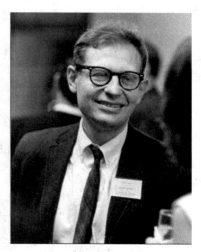

图5-5　劳伦斯·科尔伯格

(2)习俗水平(小学中年级以上,9~12岁)：这一水平的儿童特点是能了解、认识社会行为规范,意识到人的行为要符合社会舆论的希望和规范的要求,并遵守、执行这些规范,包括以下两个阶段。①人际和谐(或好孩子)的道德定向阶段：此阶段的儿童以人际关系的和谐为导向,对道德行为的平价标准是看是否被人喜欢、是否对别人有帮助、是否会受到赞扬。为了赢得别人的赞同,当个好孩子,就应当遵守规则。②维护权威或秩序的道德定向阶段：此阶段的儿童以服从权威为导向,服从社会规范,遵守公共秩序,尊重法律的权威,以法制观念判断是非,知法守法。

(3)后习俗水平：该水平的特点是道德判断超出世俗的法律与权威的标准,而以普遍的道德原则和良心为行为的基本依据,包括以下两个阶段。①社会契约的道德定向阶段：这一阶段的儿童认识到法律、社会道德准则仅仅是一种社会契约,是大家商定的,是可以改变的,一般他们不违反法律和道德准则,但不用单一的规则去评价人的行为,表现出一定的灵活性。②普遍原则的道德定向阶段：此阶段的个体判断是非不受外界的法律和规则的限制,而是以不成文的、带有普遍意义的道德原则,如正义、公平、平等、个人的尊严、良心、良知、生命的价值、自由等为依据。

2.科尔伯格的道德发展理论在护理中的应用　科尔伯格的理论有助于护士了解儿童道德观念的发展规律,在护理过程中针对不同时期儿童道德发展的水平适时地教育儿童,使其遵守社会规范,并指导家长帮助儿童形成良好的道德观念,促进儿童的道德发展。

(宇　寰)

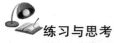**练习与思考**

(一)名词解释

1.成长

2.发展

(二)填空题

1. 弗洛伊德认为____是整个心理活动中的原动力。

2. 弗洛伊德的性心理发展学说将人格发展分为五个阶段,分别是口欲期、肛欲期、_____期、_____期和生殖期。

3. 弗洛伊德的人格三结构理论分为____、_____、_____。

4. 艾瑞克森的心理社会发展理论认为人的发展过程由____个阶段组成。每个阶段都有一个_____或中心任务需要解决。

5. "我是谁""我将来向哪个方向发展"是艾瑞克森的心理社会发展理论_____期常见的问题。

6. 艾瑞克森的心理社会发展理论中,对中年人有重要影响的人是_____和_____。

7. 皮亚杰认为婴幼儿可以发展出_____的概念,以感觉动作发挥图式的功能。

8. 皮亚杰的认知发展理论认为,_____产生逻辑思维和抽象思维。

9. 科尔伯格的道德发展理论可分为_____、_____、_____。

10. 儿童以服从权威为导向,服从社会规范是_____的道德定向阶段。

(三)选择题

1. 下列有关成长和发展的概念叙述错误的是(　　)

A. 成长是生理方面的改变　　B. 成长可用量化的指标来测量　　C. 发展是心理方面的改变

D. 发展是机体功能的改变　　E. 成熟是成长与发展的综合结果

2. 下列关于成长发展规律的叙述,错误的是(　　)

A. 顺序性　　　　　　B. 不平衡性　　　　　　C. 不可预测性

D. 连续性和阶段性　　E. 成长发展有关键期

3. 下列关于艾瑞克森理论的发展阶段的叙述,正确的是(　　)

A. 婴儿期,0～18个月,发展危机是自主对羞愧

B. 学龄前期,3～6岁,发展危机是主动对内疚

C. 青春期,12～18岁,发展危机是勤奋对自卑

D. 中年期,35～65岁,发展危机是亲密对孤独

E. 老年期,65岁以上,发展危机是创造对停滞

4. 下列有关艾瑞克森心理社会发展理论的陈述,正确的是(　　)

A. 心理社会发展阶段的顺序并不固定,可以颠倒

B. 一个人的人格或情感是其每个阶段发展结果的反映

C. 人的一生分为8个发展阶段,但并非每个人都要经过这些阶段

D. 每个心理社会发展阶段均有几个中心问题或矛盾冲突需要解决

E. 在某一发展阶段没有解决的矛盾冲突,可以到下一阶段需要解决

5. 根据皮亚杰的认知发展理论,出现初步逻辑思维的阶段是(　　)

A. 感觉运动期　　　　B. 前运算期　　　　　　C. 具体运算期

D. 形式运算期　　　　E. 后形式运算期

6. 根据弗洛伊德的性心理发展理论,刺激人活动的原动力称为(　　)

A. 意识　　　　　　　B. 潜意识　　　　　　　C. 前意识

D. 人格特征　　　　　E. 性本能

7. 弗洛伊德认为,人格中理智而符合现实的部分是(　　)

A. 本我　　　　　　　B. 自我　　　　　　　　C. 超我

D. 意识　　　　　　　E. 性本能

8. 弗洛伊德将人的心理活动比喻成漂浮在大海上的一座冰山,(　　)被形容为海平面以上的冰山之巅部分。

A. 意识　　　　　　　　　B. 自我　　　　　　　　　C. 超我

D. 潜意识　　　　　　　　E. 性本能

9. 弗洛伊德的性心理发展阶段分期的口欲期性本能集中在(　　)

A. 口腔　　　　　　　　　B. 生殖器　　　　　　　　C. 手指

D. 肛门　　　　　　　　　E. 脚丫

10. 弗洛伊德的性心理发展阶段分期的性蕾期和生殖期性本能均处于(　　)

A. 口腔　　　　　　　　　B. 生殖器　　　　　　　　C. 手指

D. 肛门　　　　　　　　　E. 脚丫

11. 艾瑞克森认为,护理人员在护理1岁婴儿的时候,应该注意培养婴儿的(　　)

A. 愉悦感　　　　　　　　B. 自我完善　　　　　　　C. 信任感

D. 自我认同感　　　　　　E. 孤独感

12. 运用艾瑞克森的心理社会发展理论指导老年护理工作,应注意老年人的(　　)

A. 愉悦感　　　　　　　　B. 自我完善　　　　　　　C. 信任感

D. 自我认同感　　　　　　E. 孤独感

13. 下列有关成长发展规律的陈述,错误的是(　　)

A. 成长发展是一个可预测的过程

B. 每个人都要经历相同的发展阶段

C. 每个人的成长发展速度具有差异性

D. 成长发展是一个连续、匀速进行的过程

E. 机体各系统的发育顺序遵循一定规律

14. 下列有关艾瑞克森心理社会发展理论的陈述,错误的是(　　)

A. 文化及社会环境在人格发展中起重要作用

B. 心理社发展阶段的顺序固定,不能颠倒

C. 每个心理社会发展阶段均有一个发展危机要解决

D. 每个人都必须经历8个心理社会发展阶段

E. 前一阶段未解决的发展危机,可到下一阶段顺利解决

15. 男孩,1.5岁,根据皮亚杰此阶段儿童的思维特点,不采取哪种护理方式(　　)

A. 禁止儿童以自我为中心

B. 提供各种感觉和运动性刺激

C. 尽量从儿童的角度和需求出发进行解释

D. 提供易于操纵的玩具和简单的游戏

E. 注意不让儿童触及危险的物品

(四)简答题

某患儿,5岁,因心肌炎入院,根据艾瑞克森的心理社会发展理论,该患儿处于哪个发展阶段?其发展危机是什么?有何特点?主要影响者是谁?顺利发展的结果如何?发展障碍的结果如何?护理时应注意什么?

(五)拓展思维

一位母亲向护士诉说,她的孩子(1岁大的婴儿)出现了焦虑紧张,请结合艾瑞克森的心理社会发展理论来帮助这位母亲。

第六章

压力与适应

本章主要介绍了压力、压力源、适应、应对等基本概念;阐述了压力源的分类、压力的意义;介绍了有关压力的学说、常见的压力反应、压力的适应层次及压力应对的原则与方法;分析了患者压力源并提出预防及应对压力的策略,同时分析了护士的压力源并提出护士工作压力的应对策略。本章重点是压力、压力源、压力反应、适应、应对的概念;压力源的分类;常见的压力反应;压力适应的不同层次及其特征;患者及护士的压力来源。难点是压力适应的不同层次及其特征。

【身边故事】

李明,男,21 岁,护理本科大四学生,被分配到附属医院进行临床实习。刚进入临床工作,李明就发现该医院的某些护理操作方法与学校所学存在差异,操作起来不顺手,他每天都会小心谨慎,害怕出错;同时有一些患者因为其是实习生而不情愿让其进行操作,部分患者还会质疑其是男生为什么从事护理工作;他想在实习的阶段报考研究生,但每日工作下班后回到寝室又看不下去书,心里万分着急。

目前还在校园的你,终有一天会迎来自己人生第一次踏入社会的实习阶段,面对新的医院环境、护理对象及新的工作岗位上的自我和其他多方面的压力源,你又该如何面对? 不用担忧、困扰,这次课程将带领你系统地领悟压力的相关知识,教会你如何适应与应对压力。

第一节 压力概述

压力是一种跨越时间、空间、人格和文化的全人类的体验,其贯穿于每个人的一生。人们在经历各种各样的压力时,必然会产生一系列的生理或心理上的反应,导致人体内外环境的平衡稳定受到破坏,继而可能对身心健康产生一定的影响。因此,护理人员应运用压力理论来正确的认识压力,积极的应对生活、学习及工作中遇到的压力,提高身心适应能力;同时在临床工作中能够准确预测护理对象的行为,采取有效措施避免或减轻压力对患者的消极影响,促进其恢复身心健康。

一、压力的概念

压力(stress)又称作为应激或紧张,这一词来源于拉丁文"stringere",有紧紧捆扎或用力提取的意思,如今已被广泛地应用于生物科学、健康科学及社会科学当中。压力是个复杂的概念,不同的学科从不同的角度对压力进行研究,对于压力的概念也会存在不同的解释。但目前普遍认为,压力是个体对作用于自身的内外环境做出认知评价后引起的一系列非特异性的生理及心理紧张性反应状态的过程。可以看出压力是一个动态的过程,我们应该从刺激、认知评价及反应3个角度将其作为一个整体来看待。

1. 从刺激的角度 这方面研究的代表人物是霍姆斯和拉赫。研究的重点是从引发压力的刺激着手,探讨引发压力反应的刺激物的特点,包括刺激物的种类、性质、强度、频率及持续的时间等,从而控制或减少刺激,减轻个体的压力反应。

2. 从认知评价的角度 这方面研究的代表人物是拉扎勒斯。研究的观点认为,压力是个体对刺激的认知评价后的产物,在产生压力反应的整个过程中起主导作用的是个体的认知评价。当刺激作用于个体,个体凭借自己的先天素质、经历、知识、能力、应对方式及社会支持等对该刺激做出认知评价,当认为该刺激是紧张性刺激物时才可引发压力反应。由于不用个体对同样的压力可存在不用的认知评价,因此个体的认知评价在调节刺激物与压力反应间起着重要的中介作用。

3. 从反应的角度 这方面研究的代表人物是塞里。该观点认为,压力是环境中的紧张性刺激物所引起的个体的一种非特异性的反应。而这种反应是一种无选择性地影响全身各系统或大部分系统的反应,而研究的重点恰是在压力状态下的个体的生理及心理等方面的反应。

二、压力源的概念

压力源(stressor)又称作应激源或紧张源,是指任何能够使机体产生压力反应的内外环境的刺激,即任何能干扰机体原有的生理或心理稳态的内外刺激,如令人不愉快的事物或悲伤的情绪等都是压力源。按照压力源的性质,可将其分为以下四种:

1. 躯体性压力源 指由于直接作用于躯体而产生应激的刺激物,包括理化因素、生物因素和疾病因素等。如冷热刺激、过强或过暗的光线、噪声、空气污染、病原微生物、各种疾病的改变等。

2. 心理性压力源 指导致个体产生焦虑、恐惧和抑郁等不良情绪反应的各种心理冲突和心理挫折。心理冲突是一种心理困境,因个人同时有两种动机而无法兼得所致。在日常生活中心理冲突的困扰以及由此所引起的压力反应都会在所难免,如患病的时候选择吃药还是手术等。心理挫折是个体在从事有目的的活动过程中,遇到无法克服的障碍或干扰,致使个体动机无法实现、个人需要不能得到满足的一种情绪状态。在日常生活中,人们随时随地都可能遭遇挫折,如患重病不能够承担养育子女的责任、不能够出去工作等。

3. 社会性压力源 社会性压力源范围较广,日常生活中大大小小的事件,如家庭冲突、子女患病、亲人去世、天灾人祸、战争等都被纳入到此类。社会性压力源是人类生活中最为普遍的一类压力源,它同时与人类许多疾病的发生发展有着密切的关系。

4. 文化性压力源 指个体从熟悉的环境迁移到陌生的环境,由于生活方式、语言环境、价值观念、风俗习惯的变化所引起的冲突与挑战。这种迁移可小到社区、城市,大到民族、种族、区域或者国家。

此外,根据压力源的来源可分为内部压力源和外部压力源;根据压力源的可控性可分为控制性压力源和不可控性压力源;还可根据压力源的强度分为危机性压力源、重大压力源和日常压力源。由于压力源的种类繁多,导致压力源还存在着交叉,因此也较难对其进行严格的分类。

压力源从本质上来说,无好坏之分;对同一个压力源,不同的个体根据自身的感受、当时所处的情境、现存的或潜在的支持系统的强度等,判断其是否可以成为自身的紧张性刺激来源。

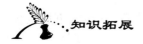知识拓展

急性应激反应

急性应激反应(acute stress reaction,ASD)又称急性心因性反应,是由于突然而来异乎寻常的强烈应激性生活事件所引起的一过性精神障碍。本病可发作于任何年龄,多见于青壮年,两性患病率接近。

ASD发作急骤,突如其来且超乎寻常的威胁性生活事件和灾难是发病的直接因素,如严重的交通事故、亲人突然死亡、遭受歹徒袭击、被奸污或家庭财产被抢劫、强烈的地震、山洪暴发严重威胁生命安全等。临床上主要表现为具有强烈恐惧体验的精神运动性兴奋或精神运动型抑制甚至木僵等。本病病程短暂,一般在几小时或1周内症状消失,预后良好,精神状态可完全恢复正常。

ASD的预防主要在于平日里培养健康的心理、增强自我保护意识从而提高应对应激事件的能力,同时在精神创伤性事件发生后由专业人员尽早给予危机干预、提供脱离创伤的环境、加强社会支持等均可有效地防止ASD的发生。

三、压力的意义

压力在日常生活中在所难免,压力对于人类的意义不仅仅局限在人们平常所认为的不利影响,在个体适应外界环境的过程中,压力担当了重要的作用,如压力与个体的生理与心理的成长发展都存在着重要的关联。因此,压力对个体而言,有积极与消极两个方面的作用。

(一)压力的积极作用

压力是人类适应生存环境,维持个体生长发展所必需的。适度的压力对个体有着

不可忽视的积极作用。

1. 适当的压力是维持正常人体活动的必要条件 生命活动的维持需要一定水平的外界刺激,人生的每个阶段都需要应对新的需求,没有压力,也就无所谓成长。例如,没有与"饥饿"相关的压力反应,人们将会因能量摄入不足而死亡;如果个体没有维护个人自尊的心理压力,人们可能不思进取,一事无成。因此,个体没有相应的生理与心理的压力反应,人体的生命活动也将会停止或是毫无意义。

2. 适当的压力有利于提高人体的适应能力 压力适当,可以有效地提高个体的应对能力,从而更加适应内外环境的刺激。没有压力,则适应能力相对而言就会降低。俗话所说的"温室里的花朵见不得风雨""穷人家的孩子早当家"体现的就是这个道理。

3. 适当的压力能使机体处于应对压力的觉醒状态 适当的压力可以提高机体的警觉水平,促进人们随时随地应对环境的挑战,促进个体维持身心健康。如在个体成长过程中,适度的压力可以使个体保持积极与努力的态度完善自我,从而能更加从容地面对未来生活、工作中面临的压力刺激。

(二)压力的消极作用

突然而强烈的心理压力或长期慢性的压力状态不仅可以损害个体的社会功能,同时还可降低个体抵御外界致病因素的能力,易诱发多种疾病,连同其他因素的共同影响,导致身心疾病的发生;各种慢性而持久的心理的压力同样会使机体处于焦虑或紧张的状态,影响机体的身心健康。

1. 突然而强烈的心理压力对身心健康的影响 突然的心理压力会造成身心功能及社会活动突然发生障碍或崩溃。强烈的精神创伤,如离婚、亲人的突然离世等,会使个体产生抑郁、愤怒、绝望等消极情绪及各种躯体症状,或使个体采用不恰当的行为应对机制,如自杀、攻击性行为抑或抑郁症等其他心理障碍。

2. 持久而慢性的压力对身心健康的影响 持久而慢性的心理压力使人长期处于紧张状态,机体抵抗能力下降,易发生身心疾病。研究发现冠心病、高血压、溃疡病以及神经症等都与长期而慢性的压力存在有关。

3. 过重的压力对社会功能的影响 当机体无法在有效的时间内应对过重的压力刺激时,便容易产生生理与心理功能的紊乱,继而影响个体的社会功能。例如有些同学平时成绩优秀,但遇到重大的考试如高考,便过度紧张,表现为考试过程中手心出汗、大脑一片空白、想上洗手间等,从而影响其正常能力的发挥;当机体遭遇持久而慢性的压力时,则易出现睡眠差、慢性疲劳、注意力不集中、不喜社交等,使得学习工作的效率下降、人际关系紧张等,持久而慢性的压力存在也是引发个体药物依赖、自杀的主要原因之一,值得我们在日常生活中重视。

第二节　有关压力的学说

压力学说是解释压力发生和作用的理论体系,系统地了解相关的压力学说将有助于深入理解压力的内涵、个体应对压力源的反应,以及个体如何与压力源相互作用,从而能够帮助我们有效地处理压力,获得身心健康的发展。

一、塞尔耶的压力与适应理论

汉斯·塞尔耶(Hans Selye,1907—1982年)是加拿大著名的生理心理学家,被称为"压力理论之父"(图6-1)。他于20世纪四五十年代对压力进行了广泛的研究,通过对人及动物的实验来研究生物体压力下的反应,提出了"压力与适应学说",并著成了其理论代表作《压力》(又译为《应激》),阐明了其理论的核心内容。

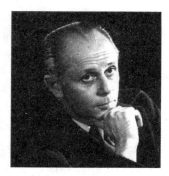

图6-1　汉斯·塞尔耶

塞尔耶通过研究发现处于失血、感染、中毒以及其他紧急状态下的个体,其体内都会产生相同特征性的生理生化反应过程和相应的病理生理变化。他认为这种压力反应包括全身适应综合征(general adaptation syndrome,GAS)和局部适应综合征(local adaptation syndrome,LAS)。GAS是指个体对压力源的全身性、紧张性、非特异性的反应,这种反应涉及自主神经系统和内分泌系统,其中下丘脑、垂体及肾上腺起重要的作用。LAS是指个体在出现全身反应的同时所出现的某一器官区域的反应,如机体局部炎症而出现的红、肿、热、痛与功能障碍。塞尔耶同时认为身体性的压力反应按照一定的阶段性过程进行,分为以下三期:

1.警觉或动员期　该期是个体察觉到威胁,激活交感神经而引起的搏斗或逃跑的警戒反应时期。在压力源出现后的短暂时期,机体会产生一系列的自我防御的调节反应,主要表现为动员各种生理与心理的防御功能来维持机体的内部稳定状态。生理方面主要是通过调节内分泌激素的作用使全身有足够的能量去抵抗压力源,其几乎涉及全身各个器官,表现为肾上腺分泌增加,血压升高、脉搏与呼吸加快,心、脑、肺以及骨骼肌的血流量增加,血糖升高等,持续的时间从几分到数小时;在心理方面主要是通过促进机体的心智活动来增加认知的警觉性。一般短期的压力源大多会在该期得到解决,机体防御有效,恢复正常机体活动。但如果机体长期处于有害的压力下,在产生警戒反应之后,便会转入到反应的第二阶段。

2.抵抗或适应期　此阶段以副交感神经兴奋及人体对压力源的适应为特征。在此期,机体与压力源处于抗衡阶段,所有警觉期反应的特征均趋于正常,表现为体重恢复正常、肾上腺皮质缩小、淋巴结恢复正常等,同时受伤的组织也开始修复。但机体的抵抗力处于高于正常水平的状态,对峙的结果会有两种:①机体成功抵御压力源,内环境重建稳定;②压力持续存在,机体无法有效的抵御压力源,进入第三反应阶段。

3.衰竭期　由于压力源的过强、过长时间侵袭机体或出现新的压力源,使机体的抵抗力已到了极限,不良的生理和心理反应便会不断出现,最终导致机体出现严重的功能障碍、全身衰竭,严重时可能会导致死亡。

塞尔耶重点阐述了适应的程度与人的应对能力、压力源的强度及持续的实现存在相关。机体的适应能力有限,如果能力被耗竭,机体便会缺乏适应压力源的能力,最终导致死亡(图6-2)。

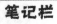

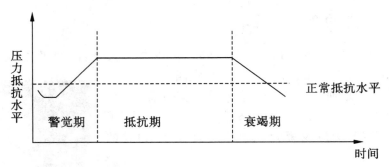

图 6-2　全身适应综合征三个阶段

塞尔耶的压力与适应理论主要贡献在于探索了压力导致的肾上腺皮质的反应,是21世纪生物学与医学上重大的进展,但由于塞尔耶过分地强调机体对于紧张刺激的生理反应,而忽略了心理学因素在压力中的中介作用,致其理论存在一定的局限性。继而,以后的学者在此基础上,广泛地展开了对压力的社会心理学研究。

二、拉扎勒斯的压力与应对模式

拉扎勒斯(Lazarus,1922—2002年)是美国杰出的心理学家,压力理论的现代代表人物之一。拉扎勒斯因其在心理压力、应对和适应以及认知、情绪和动机之间的关系的研究而闻名。关于压力的应对过程,他指出了认知评价的重要性,提出了压力与应对模式。

拉扎勒斯认为压力是人与环境相互作用的产物,即压力是内外需求与机体应对资源间失衡的产物。当人们对内外环境的压力源做出判断,认为压力源超出了自己的应对能力和应对资源时,就产生了压力(图6-3)。在压力与应对模式中,拉扎勒斯强调压力源作用于个体后,能否产生压力,关键在于个体对于压力源的认知评价与应对过程,他还指出有效的化解压力源的关键在于对压力的积极评价。

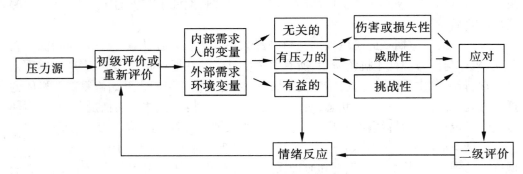

图 6-3　拉扎勒斯压力与应对模式

(一)认知评价

拉扎勒斯认为认知评价是个体分析压力源是否对自身造成影响的认知判断过程,是个体对遇到的生活事件的性质、程度和可能的危害性的认知估计。认知评价在生活事件到压力反应的过程中起到了重要的中介作用。面对同样的压力源,认知的不同,所引起的压力反应也是截然不同的。认知评价包括3种方式,分别为:初级评价、次级评价以及重新评价。

1. 初级评价　是指个体对于在某一事件发生时立即通过认知活动判断其是否与自己有利害关系以及与这种关系的程度。初级评价根据内外部需求,会产生3种评价结果。①无关的:该事件与自身无关,不会对个人生活和健康产生影响,个体进入适应阶段;②有益的:该事件对自己是有利的或正性的,个体也会迅速地进入适应阶段;③有压力的:该事件使个体感觉到有威胁性,会对自身的生活或健康造成不同程度的伤害,便会出现压力反应。压力性评价可以分为以下3种情况。①伤害或损失性的:该种压力评价一般与现实或预期的损伤或丧失有关,一般对个体的危害性较大,如他人对自己诋毁的伤害、失业或亲人的死亡等。②威胁性的:该种压力评价是由某一情景所要求的能力超过自身的应对能力而引发的,一般为个体预感伤害或损失性事件将要发生,感情基调较为消极。③挑战性的:当某一事件符合个体的需要,同时又具有某种冒险性质时的评价,个人感情基调多为兴奋、期待和积极的应对,也包含适当的焦虑与不安的因素。

2. 次级评价　若初级评价得到事件与已有利害关系的判断,个体立即对事件是否可以改变做出评估,即进入次级评价。次级评价包括对个人的应对能力、应对方式及应对资源的评价,判断个人的应对与情境事件之间的匹配程度。随着次级评价的进行,个体会同时进行相应的活动:如果次级评价事件是可以改变的,采用的往往是问题关注性应对;如果次级评价的事件是不可改变的,则往往采用情绪关注性应对,如评价的结果为有益的,便会出现高兴、满足等正性情绪;挑战性评价会有希望、信心十足或焦虑反应。伤害性评价则会出现愤怒、焦虑、恐惧或悲伤的负性情绪反应。

3. 重新评价　是指个体对自己的情绪和行为反应的有效性和适应性的评价,实际上是一种反馈性行为。如果重新评价结果表明行为无效或不适宜,个体就会调整自己对刺激性事件的次级评价甚至初级评价,并相应调整自己的情绪与行为反应。重新评价不一定每次都会减轻压力,有时也会加重压力。

(二)应对

应对是指个体为解决机体的内外部需求以及需求之间的冲突所做的认知或行为方面的努力。其包括评价压力的意义、控制或改变压力源或相关情境、缓解由于压力出现的情绪反应,具体应对涉及3个方面。①应对方式:包括采取积极行动、回避、任其自然、寻求信息及帮助、应用心理防御机制等。②应对资源:包括健康及良好的功能状态,个人的生活态度、判断及解决问题的能力、信仰及价值观、社会支持系统以及物质财富等。③应对功能:包括解决问题或缓解情绪。应对的结果会影响个人的人生态度及观念、各种社会能力和身心健康。

拉扎勒斯的压力与应对模式是一种循环模式,它表明个体对压力源进行评价与应对是一个持续性的过程。

三、霍姆斯和拉赫的生活实践与疾病关系学说

美国精神病学专家托马斯·霍姆斯(Thomas Holmes)和理查德·拉赫(Richard

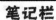

Rahe)着重对生活变化与疾病的关系进行了研究,他们发现个体的生活变化是一种压力,适应生活变化需要消耗大量的能量,个体如在短期内经受了较多剧烈的生活变化,可能会因能量消耗过度难以维持机体内部的恒定状态,而出现疾病。

1967 年,霍姆斯和拉赫对 5 000 人进行了社会调查和实验研究,编制了社会再适应评定量表(social readjustment rating scale,SRRS)(表 6-1)。量表共列出 43 种生活事件,用生活变化单位(life change unit,LCU)计量评定每一生活事件对个体影响的严重程度,并按照影响人们情绪的轻重划分等级,不同事件 LCU 量值按次递减。

表 6-1　社会再适应评分

生活事件	生活变化单位（LCU）	生活事件	生活变化单位（LCU）
1. 丧偶	100	23. 子女离家	29
2. 离婚	73	24. 姻亲间不愉快	29
3. 分居	65	25. 个人的突出成就	28
4. 入狱	63	26. 配偶开始上班或失业	26
5. 家庭成员死亡	63	27. 开始上学或终止学业	26
6. 外伤或患病	53	28. 生活条件的改变	25
7. 结婚	50	29. 个人习惯的改变	24
8. 被解雇	47	30. 与上司发生矛盾	23
9. 复婚	45	31. 工作事件及条件的改变	20
10. 退休	45	32. 搬家	20
11. 家庭成员患病	44	33. 转学	20
12. 怀孕	40	34. 娱乐方式的改变	19
13. 性生活问题	39	35. 宗教活动的改变	19
14. 家庭添员	39	36. 社交活动的改变	18
15. 调换工作岗位	39	37. 借贷一万元以下	17
16. 经济情况的改变	39	38. 睡眠习惯的改变	16
17. 好友死亡	37	39. 家人团聚次数的改变	15
18. 工作性质的改变	36	40. 饮食习惯改变	15
19. 夫妻争吵次数增加	35	41. 休假	13
20. 借贷一万元以上	31	42. 圣诞节	12
21. 丧失抵押品的赎取权	30	43. 轻度违法事件	11
22. 职别变动	29		

SRRS 评分量表可以用来测评不同个体在一段时间内所经历的生活事件,并以生活事件 LCU 来计量,累计 LCU 总量,以推断个体罹患疾病的概率。霍姆斯和拉赫研

究发现,LCU 与健康关系甚为密切,与疾病发生明显相关。若一年内累计 LCU 小于 150 分,或可预测次年基本健康;若达到 150~300 分,或可预测次年有 50% 可能患病;若累计超过 300 分,则可预测次年有 70% 可能患病。

霍姆斯和拉赫的利用 SRRS 评分量表研究了生活事件在整个人群中影响程度的评估,反映整个人群影响的平均水平。但需要注意的是,该量表指标相对简单,既不能完全反映生活事件对个体的意义、个体的认知评价以及事件本身对当事人情绪变化的影响;也不能表现出不同当事人年龄、个体特异性等在 LCU 中的计量差异性。

第三节　个体对压力的反应、适应与应对

当个体经认知评价而察觉到压力情况的威胁后,会引起一系列的身心反应变化,而机体为了维持整个机体的稳态,将使用一定的技巧来应对压力适应环境。如果适应成功,机体便会保持或恢复稳态;如果适应失败,则会引起各种身心不良反应甚至疾病。

一、压力的反应

压力反应(stress response)是指个体对压力源所产生的一系列身心反应。压力源刺激机体后,就会激活机体的生理、心理反应来对抗和控制压力源的刺激,减轻压力反应对机体造成的损害。人们对重大的生理性压力源(如外伤、手术等)的刺激所引起的压力反应常常是可预测的,但对于严重的心理性压力源所引起的压力反应却存在着很大的个体差异性。有的个体可以成功地应对心理性压力源的刺激,使压力反应造成的损害限制在很小的范围,使机体免于发生疾病,但有的个体却不能有效应对,出现压力的适应不良,引起压力性疾病。当个体遭遇压力源刺激后,机体一般出现两大类压力反应,即生理反应和心理反应,两者经常同时发生,而相应的生理或心理指标亦可反映出个体承受压力的程度。

(一)生理反应

压力的生理反应涉及神经、内分泌、免疫三个免疫系统。通过神经中介、神经-内分泌中介或神经-免疫中介途径影响机体内环境发生改变。常见的生理反应有心率加快、血压升高、呼吸加快、括约肌失去控制、免疫力下降等。

(二)心理反应

心理反应包括认知反应、情绪反应和行为反应。

1. 认知反应　轻度的压力刺激,可以使人适度唤起此时个体的认知能力,如注意力、记忆力和思维想象力等都会增强,以适应和应对外界环境的变化。这是积极的认知性压力反应。但强烈的压力刺激由于唤起的水平过高,也可使个体产生负面的认知性压力反应,表现为意识障碍,如意识蒙胧、意识范围狭小;注意力受损如注意集中困难、注意范围变窄;记忆、思维、想象力减退等。

2. 情绪反应　机体在压力时产生什么样的情绪反应以及强度如何,受到诸多因素的影响,差异很大。主要的情绪反应较为常见的有以下几种:

（1）焦虑：是最常出现的情绪性压力反应。焦虑是个体预期将要发生危险或不良后果时所表现出的紧张、恐惧和担心等情绪状态。在心理压力条件下，适度的焦虑可提高个体的警觉水平，伴随焦虑产生的交感神经系统的激活可提高个体对环境的适应和应对能力，是一种保护性的反应。但如果焦虑过度或不适当，便成了有害的心理反应。

（2）恐惧：恐惧是一种企图摆脱已经明确有特定危险的，可能对生命造成威胁或伤害情景时的情绪状态。伴有交感神经兴奋，肾上腺髓质分泌增加、全身动员，但没有信心和能力战胜危险，只有逃避或逃跑。过度或持久的恐惧会对个体产生不利影响。

（3）抑郁：表现为悲哀、寂寞、孤独、丧失感和厌世感等消极情绪状态，伴有失眠、食欲减退、性欲降低等，常由亲人丧亡、失恋、失学、失业、遭受重大挫折和长期病痛等原因引起。严重抑郁会导致自杀，故对有抑郁反应的个体应该深入了解有无消极厌世情绪，并采取适当的防范措施。

（4）愤怒：愤怒是与挫折和威胁有关的情绪状态。由于目标受到阻碍，自尊心受到打击，为排除阻碍或恢复自尊，常激起其愤怒，此时交感神经兴奋、肾上腺分泌增加，导致心率加快、心排血量增加、血液重新分配、支气管扩张、肝糖原分解并多伴有攻击性行为。患者的愤怒情绪往往成为医患关系紧张的一种原因。

（5）敌意：敌意是憎恨和不友好的兴趣。有时与攻击性欲望有关，多表现为辱骂与讽刺。患有敌意的个体可能提出不合理或过分的要求。

（6）无助：是一种类似于临床抑郁症的情绪状态，表现为消极被动、软弱、无所适从和无能为力。它发生于一个人经重复应对，仍不能摆脱压力源影响的情况下。

3. 行为反应　伴随着压力的认知反应与情绪反应，机体在外表行为上也会发生改变，这是机体为缓冲压力对自身的影响摆脱心身紧张状态而采取的行为策略。常见的行为反应有逃避与回避、退化与依赖、敌对与攻击、无助与自怜以及物质滥用等。

（三）压力反应的规律

压力反应不是稳定的，也不是单独存在的。针对压力源和压力反应的研究发现有以下规律：

1. 同一性与差异性　很多压力源可导致一个压力反应，如火灾、车祸都会引起个体的恐惧反应。同时，个体对同一压力源可以有不同的反应方式，如突然得知自己罹患癌症时，有的个体表现为否认的反应，有的表现为抑郁，有的甚至自杀等。

2. 相似性与变化性　对极大的压力源，大部分个体都会以类似的方式反应。而同一个体对同一时间或危机，在不同的时间场合可能会表现出不同的压力反应。

3. 经验性　压力反应的强度与持续时间依下列因素而定，如经验、儿童时期的社会交往及当事人对目前所处环境的看法。

4. 适度性　来自于压力源的挑战，在一定程度内是有益的，缺少压力源可能会引起无聊、厌烦和成长停顿。

二、压力的适应

适应（adaptation）是生物体调整自己以适应环境的能力，或促使生物体更能适于生存的一个过程。从广义上来说，适应是所有生物的特征，它包含个体和宇宙间的各种保护性调整,从单细胞生物的单纯反应到人类的各种复杂的行为,都可以看作适应。如个体在遇到任何压力源时,都会试图去适应它,如适应成功,身心平衡得以维持健康;若不能适应,就会导致身心疾病。一旦患病后,还需进一步适应疾病。适应是应对的最终目的。

(一)适应的层次

人类的适应可分为四个相互关系、相互影响的层次。

1. 生理适应　指压力源作用于机体,影响个体的内稳态时,机体产生的代偿性生理变化,表现为以下几点。①体内代偿性变化:当外界对机体的需求增加或改变时,机体将做出代偿性的变化;②感觉器官的适应:稳态刺激或连续刺激,可以引起感觉程度的减弱。"入芝兰之室,久而不闻其香"就是因为感觉器官的适应。

2. 心理适应　指个体在经受心理压力时,通过调整自己的认识、态度和情绪等来应付,减轻心理上的焦虑和紧张不安,恢复心理平衡。通常可采用一些心理防御机制或放松技术来应付压力源。常见的心理防御机制有:

(1)否认:对自己无法接受的事实潜意识地加以拒绝,以期减少心理上的痛苦,并不是有意否认事实。

(2)潜抑:将不被意识所接受的感情、思想及冲动,不知不觉地抑制到潜意识中去,以忘记不愉快的情境,保护自己不引起焦虑。

(3)抑制:有意识地将不能接受的思想、冲动和事件置于脑外,但这些事情随时还能够记起。

(4)选择性忽视:潜意识里忽视对自己不重要或烦恼的事情。

(5)转移:将情感或行为从一个对象转移到另一个较能接受的代替对象身上。

(6)投射:将自己的错误埋怨于他人,并加以夸大,以解脱自己。如指责他人有诸多不好的行为(其实不一定存在),倒是自己有这些行为,但自己不愿意去认识。

(7)反向作用:极力否认自己所忌讳的动机及行为,采取与自己动机完全相反的态度及行为,以掩盖自己本来的愿望。如以患者手术前其实内心很紧张,表现得漠不关心或很坦然地掩盖害怕,不停地说"这没什么"。

(8)合理化:用有利于自己的理由为自己辩解,将面临的窘迫处境合理化,以掩盖自己的行为动机或解释结果,从而维护自尊和避免内疚。

(9)退化:是个体的心理阶段暂时脱离现实的倒退性行为,如一个能够自理的人在患病后,又回到了从前依赖他人的程度,有时超过自身的病情所需。

(10)幻想:以白日梦的方式来逃避现实,减轻痛苦。

(11)代偿:有意识或无意识地企图用各种办法来克服或弥补真正的或想象的缺陷,以减轻内心的不适感。

(12)升华:将不易被接受的冲动和欲望导向比较崇高的方向,使社会易于接受,有时不但可以解脱自己,还能有益于社会。如有些人通过努力学习或工作来忘却自己的烦恼。

需要注意的是上述防御机制之间没有明显的界线,当个体对压力源产生反应,在使用上述的防御机制时并不是都经过慎重考虑的,常常是在无意识的状态下运用,并且还往往是同时采用多种防御机制。如一个人被诊断为肿瘤,精神压力巨大,心情沮丧悲观。会采取一些心理防御机制,如否定、选择性忽视、转移等来减轻心理压力,也可以通过调整自己对人生、生活价值等态度转变自己的心境,减轻自己的焦虑,促进心理平衡。如果运用得当,会帮助个体减轻压力,达到成功地适应而有益于心理成长与发展。但如果使用不当或过度使用,会使心理精力过度消耗,心理弹性受损,甚至出现病态人格。

3. 社会文化适应　社会文化层次包括社会适应与文化适应。社会适应是调整自己的行为以适应各种不同的群体,如家庭、专业集团、社会集团等的观念、风俗及规范相协调。文化适应是调整自己的行为,使自身符合某一特殊文化环境的要求。如"入乡随俗"就是一种社会文化层次的适应。

4. 技术性适应　指人们在使用文化遗产的基础上不断进行技术革新和创造,以改变周围环境,控制自然环境中的压力源。如通过静脉注射药液达到治疗的目的,其中静脉输液技术、采用的一次性输液装置等都属于技术性适应。但是现代技术在帮助人类的同时,也带来了不少亟待解决的新的压力源,如水、空气及噪声的污染等,有待于人们进一步研究与适应。

(二)适应的特征

所有的适应机制,无论是生理的、心理的、社会文化的或技术的,都有下列共同的特征:

1. 目的性　所有的适应机制的目的都是尽可能地维持机体的内稳态。

2. 主动性　适应是一种主动的动态过程,是一种自我调节机制。如在饥饿时个体就会主动去找食物与水。

3. 多维性　适应是一种设计多层次的全身性反应过程,包括各个方面,心理的、生理的、社会文化的以及技术性的。

4. 有限性　适应是有限度的,该限度与人类的遗传组合、一般身体状况、智慧及情绪的稳定性有关。如人对于冷、热的耐受度有一定的限度。

5. 差异性　适应能力存在个体差异,适应能力强的个体会应用更多的防御机制应对压力做出及时的反应,能够较容易地适应环境。

6. 时间性　适应效果与时间相关,时间充分时适应的效果会较好,否则难以适应。

7. 稳定性　每个人在一生中可能会遇到各种各样的压力源,但不会由于适应而丧失自己的个性及行为特征。

三、压力的应对

应对(coping)指个体面对压力时所采取的认知或行为方式,是压力过程中的另一中介变量,对身心健康起着重要的作用。个体的应对影响着压力反应的性质与强度。

(一)应对的分类

从对活动的态度分为积极应对与消极应对;从对活动的指向性分为情绪定向性应对与问题定性应对;从对应对的主体角度可分为心理应对与行为应对。其中心理应对是指人们面对压力源时,采取有意识的、主动的自我保护措施的应对策略,即通过自觉积极地调整自身价值体系,改变自己对压力的认识,借以减少烦恼、焦虑等情绪反应,以保持身心健康。

笔记栏

(二)压力的应对原则与方法

压力应对的重点在于预防压力的产生及压力对健康的影响。根据压力的特点,结合我国社会文化传统及社会现实,压力应对的方法主要遵循五大原则。

1.减少压力刺激 压力存在于我们生活中的各个时期与各个领域,但如果能够正确处理好各个领域的各项事宜,便可以减少甚至是避免压力的产生与压力刺激的强度。

(1)改善人际关系:①灵活处世,宽以待人;②保持幽默感,缓解紧张气氛与尴尬情绪;③审慎择友,以防引起更大人际压力;④适当社交,增强处事能力等。

(2)有效管理时间:在压力的刺激下,很多人抱怨没有足够的时间来做需要做的事情,关键就在于没有合理有效的管理时间。具体的方法建议:①设立明确的目标,找出自己的核心目标,制订有效可行的计划。②抓住工作重点,抓住任务核心,在有限的时间内,将时间投入到核心工作中去。③处事当机立断,凡是自己认定的事情立即行动,不拖延时间。④严格规定期限,在有限的时间内,使得自己高效迅速完成任务。⑤适时地拒绝,对自己不能够胜任的任务,要学会恰当而又艺术性地拒绝,遇到临时解决不了的问题,尽量不要苛求自己,可暂时搁置。

(3)学会分解压力:制订完成目标的具体步骤,把每一步当作暂时的目标,每一步的成功便是向目标的推进,压力也会随之逐渐减小。

(4)学会授权:通过授权,可以分解自己的压力。不要认为自己是该项任务唯一完成人,可以找出适当的人选来分别承担,这样一方面可以减轻自己的压力,同时依靠团队的力量也许还能获得更大的成功。

2.正确评价压力 认知评价是压力过程的重要变量,不同的价值观有不同的评价,并会引起不同的反应,具体的方法包括以下几种。①认识到压力的必然性:压力是长久的存在于人生的各个阶段与领域,没有压力的环境是不存在的。②认识到压力的必要性:在适当压力存在的条件下,个体才能够成长与发展。③采用积极的认知方式:在看到事情不利方面的同时也要看到有利的方面以增强自信。④积极迎接变化:寻求稳定是人的本性,但世界是永恒变化发展的,既然变化无可避免,与其消极抵抗,不如积极迎接变化。⑤正确评价自己:正确认识自己,接受自己,欣赏自己。⑥正确认识和对待周围事物:培养积极的生活、学习和工作态度,笑看得失,拥有一个平常心,均可有效提高心理压力的应对能力。

3.采用积极的应对方式 应对方式是压力反应过程中的中介变量,研究发现,积极应对法能够减少压力所造成的不良影响,而消极应对法(如回避)会加重压力对于身体的不良影响;问题定向应对对比情绪定向应对更能减少身心疾病的发生。

4.减轻压力反应 大多数压力是无法避免的,只有针对压力源,提高自身的身心承受能力,尽量减轻压力的反应,从而保持身心健康。

(1)提高自身能力:压力往往来自于自身对于事物的不熟悉,不确定感,一旦掌握了解决问题的方法,就会增加对达成目标的信心,压力感随之减轻。

(2)有效调节心理平衡:包括不过分苛求自己及别人;适时学会放弃;学会适应;避免盲目的攀比;学会坦然面对挫折等。

(3)进行有规律的运动:经常进行有规律的体育运动可以控制体重、放松肌肉、减轻压力,其中有氧运动还能够较好地锻炼心肺功能,提高人体的体力与耐力,促进新陈

笔记栏

代谢。

(4)注意饮食营养和适当的休息:注意饮食营养,不但可以维持生命,还可以在遇到压力时,使各个组织器官更有潜力应对各种改变和不平衡现象的发生。休息是很多人面对压力时常用的技巧,它能使身体各器官系统暂时安定下来,重新蓄积力量应对压力源。

(5)应用各种放松技巧:常用的放松技巧有深呼吸训练、听音乐或其他美妙的自然声音、渐进性肌肉放松训练、引导想象放松训练以及语言想象暗示放松训练。

5.寻求专业帮助   当个体遇到强大的压力时,如通过以上的方法都无法减轻压力造成的影响时,容易罹患身心的疾病,此时可寻求专业人员进行帮助,这些专业人员可以是心理咨询师、心理医生或其他医护人员等。他们会提供必要的健康咨询和健康教育或针对性的治疗以提高个体应对压力的能力,促进个体身心健康水平。

第四节　压力与护理

对于个体而言,压力适应不良可能导致疾病的发生与环境的改变,将使个体面临更多的压力源,如果仍然适应不良,则易加重病情。在医疗护理工作中,如何帮助患者及护理人员提高自身的适应能力,维持身心健康便显得尤为重要。

一、压力、健康与疾病的关系

压力可以损害健康,也可以有利于健康,其关键在于压力源的种类、性质、强度、频率、持续的时间以及个体的先天素质、知识、经历和其支持系统。现代压力学的研究表明,当个体处于压力状态时,对疾病的易感性增加,高强度的压力是疾病的诱因或原因之一,是对压力适应不良而产生的。不论是身体疾患或是心理及精神疾患,都与压力密切相关。

1.身体疾患   人体在压力下机体的免疫力会降低,容易感染疾病,而疾病又会构成压力源,影响患者的身心健康。大量临床研究证明,消化性溃疡、心肌梗死、高血压、紧张性头痛等多种疾病都与压力密切相关。

2.心理疾患   高强度的心理压力可能会使青少年的心理发展障碍,人格发展异常,导致不良行为及精神障碍。对成人而言,高强度的心理压力可以致使心理功能失调,出现神经症、性心理异常、药物滥用等,严重者可发生精神崩溃,发生精神障碍如精神分裂症等。对老人而言,过度的心理压力会增加老年人的孤独感,导致老年性痴呆等疾病的发生。

3.社会文化障碍   过度的压力会改变个人的社会文化角色、个人期望水平及社会功能,甚至改变个体对社会的看法,成为与现实社会格格不入的人。

二、患者的压力与护理

疾病对大部分患者而言是一种压力,当一个人生病时,由于疾病造成的各种身心健康状况的改变,使患者无法满足基本身心需要,同时各种诊断、检查、治疗及护理以及住院环境会成为新的压力源,继而影响患者的生理、心理、社会及精神。帮助患者减轻压力是心理护理的一个重要组成部分,通过应用各种护理措施来帮助患者坚强心理压力,可以使患者尽快地达到全面身心康复。

(一)患者的压力源

沃吏瑟(Vollice)等于1977年编制的医院紧张性压力源量表,评价了住院环境对患者所产生的压力程度。医院压力量表包括了医院环境中9个容易使患者产生压力的来源,这9个方面的压力源分别是:不熟悉的医院环境、住院失去部分自由、与配偶分离、经济问题、与家人分离、社交受限、缺乏相关的信息、疾病的严重程度以及其对个人的影响、诊断及治疗造成的问题。

(二)患者的压力评估

1. 评估患者的健康状况及压力水平 包括自我意识及功能、患者的焦虑水平,其他情绪反应,患者的主要压力反应,伴随状况,对患者身心及日常生活的影响程度等。

2. 评估主要的压力源 包括压力源的性质、持续时间、影响范围,是突发的还是迟发的,患者对压力源的感知等内容。

3. 评估患者的应对水平及资源 了解患者在面对困境时利用的应对方式,帮助患者采用熟悉的、有效的应对方式来应对疾病所带来的生活改变等压力。应对资源的评估包括支持系统、各种人力及物力资源等。

(三)帮助患者预防及应对压力的策略

1. 为患者创造轻松的康复环境 舒适、洁净的环境会使人心情愉快,有利于疾病的康复。病房的环境包括物理环境及人文环境。物理环境包括病房的布局、颜色、温湿度、空气的流通情况等。人文环境包括患者的人数、病情严重程度、医患及护患关系等。护士应尽量为患者创造物理环境舒适、优美的人文环境和愉快轻松的康复环境,以减少患者因环境产生的心理压力。

2. 解决患者的实际问题,满足患者的需求 人作为社会生物体,都有基本的需要。疾病使患者的需要不能完全满足,患者由于需要不能满足而出现紧张、抑郁、焦虑、恐惧等消极情绪,如果护士能了解患者各方面的需要,在每项护理活动中满足患者的需要,便能降低患者的心理压力,消除不良情绪,患者会更好地接受治疗及护理。护士应尊重患者的习惯行为,如允许患者抱枕入睡,使患者的生活方式尽可能少受影响,同样可满足患者的需要,从而减轻压力。

3. 提供有关疾病的信息 护士及时向患者提供有关疾病方面的知识,包括诊断、治疗、护理、预后等方面的实施,会减少患者由于疾病知识的缺乏而产生的想象性恐惧或焦虑,增加患者的自我控制感及心理安全,使患者发挥自己的主观能动性,更好地配合治疗及护理。

4. 锻炼患者的自理能力 自理是心理健康的一个重要标志,也是减少心理压力的一个重要内容。护士应告诉患者自理的重要意义,使患者尽可能参与自己的治疗及护理,尽量达到最大限度的自理,以恢复患者的自尊心、自信心、自我控制感、价值感及希望。

5. 加强患者的意志训练 患者患病后意志力会减退,常表现为依赖或软弱,特别是意志力薄弱的患者,更会出现忧虑、悲观、痛苦、恐惧等消极心理,并以消极的应对方

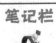

式应对疾病。因此,护理人员在工作中应向患者提供有关康复患者的事例,提高患者的意志力,增强战胜疾病的信心。

(四)帮助患者应对压力的方法

1. 心理疏导及自我心理保健训练　护理人员应鼓励患者表达自己内心的真实想法与感受,允许并理解患者宣泄自己的情绪,适时指导患者运用放松技巧缓解心理压力。对患者进行自我心理保健训练,例如用自我言语暗示法、活动转移法、倾诉法、发泄法等来宣泄和改善自己的消极情绪。

2. 调动患者的社会支持系统　社会支持系统可以降低个体的压力反应,促进身心康复,是压力状态下一种良好的社会资源。护理人员应协助患者应用这些支持系统,鼓励患者家人积极提供心理支持和关怀,使患者感到温暖。同时鼓励患者积极参加各种社会活动,减少其对压力的感知,提高其应对能力。

3. 放松训练　放松训练主要通过将注意力集中在呼吸、声音、想象等方面来降低患者对周围环境的感应能力,以减低交感神经的活动,使肌肉松弛,心理放松,一般常应用于心理紧张、焦虑恐惧的患者,以帮助患者放松、缓解心理压力。

三、护士的工作压力与应对

工作压力是工作环境的要求与个体的反应能力之间不平衡造成的。对职业压力的研究证明,面对压力多数人会表现出身心紧张的状态,若不及时调整,则会出现精神疲惫、对工作漠不关心、工作效率下降等工作倦怠的现象。护理工作是高应激的职业之一,为确保护理工作的质量,护理人员应明确在护理工作中可能出现的压力源,以及如何运用压力管理技巧进行应对。

(一)护士工作的压力源

1. 不良的工作环境　医院既是一个社会学、技术学、生物学和心理学的复杂体系,同时也是一个充满焦虑、变化和沟通障碍的场所。这种环境带来多种刺激,既影响患者又影响医疗工作者,许多有毒的致病因子、核放射的威胁、拥挤的工作空间以及令人不愉快的气味等,都是护士不得不应对的环境因素。

2. 紧急的工作性质　护士工作经常面临许多临床上的突发事件,如急症救治、生离死别、技术革新以及各种疾病的威胁。临床上患者病情多变,不确定因素多,护士必须及时观察患者的病情,并迅速做出反应,同时要及时满足患者的各种需求,这些都会使护士产生工作压力。

3. 沉重的工作负荷　由于人们对医疗卫生服务的需求日益增长,护士数量普遍不足,护士的工作负荷包括脑力及体力两方面,加上频繁倒班,尤其是夜班搅乱了人正常生理节律,对护士生理及心理功能、家庭生活、社交活动有不良的影响。

4. 复杂的人际关系　护理中最主要的两个人际关系是护患关系与医患关系,医院是个复杂多变的环境,护士面对的是饱受疾病折磨、心理状态不同、层次不同的患者,护士还必须应对患者的愤怒、恐惧和悲伤等情绪变化,而护士由于职业的需要,只有全身投入,以维护良好的护患关系,这无疑会增加护士的工作压力。医护关系也是主要的压力源,医生普遍受到社会的尊重与认可,但整个社会仍然认为护士依然是医生的助手,而不是有专业知识的专业人员,使护士怀疑自己的价值及能力,同时医护协调上的矛盾及冲突,也会使护士产生压力。

5.高风险的工作性质　担心出差错是护士的工作压力源之一,因为护士的职责和任务是使患者舒适,帮助患者恢复健康。如果护士在工作中出现差错,会威胁患者的身心健康,护士必须为此承担相应的责任,这种风险性给护士带来很大的心理压力。

(二)护士工作压力的应对策略

1.卫生部门的主管领导　应充分意识到护士的工作压力对护理工作的不利影响,采取措施减轻护士的工作压力。如鼓励护士参与制订护理有关的政策与目标;适当放宽护士的职称晋升条件;改善护士的工资与福利待遇;根据医院及科室的性质科学合理地配置护士编制;大力宣传和树立护理队伍中的先进典型,对做出突出贡献的护理人员实施奖励,推动全社会尊重护士的良好风尚,提高护士的社会地位。

2.医院的主管领导　医院主管领导应加强医院管理工作,改善护理工作的仪器设备,加强护士新知识、技能培训,提供更多继续深造的机会,加大对护理科研的投入力度,促进护理学科的快速发展;同时尽可能避免护士从事非护理工作,以免造成护士人力资源的浪费,注重护士与医生、领导及其他医疗工作者的沟通了解,减少因人际关系紧张造成的人力耗损。

3.护理管理者　护理管理者的科学管理对有效减轻护士工作压力的作用是尤其关键的。如在现有的人力资源管理条件下,合理分配护士,对现有人力资源进行科学重组;合理排班,减少人员浪费;实施按职上岗,减少自身护士轮班的压力,提高年轻护士的竞争意识与责任感;加强新护士岗前培训及业务学习,以更好地胜任护理工作;开展拓展训练,介绍压力应对策略,必要时设立护士心理咨询,使护士身心健康的管理系统化、职业化,为护士营造良好的人际气氛及轻松工作环境。

4.定期进行自我压力评估　评估产生的全身适应综合征,必要时采用工作压力源量表及生活事件量表进行自我评估,判断压力源的性质与强度等。

5.提前做好缓解压力的计划　对于自己可事先预想到的压力源可以及早采取缓解的预防措施,减轻压力源的强度等。

6.正确认识压力创造一种平衡　树立客观的职业观,对工作压力进行积极的评估,充分了解自我,设立契合实际的期望与目标。

7.不断提高自身的应对能力　可进行反思性学习,善于总结自身的有效压力应对技能,定期采用适宜的自我调节方法及寻求支持系统来减少压力对健康的损害。

压力是我们一生中无法避免的,压力对个体具有消极与积极的影响,只有正确的认识压力,并且积极采用有效的应对策略,才能够维持机体的平衡状态适应压力,促进身心健康。在护理工作中,压力不仅影响患者的身心健康的恢复,同时也影响护理人员的身心健康与护理工作质量。因此,在护理工作中,护士应运用压力相关知识,做好患者压力管理,缓解或消除患者的压力的同时,也同时做好自身的压力管理,不断提升自身的护理工作质量。

(张凤凤)

笔记栏

练习与思考

(一)名词解释

1. 压力

2. 压力源

3. 压力反应

4. 适应

5. 应对

(二)填空题

1. 按照压力源的性质,可将其分为_____、_____、_____、_____四种。

2. 塞尔耶是加拿大著名的心理学家,提出了_____学说,被称为_____。

3. 塞尔耶认为身体性的压力反应按照一定的阶段性过程进行,分为_____、_____、_____三期。

4. 压力反应的规律为_____、_____、_____、_____。

5. 人类的适应可分为四个相互关系、相互影响的层次:_____、_____、_____、_____。

6. 压力的预防及应对的四大原则是_____、_____、_____、_____。

7. 护士工作的主要五个方面的压力源是_____、_____、_____、_____、_____。

(三)选择题

1. 压力是指个体对作用于自身的(   )

A. 内环境刺激的非特异性反应   B. 内环境刺激的特异性反应

C. 外环境刺激的非特异性反应   D. 外环境刺激的特异性反应

E. 内外环境刺激的非特异性反应

2. 以下关于压力的描述,正确的是(   )

A. 有些人日常生活中没有压力   B. 压力越大越有利于提高适应能力

C. 压力越小越有利于身心健康   D. 适当的压力可促进身心健康

E. 人体的生命活动无须压力的刺激

3. "一般适应综合征"首先由以下学说提出(   )

A. 伯纳德的应激反应学说   B. 席尔的压力与适应学说

C. 霍姆斯的生活事件与疾病关系学说

D. 拉赫的生活事件与疾病关系学说

E. 拉扎勒斯的压力与应对学说

4. 拉扎勒斯将"评价个人的应对方式、应对能力及应对资源以判断个人的应对与事件之间的匹配程度"称为(   )

A. 无关性评价   B. 有益性评价   C. 初级评价

D. 次级评价   E. 重新评价

5. 以下哪项不是危机的特征(   )

A. 普遍性   B. 时限性   C. 循环性

D. 综合性   E. 发展性

6. 以下哪项不属于消极的认知反应(   )

A. 感知混乱   B. 判断失误   C. 思维迟钝

D. 现实性想象   E. 行为失控

笔记栏

7. 关于心理防御机制的特点,以下哪项不正确(   )

A. 心理防御机制属于非正常人的心理活动

B. 心理防御机制并不都行之有效

C. 个人常应用几种固定的心理防御机制

D. 具有多样性、交叉性及共同作用性

E. 心理防御机制随情景而定

8. 以下哪项关于适应特点的描述不正确(   )

A. 适应是一种主动的反应过程

B. 个体在适应中会改变自己的特征

C. 适应能力强的人会及时调整自己

D. 每个人的适应能力是有限度的

E. 适应能力的大小是因人而异的

9. "酸葡萄效应"属于哪种心理防御机制(   )

A. 转移   B. 否认   C. 合理化

D. 投射   E. 认同

10. 田某,女,21岁,大学生。因痛经无法上体育课。其"痛经"属于哪类压力源(   )

A. 躯体性   B. 心理性   C. 社会性

D. 文化性   E. 精神性

11. 王某,男,24岁,大学生。大学毕业初次到英国留学,当地不同的风俗习惯、社会价值观对其产生的心理刺激属于以下哪种压力源(   )

A. 躯体性   B. 心理性   C. 社会性

D. 文化性   E. 技术性

12. 患者,女,59岁。今早将其送手术室在气管内麻下行"甲状腺次全切除术"。以下是患者手术前出现的反应,不属于压力反应的是(   )

A. 呼吸加促   B. 心率加快   C. 紧张害怕

D. 频繁想上厕所   E. 声音嘶哑

13. 王护士今天因工作忙没及时查房更换输液袋而受到患者的投诉,回家后无缘无故向家人发脾气,此行为属于哪种心理防御机制(   )

A. 合理化   B. 否认   C. 转移

D. 投射   E. 认同

14. 小袁是护理学院大二学生,个子不高,其貌不扬,为了将来能找到好工作,她学习勤奋,苦练护理操作,获得"优秀学生一等奖"光荣称号。此行为属于哪种心理防御机制(   )

A. 升华   B. 合理化   C. 转移

D. 退化   E. 补偿

15. 小李刚护理本科毕业分配到某医院。发现该医院护士的某些操作方法与学校所学的不同,在不违反操作原则的基础上,小李决定"入乡随俗",她的这种行为属于哪种适应层次(   )

A. 生理适应   B. 心理适应   C. 社会适应

D. 文化适应   E. 技术适应

16. 小夏刚护理本科毕业分配到某医院。为了做好护理工作,她积极了解并熟悉医院的各项规章制度,除了注重熟练掌握专业知识及技能外,还注意协调与同事的关系。小夏这种行为属于哪种适应层次(   )

A. 生理适应   B. 心理适应   C. 社会适应

D. 文化适应   E. 技术适应

17. 患者,男,65岁。因腹痛、呕血1 h而入院。入院时患者表情痛苦,面色苍白,脉搏呼吸加快,

血压下降。患者这种反应属于哪种适应层次(　　)

  A.生理适应   B.心理适应   C.社会适应

  D.文化适应   E.技术适应

18.患者,女,35岁。因"急性阑尾炎"入院。患者手术治疗后第3天仍不愿下床活动,需家人陪伴精心照顾才觉得心里舒服。该患者采用的心理防御机制是(　　)

  A.升华   B.合理化   C.转移

  D.退化   E.补偿

19.患者,男,60岁。因鼻咽癌放疗后出现口腔溃疡。帮助该患者应对压力的最主要方法是(　　)

  A.提供舒适的住院环境 B.加强口腔溃疡的护理   C.全面提供生活护理

  D.进行呼吸放松训练   E.组织病友联谊会

20.患者,男,30岁。因从工地高处不慎失足落地,腰椎压缩性骨折导致尿失禁。医嘱:留置导尿管。在为该患者留置导尿管前,因未清晰向患者解释而导致患者紧张的压力源属于(　　)

  A.疾病严重程度   B.住院环境陌生   C.缺乏相关信息

  D.失去部分自由   E.与家人分离

(四)简答题

1.在评估患者压力反应时应从哪些方面去评估?

2.护士常面临的压力源有哪些?应如何应对?

(五)拓展思维

1.结合实际谈谈目前你所遇到的压力源有哪些?你将如何预防及应对这些压力?

2.探讨如何更好地将压力相关理论结合护理实践应用于护理工作中。

第七章

护理理论与模式

本章主要介绍了护理理论的基本概念和发展；介绍了奥瑞姆自理理论、罗伊适应模式、纽曼系统模式、考克斯健康行为互动模式以及华生人性照护理论的形成、主要内容和在护理实践中的应用。本章重点是奥瑞姆自理理论、罗伊适应模式和纽曼系统模式的主要内容。难点是护理理论在护理实践中的应用。

【心情驿站】

大学生张某，独生女，于2016年9月进入某大学就读，因不习惯大学生活而出现失眠、食欲缺乏、体重下降、上课注意力不集中。第一学期期末考试出现3门不及格，老师和家长都为此感到非常担心。因此，老师建议家长带孩子去进行心理咨询。

通过进一步咨询，得知张某与同学的关系紧张，由于入学前一直住在家里，所以对大学的集体生活很不习惯。她原来是一个品学兼优的学生，处于现在这样的状况自己也感到很沮丧。

通过本章的学习，你能利用所学理论来帮助张同学吗？

护理理论的发展历史可以追溯到19世纪中叶，现代护理学的奠基人南丁格尔最早对护理进行过论述，其理论核心是环境概念。她认为护理本身不是治疗，而是帮助患者处在一个合适的环境中，让患者本身自我恢复。她尤其强调通风、新鲜的空气、清洁的饮用水和整洁温暖的病室环境对患者自我恢复的重要性。

任何一门专业或学科都有自己特定的理论作为实践的基础。在护理学逐步成为一门独立学科的过程中，护理学引用了许多其他学科的理论。随着护理学的不断发展，20世纪50年代开始，美国的一些护理学家陆续提出了护理学独特的理论和模式，改变了护理实践长期以来依靠操作规程、习惯和传统经验为基础的现状，促进了护理专业的发展。我国20世纪90年代初引进了这些护理理论和模式，目前正推动和影响着我国护理事业的发展。

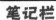

笔记栏

第一节　护理理论与模式概述

一、定义

理论(theory)是人们由实践概括出来的关于自然界的、社会的、有系统的结论,是反映客观存在的概念、原理的体系。科学理论是客观事物的本质及其规律的正确反映。理论由用以说明对现象的看法的概念、定义、模式和假定等组成,其基本目的是描述、解释、预测和支配世界中的某一现象,故按目的可以将理论分为描述性、解释性、预测性和支配性理论。理论可以是对实践经验的总结,反过来它又可以指导实践,还可以被实践所检验、修改、补充和发展。所谓现象(phenomenon)是指人们通过感觉了解到事物在发展、变化中所表现出来的外部形态和联系。假定(assume)是从公理派生出来的原理或陈述,亦可以说是科学地陈述表达出来的想法或预感。

护理理论(nursing theory)是一种能说明某种护理行为、解释该护理行为的理由,并预测其行为发生后的结果;或能控制、创设护理行为,并加以显示各概念间关系的理论。护理理论也可以说是一系列相对具体和实在的概念和假设,用以说明护理专业中的有关现象。许多护理理论都源于护理概念模式。护理理论的目的是描述、解释、预测和支配护理实践所期望的结果。人、健康、环境、护理为组成护理理论的四个基本概念,亦是护理学科的核心。至目前为止,没有任何一个护理理论是最全面且唯一能描述、解释、预测和支配护理专业中的任何现象的。不同的护理理论家对其四个基本概念有不同的认识,然而"人"是最为重要的概念。

二、护理理论的类型

(一)按抽象程度和范围分类

按照护理理论的抽象程度和范围划分,可将护理理论分为3种类型:广域理论、中域理论和情境理论。

1. 广域理论　是对护理学的性质、任务和护理工作的目标这三大内容进行系统性构建的理论。这类理论涵盖了学科的较大范围,内容也较抽象。发展广域理论的目的不是为了指导具体的实践,而是为学科的广泛、抽象的思想观点提供结构性框架。广域理论对专业的发展具有重大价值。代表理论有罗伊的适应理论。

2. 中域理论　涵盖的范围较广域理论狭窄,抽象性降低,重点阐述一些具体的现象或概念以及所反映的相关的护理实践。中域理论所关注的现象或概念往往是跨越不同的护理领域,反映的是广阔的、多种多样的护理情境。例如护理活动就是一个中域理论的概念,其相关命题可以是护士所做的与患者有关或有益的活动,比如健康教育、咨询、给药、改善患者所处的环境等。中域理论常常用于指导护理实践。代表理论有奥兰多(Orlando)的护理程序理论。

3. 情境理论　往往反映的是临床护理实践中特定的护理现象,它们往往局限于特定的人群或者某个特殊的护理实践领域。情境理论的概念较具体,常常用于指导具体的护理实践。由于这些理论是以现时的社会和历史为背景的,所以这类理论所涉及的范围和所能解释问题的功能是很有限的。

(二)按目标导向分类

按照理论的目标导向划分,可将护理理论分为描述性理论和说明性理论两类。

1.描述性理论   是描述现象、事物、事件、情境或现象之间、事物之间关系,阐述其性质、组成成分,叙述其发生时所处的环境、发生的原因和结果的理论。描述性理论对护理知识的主要贡献是有助于对护理现象的观察,对现象可能代表的意义进行分类筛选。描述性理论在描述一个护理现象的时候,同时会思考现象发生的原因是什么、结局会怎样,如患者为什么突然发热,这种发热会导致什么样的后果。因此,这类理论具有解释、关联和预测的效果。

2.说明性理论   是能对护理实践领域中所采取的护理措施可能产生的结果加以预测和判断的理论。护理学中的说明性理论应该能阐明有关干预措施和它们的组成成分、接受这些干预和措施的护理对象的类型,在什么样的条件下可以应用这些干预和措施以及应用后的结果。

三、护理理论的功能

护理理论和模式发展完善了护理学知识体系,使现代护理学更具有专业的独立性,为护理实践、护理教育、护理研究和护理管理提供了科学依据。

1.护理理论与实践   护理理论来源于实践,针对护理实践中的现象加以研究,从中发现规律,形成理论。护理理论指导护理实践,如运用护理理论可以帮助护士发现护理问题,指导护士采取护理措施,有效解决护理问题。同时,护理实践又对理论不断进行验证。护理理论必须在护理实践中得到验证和应用,才能不断发展。

2.护理理论与教育   护理理论为护理教育提供指导思想和理论依据。护理院校可选择不同的护理理论作为办学宗旨,制订教学计划,确定课程设置、教学内容和教学方法等指导教学行为。

3.护理理论与研究   护理理论是在护理研究的基础上得到发展的,近年来护理研究的学术气氛较浓厚,因此护理理论的发展较快。同时,护理研究需要护理理论作为理论依据,进行选题、确定研究对象和方法并对研究结果进行分析。以理论为基础的研究结果对护理的发展起重要推动作用。

4.护理理论与管理   护理管理者依据护理理论制订管理目标,组织人员配置和护理质量检查,可使护理管理更加科学化,更有利于提高护理实践的质量。

但是,我们应该认识到护理理论正处于发展时期,目前还没有一种护理理论能够完整地描述、解释、预测和控制各种护理现象及其相互关系,而是各自从不同的角度解释护理现象。加之护理理论均来自于西方发达国家,受国情和语言的限制,对护理理论的翻译和理解存在一定困难。因此,应用时要结合具体情况灵活应用。同时,在护理实践中应注意发展适合我国国情的护理理论。

四、护理理论的发展

自南丁格尔开创现代护理学以来,护理在全世界护理人士的不懈努力下,完成了一个从职业走向专业性学科,进而走向科学的辉煌进程。护理学科的发展过程,也是护理学独特、独立的理论体系的建设过程。任何一门学科,若没有建立自己的独立、完整的理论体系,就不能称之为科学。而任何一门学科理论体系的建立都不是一蹴而就的,都必然要经历一个由浅入深、由简单到复杂、由片面到全面、由低级到高级、由不完善到相对完善的发展过程。护理理论的发展主要经历了以下几个阶段:

1.理论的萌芽期(20世纪50年代以前)　又称南丁格尔时代,该时期并没有真正形成理论,而是处于理论的萌芽时期。南丁格尔作为护理的创始人,她的著作中虽然没有明确提出护理模式和理论,但她通过对护理实践的总结提出了一些有关护理的理论性观点,为护理理论的发展奠定了良好的基础。

2.理论的诞生期(20世纪50年代)　该时期是护理理论的诞生与形成期,在此期护士开始去探讨护理的本质、护理的目标、护士的角色等问题。在这个时期有一个重要的促进事件就是美国哥伦比亚大学教育学院设置了教育和研究方向的研究生教育计划,以培养从事护理教育和管理方面的专家,满足当时社会的需求。哥伦比亚大学教育学院有关哲学理念的一些课程对这些研究生理论思维能力的培养产生了直接的影响,激发了他们对护理现象、本质的探讨。

3.理论的发展初期(20世纪60年代)　在这个时期,护理学者主要探讨了护士与服务对象之间的关系及护理程序的应用。新的观点认为如果能建立有效的护患关系,护理就能更好地满足患者的需要,至于患者需要的满足程度,不是护士能决定的,而应该是患者自身所感知到的。这个时期的代表人物及学说包括奥兰多护患关系学说,威登贝克(Wiedenbach)的预测学说。这两位学者均来自耶鲁大学,耶鲁大学在护理学领域的地位也是在这个时期开始形成。

4.理论的加速发展期(20世纪70年代)　该时期是护理理论及概念模式迅速发展的阶段,各种学派相继出现,对护理理论的探讨更深更广;同时这个时期的护理理论家开始思考护理理论要说明什么、理论的主要成分是什么、如何分析和评判理论等问题。在该时期美国护理联盟决定将课程设置是否以护理理论为依据作为护理院校的认证标准。这一事件促进了护理理论在护理教育中的应用,也使学者更注重理论的可用性。该时期的代表人物及理论有:罗杰斯(Rogers)的整体护理模式;金(King)的互动系统结构及达标理论;奥瑞姆(Orem)的自理理论;纽曼(Neuman)的系统模式。

5.理论的稳定发展期(20世纪80年代后)　经过20世纪70年代护理理论的加速发展期,涌现了较多新的护理理论。20世纪80年代,这些早期的护理理论家对他们的概念框架、护理理论进行了不断地修改、完善与发展;同时也对护理的现象及本质进行了更深刻的哲学性探讨。除了上述护理模式外,莱宁格(Leininger)的跨文化理论、纽曼(Neuman)的健康意识理论、考克斯(Cox)的健康行为互动模式等也在该时期得到不断完善和发展。

第二节　奥瑞姆的自理模式

自理模式是由美国当代著名护理理论家多罗西娅·奥瑞姆提出的。该模式强调护理的最终目标是恢复和增强患者自身的护理能力。在实施整体护理的过程中,护士通过对患者自理能力的评估和分析,帮助患者挖掘自理潜力,增强自理能力,引导患者和家属参与护理活动,成为维护和恢复健康的主体。正如 WHO 指出的:"21 世纪,个体、家庭和社会在决定和满足其健康需求方面将扮演重要的角色,自我护理正成为一个发展的趋势。"可见,自理模式对护理实践具有重要的指导意义。

一、奥瑞姆自理模式的形成

多罗西娅·奥瑞姆,美国护理理论家,1932 年从华盛顿普鲁维修斯医院卫校毕业。1939 年在美国天主教大学获护理学学士学位,1945 年在该大学获护理学硕士学位。在 1959 年出版的《职业护理教育课程设置指南》一书中,奥瑞姆提出"自理模式"的概念。她叙述了人在自我料理——自理方面的局限与健康状态的关系,以及由此引出的护理需要。还进一步阐述了日常的自理内容,限制自理能力的情况和如何协助自理能力受限的人等。其理论著作《护理——实践的概念》将自理模式发展为三个相关部分:自理理论、自理缺陷理论和护理系统理论。奥瑞姆的自理模式已经成为护理教育、护理实践、护理管理和护理研究的主要模式之一。

二、奥瑞姆自理模式的主要内容

(一)自理模式的概念

1. 自理　个体为了维持生命、健康和幸福,在平稳的或变化了的环境状况下保持或恢复功能及健康来调节自己的功能和发展所进行的一系列活动的总和。简而言之,就是人为了维持自己的生命和健康,需要自己完成的活动。

2. 自理需要　个体为了维护健康、延续生命所需采取的学习和连续性的调节行为,是进行自理的原因和目的。通常,自理需要分为三类:一般性的自理需要、发展性的自理需要和健康偏离性的自理需要。

(1)一般性的自理需要:人为了维持和保持自身结构和功能的完整性及维持生命过程有关的需要,也就是为了满足人类生存的基本需要。如摄入足够的空气、水和食物,排出体内的废物等。

(2)发展性的自理需要:与人生的过程、发展状况和人生各阶段的事件以及可能发生的不利于成长和发展的事件有关,是在生命过程中各阶段特定的需要,包括维持生命过程并促进发展,使其走向更高质量的成熟。

(3)健康偏离性的自理需要:与遗传和体质上的缺陷、人类结构、功能的异常及诊疗措施有关,是发生在疾病、创伤或特殊病理变化之后,需要医学诊治而产生的生理、心理功能改变所导致的需要。如学会在病理状态下生活;认识、应付或调整治疗措施所带来的不适或不良反应。

3. 治疗性自理需要　包括上述三类自理需要,是所有用以满足自理需要的自理行为需求,是一个人通过使用正确的、有效的途径和方法来达到满足自己的某些一般性的、发展性的和健康偏离性的自理需要的混合需求,也就是特定时期内一个人所需的全部护理照顾。因此,每个人的治疗性自理需要在任何一个阶段都不会相同。

4. 自理力　即自理的能力,是个体为了维护和促进身体健康和身心发展学习而进行复杂活动的能力。自理力是一个趋于成熟或已成熟的人的一种综合能力,包括:

（1）为调整机体功能和个体发展来决定自己特殊的需要及其特征,包括预防疾病或出现损伤后减缓其对自己所造成的伤害,也就是确定并详述自己的需要。

（2）对所要采取的行动做出判断和决定。

（3）及时采取措施来满足自己的特殊自理需要。

5. 护理力　对于护士来说,经过系统的教育和培训,为满足他人的治疗性自理需要,恢复和发展他人的自理能力所进行护理活动的能力就是护理力。

6. 护理系统　是一个动态的行为系统,是为了满足护理对象的治疗性自理需要或调节护理对象自我护理能力而采取的一系列行为。奥瑞姆提出了三类护理系统:全代偿护理系统、部分代偿护理系统和支持教育系统。

（二）自理模式的理论框架

奥瑞姆的自理模式分为三个相关理论:自理理论、自理缺陷理论和护理系统理论。

1. 自理理论　自我护理是人类的本能,它受年龄、生活经历、社会文化背景、健康及经济状况等因素的影响。奥瑞姆重点强调了自理能力。自理是学自他人的有目的的活动,这种活动有一定的形式,并是连续的及有意识的。在完成自理活动时,需要智慧、经验及他人的指导和帮助。一般来说,正常的成人可以从事自理活动,但婴幼儿和那些不能或不能完全自理的成人则需要不同程度的帮助。为家庭成员或其他人提供的这种帮助叫作依赖性护理。自理或依赖性护理用于满足一般性的自理需要、发展性的自理需要和健康偏离性的自理需要。

2. 自理缺陷理论　自理缺陷理论是自理模式的核心部分,阐述了人们什么时候、什么情况下需要护理。当一个人不能或不能完全进行连续有效的护理时,就需要护理照顾或帮助。个人在满足其治疗性自理需要的时候,若出现质或量上的不足,自理缺陷就发生了。这种缺陷可能是实际存在的,也可能是潜在的。在某一具体时间内个体有特定的自我护理能力和治疗性自理需要,当自理需要大于自我护理能力时,就是自理缺陷,就需要被人护理照顾(图7-1)。

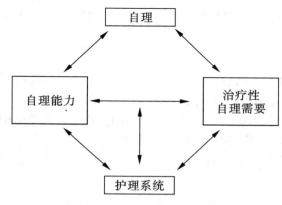

图7-1　自理缺陷理论

3. 护理系统理论　为了说明患者的自理需要如何被护士和（或）患者满足,奥瑞姆阐述了护理系统理论。根据患者的自理需要、自理能力和护士的职责范围,护理系统分三类:全代偿系统、部分代偿系统和支持教育系统(图7-2)。

笔记栏

（1）全代偿系统:全代偿系统适用于那些没有能力完成自理的患者。对于这类患者,护士必须进行全面的帮助,即替患者做所有的事,以达到满足其治疗性自理需要的目的。适用于此系统的患者又可以分为三种情况。①患者在神志和体力上均没有从事自理的能力,如颅脑损伤昏迷的患者;②患者神志清楚,知道自己的需要,但是在体力上没有能力去做,如全麻术后刚清醒的患者;③患者能够进行肢体活动,有体力去做,但是有精神障碍,不能做出有关自理的合理判断和决定,如精神分裂症患者发作期。在此系统中,护士不仅要为患者提供全面的护理,还要替患者确定其自理需要及满足其自理需要的方式,如氧气、营养摄入、排泄等。

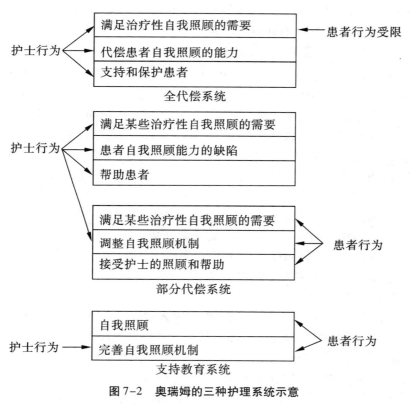

图7-2　奥瑞姆的三种护理系统示意

（2）部分代偿系统:部分代偿系统中,护士和患者执行照顾性措施或一些涉及日常自理的操作和活动。护士和患者都可以承担自理的主要角色,如上肢骨折的患者需要护士的协助完成口腔清洁、排便及肢体活动,或者患者自己完成绝大部分的自理活动,以及患者能主动告诉护士什么时候他需要护士的帮助,需要什么样的帮助以及帮助到什么程度。患者不能独立完成自理是因为以下三种原因。①患者的病情限制了患者的活动能力或因医嘱的限制;②缺乏所需的知识和技术来完成某些活动;③患者心理上没有做好进行或学习某些特殊行为的准备。

（3）支持教育系统:支持教育系统中,患者能够完成自理,能够和应该学习某些与满足自理需要有关的行为,但是患者需要帮助才能做到这一切。护士帮助的方法是心理上的支持、知识和技术上的指导及提供一个成长环境和进行必要的健康教育。奥瑞姆认为,在这个护理系统中,护士的职责仅仅限于帮助患者制订决策,控制行为,获得知识和技术,而不需要替患者去做。

奥瑞姆认为在帮助患者满足自理需要方面,护士可用以下五种方法来帮助或协助患者:①替患者做;②指导患者如何做;③为患者提供身体上或心理上的支持;④提供一个促进患者发展的环境;⑤教育患者。三个护理系统都会涉及不止一种方法。

这三种护理系统的选择是灵活的,根据患者的自理能力和治疗性自理需要而定。如一个常规手术入院的患者,刚入院时可以采用支持教育系统,术前准备期可以采用部分代偿系统,术后麻醉未清醒前可采用全代偿系统,清醒后可采用部分代偿系统,而到了出院前又可以采用支持教育系统。总之,选择一个有效的护理系统的根本就是选择正确的方法帮助患者。这三种护理系统对患者分类、组织安排护理工作、衡量护理质量及显示护理独特的作用方面有着重要的作用。

(三)自理模式对护理四个基本概念的论述

1. 人   在奥瑞姆的自理模式中,人指的是护理对象,即从护士那里接受帮助和照顾的人,包括个人、群体和社区。但是奥瑞姆的重点在个人,她认为人是具有生理的、心理的、社会的并有不同程度自理能力的整体。人具有学习和发展的潜力,有些满足自理需要的技能是天生的,如吸吮、呼吸、排泄,有些则必须靠后天的学习。由于生理状况、文化背景、经济条件及社会地位等的不同,人与人之间的自理需要、自理技能千差万别。有效的护理可以促进个体在生理、心理、人际关系和社会地位等方面的成熟和表现。

2. 健康   健康是指人的广义的整体状态,是机体功能和精神状况处于一种良好的或完整的状态。健康的生理、心理、人际关系和社会适应是人体不可分割的部分。健康是一种连续状态,从极佳到极差,疾病则是有或无。自理对维持健康状态是必需的。健康照顾包括了初级保健——促进和维持健康;二级保健——治疗疾病;三级保健——预防并发症。

3. 环境   环境是那些存在于人周围的,影响人的自理力的因素,如物理的、社会的和心理的因素。环境包括环境要素、环境状况和成长环境。奥瑞姆认为,环境状况是指存在于人周围的物理的和心理社会的状况。成长环境是一种造就的环境,由各种环境状况组成,可以激励被帮助者建立适当的目标并按照既定目标来调整自己的行为,也可以通过帮助能利用成长环境的人去帮助或协助他人。这种环境能促进人的成长并使人能够进行为满足现在的和未来的需要所需的行动。

4. 护理   护理是对人类进行的帮助性的服务,它有几个核心因素:护理是一种服务;护理的艺术性和精湛性;与护理有关的角色理论以及护理的技术性。奥瑞姆指出,护理是一个人用创造性的努力去帮助另一个人,护理的特殊重点是人的自理需要;护理的任务是不断提供帮助,使人能维持生命和保持健康,能从疾病和创伤中恢复过来及能克服疾病带来的不良影响和后果;护理的对象是个人、群体和社区。当一个人的自理能力存在缺失或潜在缺失的时候,就需要护士的帮助,护患关系由此建立。

护士护理患者的能力就是护理力,是护士通过护理教育、护理实践训练及从实际工作中得出的一种综合的能力。护理力及其实施受到护士的基本条件因素的影响,也受护士的教育程度和个人经历的影响。护理的目标就是帮助人们满足自己的治疗性自理需求。护理工作包括三个方面:社会方面,即护士和患者的角色;人际关系方面,即护士、患者和患者家属的关系;技能方面,即护理过程中的所有行为。

三、奥瑞姆自理模式与护理实践

奥瑞姆将护理程序分为三步:①诊断与处理。这一步的焦点是确定为什么这个患者需要护理。这就需要通过评估患者的自身条件、治疗性自理需要和自理力来确定患者的自理缺陷,在此基础上决定患者需要哪些方面的帮助来达到维持生命和恢复健康的目的。②设计与计划。在这一步,护士首先要确定选用哪一种护理系统更好地帮助患者,可按全代偿系统、部分代偿系统和支持教育系统来进行构思;接着,就要计划帮助患者的具体措施了,包括具体时间、地点、环境条件、所需用物和设备、护士的水平要求等。③实施与调整。此步骤建立在前两步的基础之上。护士根据计划对患者具体实施护理,然后通过观察和评价患者的反应,根据患者自理需要和自理力的改变状况调整所选择的护理系统和护理计划,使患者逐渐恢复自理能力。通用的护理程序步骤与奥瑞姆的护理程序步骤的比较见表7-1。

表7-1　通用的护理程序步骤与奥瑞姆的护理程序步骤的比较

通用的护理程序步骤		奥瑞姆的护理程序步骤	
第一步	评估	第一步	诊断与处治
第二步	诊断		
第三步	计划	第二步	设计与计划
第四步	实施		
第五步	评价	第三步	实施与调整

第三节　罗伊的适应模式

罗伊的适应模式是目前各国护理工作者广泛运用的护理学说。她从整体的观点出发,着重探讨了人作为一个适应系统,面对环境中各种刺激的整体适应层面与适应过程。为了增进患者的有效适应,护理需要不失时机地介入这个过程,对患者的适应情况、引起适应问题产生的各种刺激等加以判断,以调整、干预、控制刺激因素,解决适应问题,达到降低或避免无效适应,促进人在生理、自我概念、角色功能与社会关系方面的整体性适应性反应。

一、罗伊适应模式的形成

卡利斯塔·罗伊(Callista Roy)于1939年出生于美国加利福尼亚州洛杉矶市,1963年获得洛杉矶芒特圣玛丽学院护理学学士学位,1966年和1973年分别获得加利福尼亚大学护理学硕士学位及社会学硕士学位,1977年又获得加利福尼亚大学社会学博士学位。1964年,罗伊在导师多萝西·约翰逊指导下开始研究适应模式,并于1970年发表文章公布该模式。多年来,罗伊与其同事及学生们对适应模式进行了深

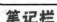

入研究和不断完善,先后出版了《护理学简介:适应模式》《护理理论架构:适应模式》和《罗伊适应模式的要素》等理论专著,为护理同仁们学习、应用、研究并发展适应模式提供了理论基础。

二、罗伊适应模式的主要内容

(一)适应模式的概念和定义

1.适应水平　人应对环境刺激的适应水平与人的适应能力有关,每个人的适应水平是不同的,即使同一个人,在不同时期其适应水平也是变化的。人的适应水平有一个区域,当作用于机体的各种内外环境刺激的强度在个体的适应能力范围内时,个体能够做出正常的适应性反应。反之,当刺激过强,超过个体的适应水平,个体表现为无效反应。

2.环境中的刺激　罗伊将环境中能引起机体反应的各种刺激,根据其重要性归纳为主要刺激、相关刺激、固有刺激三类。主要刺激是指环境中能引起个体反应的直接原因。相关刺激是指环境中除了引起反应的直接原因以外,其他一些促成或加重这一反应的间接原因。固有刺激是指构成个性特征的固有因素,可能对行为产生具有一定的影响,但未达到证实的原因。

3.适应机制　机体的适应机制是通过生理调节、心理调节两个亚系统进行的。其应对能力既与先天因素和生物本能有关,又与后天学习和经验的积累有关。生理调节是指身体通过神经化学介质内分泌过程进行的自主性调节。心理调节是指机体通过认知、信息加工、学习、判断和情感等复杂过程进行的应答。

4.适应方式　环境刺激作用于机体,通过生理调节和心理调节,在四个方面表现出机体应对的行为变化。

(1)生理功能适应方式:指通过生理功能方面的调节变化来适应环境刺激。如应激反应可引起呼吸频率和心率的增加,反应过度会引起消化道出血等。

(2)自我概念适应方式:自我概念指在一定时间内,个体与自我相关的感觉、信仰等。自我概念包括躯体自我和人格自我两方面,后者自我概念的适应方式主要通过改变认知、调整期望值等来适应环境的变化。

(3)角色功能适应模式:个体在角色功能适应方式中,越是基本的角色越重要,是首先要适应好的角色。

(4)相互依赖的适应方式:是指与个体有重要关系的人以及众多支持系统与个体之间。

5.应对反应　罗伊认为应对反应存在两种结果。当机体面对刺激时,可通过内部的两个调节机制,在四个效应方面做出行为改变。如果这种行为的改变是适当的,是有利于保持个体的完整性,促进个体的生存、生长、繁衍和自我实现的,罗伊称之为适应性反应;反之,如果这种反应是不适当的,是无法满足个体生存、生长、繁衍和自我实现的需要,甚至是破坏个体完整性的,罗伊称之为无效反应。

(二)适应模式对护理四个基本概念的论述

1.人　人是护理的接受者,可以是个人、家庭、群体、社区或者社会。人是一个具有生物、心理和社会属性的有机整体,处于与变化环境不断反应的状态中。人是具有功能整体性的适应系统,为了达到生存、成长、繁衍、主宰及自我实现的目的,其应对机制能够以四种适应方式(生理功能、自我概念、角色功能、相互依赖)来保持适应。

罗伊的适应系统的观点结合了适应和系统两个概念。罗伊将系统的概念运用于个体,将具有功能整体性的人概念化。人作为一个有生命的系统,处于不断与环境互动的状态,在系统与环境间存在着信息、物质和能量的交换,故人被认为是一种开放系统。人与环境间的互动不仅可以引起内在的变化,而且还可导致外部的变化,为了维持自身完整的状态,机体需要不断地适应环境的变化。鉴于此,每个人都需要适应,故人又被认为是一个适应系统。罗伊用图解来表示人这个适应系统(图7-3)。

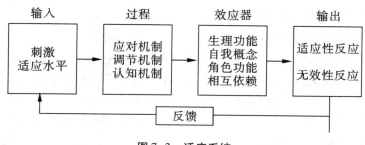

图7-3 适应系统

2. 健康 基于"适应是一个促进生理、心理和社会完整性的过程"的观点,罗伊将健康定义为"成为一个完整和全面的人的状态和过程",故失去完整性就意味着失去健康。而人的完整性表现为有能力达到生存、成长、繁衍、主宰和自我实现的目的。罗伊认为健康不是单纯的一个点,也不只是一个连续的状态,而是静态和动态的结合。健康和疾病是人整个生命过程中的两个必然方面:当个体应对机制无效时,就会产生疾病;当其能够不断适应时,就会保持健康。所以,罗伊认为健康是适应的一种反映。

3. 环境 罗伊根据刺激的来源来定义环境,认为来自机体内部和机体周围的刺激构成了环境,因此"所有围绕并影响个人或群体发展与行为的情况、事件及影响因素"就是环境。环境被视为是不断变化的,它是人这个适应系统的输入(刺激因素)。环境因素包括内环境和外环境。环境因素可小可大,可以是消极的也可以是积极的。任何环境变化都需要个体付出更多的能量去适应。影响人的环境因素也被划分为三类:主要刺激、相关刺激和固有刺激。

4. 护理 罗伊认为护理的目标是增强人与环境之间的相互作用,促进人生理功能、自我概念、角色功能和相互依赖四个方面的适应性反应。护士可通过控制各种刺激,减小刺激强度;或通过扩展人的适应范围,提高人的适应水平,最终使所有刺激都落在患者的适应区域内,达到促进适应性反应的护理目标。因此要求护士有能力分辨各种刺激,以便有意识地操纵它们。在三种刺激中,首先需要操纵的是主要刺激,然后是相关刺激和固有刺激。同时要求护士能够预计到患者无效反应的发生,尽早强化其生理调节和心理调节机制,帮助和支持患者创造性地运用自身的适应机制,保持健康。

护士可以采取各种护理措施控制刺激,使其全部作用于人的适应范围之内,或通过扩展人的适应范围,增强个体对刺激的耐受能力,或者同时控制刺激和扩展人的适应范围,以促进适应性反应的发生。因此,要求护理人员有能力分辨各种刺激,以便有意识地操纵它们,使所有的刺激落在患者的适应范围内。在三种刺激中,首先要控制的是主要刺激,然后是相关刺激和固有刺激。同时,要求护理人员能够预计到患者无效反应的发生,及早强化他的调节机制、认知机制和其他的适应机制有助于防止不良适应的发生。最后,适应模式要求专业人员有责任维持患者的适应反应,帮助、支持患者创造性地运用自身的适应机制,保持健康。

三、罗伊适应模式与护理实践

大量实践证明,将适应模式及其护理程序应用于临床护理工作,对指导护士全面收集患者健康资料、提出正确的护理诊断、制订有效的整体护理计划、提供高质量护理、提高患者的满意度具有积极的意义。

(一)指导护理哲理及护理目标的制订

适应模式视"人为具有身、心、社会属性的统一体"的观点与视"患者为生病的生物个体"的观点有很大的不同。它符合"以患者为中心"的整体护理观和现代医学模式对人的认识,其"成为一个完整和全面的人的过程"的健康概念也与现代健康观一致,而护理目标在于通过护理程序控制各种内外部环境刺激,促进人在健康和疾病状态下的完整性的观点更是体现了现代护理思想。作为一种现代护理观,适应模式为护理实践提供了基本的理论基础。基于适应模式对人、健康、环境和护理四大概念的认识,结合各单位及各专科的实际情况,我们可以制订出能够指导护理实践的护理哲理和护理目标。

(二)为护理程序提供指导

罗伊的适应模式可指导护士运用护理程序全面评估患者的健康状况,识别无效反应及其相关的刺激因素,提出正确的护理诊断,制订并实施有效的护理计划,促进患者康复。罗伊适应模式的护理程序分为六个步骤,包括一级评估、二级评估、护理诊断、制订目标、干预和评价。

1. 一级评估　是指收集与生理功能、自我概念、角色功能和相互依赖四个方面有关的输出性行为,故又称行为估计。从这些方面对个体进行评估可以系统而全面地收集患者的健康资料,收集的信息包括主观、客观和测量到的资料。护士应分析这些输出行为能不能促进患者的完整性,是否有助于健康,同时确定无效反应和需要护士帮助的有效反应。

2. 二级评估　是对影响行为的三种刺激因素资料的收集和分析,以利于识别造成无效反应的刺激因素。马丁内斯提出的影响个体适应的相关刺激,包括遗传、性别、发育阶段、药物、烟草、乙醇、自我概念、角色功能、相互依赖、生活和社交方式、应对机制和应对方式、身心压力、文化导向、宗教以及自然环境等,可作为刺激评估的参考。

3. 护理诊断　是对适应状态的陈述或诊断。将以上收集的资料进行分析以后可列出护理问题或做出护理诊断。罗伊提出三种护理诊断方法:①按四个方面表现出的无效行为确定护理诊断并进行分类,表7-2列举了常见的适应性问题。②直接叙述观察到的行为及其影响最大的刺激。③将行为归纳到与其有关的一个或数个刺激中。

4. 制订目标　目标是对护理干预后患者应达到的行为结果的陈述,包括长期目标和短期目标。前者应反映个体如何解决适应性问题和如何有效利用自身力量达到生存、成长、繁衍、主宰和自我实现,后者应陈述调节机制和认知机制的应对行为以及在控制主要、相关和固有刺激后个体的预期行为。护士需注意目标应在尊重个人权力和利益的基础上,尽可能与患者共同制订,且这些目标应是可以达到的。

5. 干预　干预是护理措施的制订和落实。可通过改变或控制各种作用于适应系统的刺激,使其全部作用在个体适应范围内,以促进适应反应;可着重提高人的应对能力、扩大适应范围;或者同时控制刺激和扩展适应水平,使全部刺激能作用于适应范围以内,以减少无效反应,促进适应性反应。罗伊提出控制刺激的方式包括消除刺激、增强刺激、减弱刺激、改变刺激。

6. 评价　在评价过程中,将干预后患者的最终行为与目标行为相比较,可判断护理目标是否达到,然后根据评价结果再做调整,并采取进一步的措施。

表 7-2　常见适应性问题的分类

生理方面	自我概念方面	角色功能方面	相互依赖方面
1. 氧化作用	1. 躯体自我性的	角色转变	分离性焦虑
缺氧	自我概念降低	角色距离	孤独
休克	性行为过度	角色冲突	
循环负荷过重	失落	角色失败	
2. 营养	2. 个人自我		
营养不良	焦虑		
恶心	无能为力		
呕吐	内疚		
	自尊心降低		
3. 排泄			
便秘			
腹泻			
肠胀气			
大小便失禁			
尿潴留			
4. 活动和休息			
身体活动不足			
潜在失用性萎缩			
休息不足			
失眠			
睡眠不足			
休息过多			
5. 皮肤完整性			
瘙痒			
皮肤干燥			
压疮			

第四节　纽曼的系统模式

　　纽曼的系统模式是用整体观、系统观探讨压力对个体的影响,以及个人的调节反应和重建平衡的能力的护理模式。该模式由纽曼于 1974 年提出,该模式认为个体是通过个体内部、人际间、个体外部多种因素与环境相互作用的开放系统。个体系统可以是个人、家庭、群体或社区。个体系统是一个由生理、心理、社会文化、发育、精神 5 种变量组成的复合体,这些变量影响着个体的健康或疾病状态。个体在环境中不断遭遇各种应激因素,这些应激因素有些是有利的,而有些则是有害的,因此个体必须不断地对自我和环境进行调整,以达到相互适应。护理通过一级预防、二级预防或者三级预防来恢复系统的平衡状态,维护个体的健康。

一、纽曼系统模式的形成

　　贝蒂·纽曼(Betty Neuman)1924 年出生于美国俄亥俄州的一个农场主家庭。1947 年纽曼毕业于俄亥俄州阿可诺(Akron)医院护校,然后在洛杉矶的医院先后担任护士、护士长,并参与了内外科、传染科、重症监护室的临床教学工作,还担任过学校和工厂的保健护士工作。由于纽曼对人类行为和反应一直抱有浓厚的兴趣,在积累了一定的临床经验后,她开始在加州大学洛杉矶分校学习护理学、公共卫生学和心理学。1957 年她获得了加州大学护理学学士学位,1966 年获得精神卫生和公共卫生咨询的硕士学位,1985 年获西太平洋大学临床心理学博士学位。此外,纽曼还获得许多荣誉头衔,1992 年她获得了美国宾夕法尼亚州纽曼学院的荣誉文学博士,1993 年成为美国护理研究院院士,1998 年获得美国密歇根州大峡谷州立大学荣誉科学博士。

　　纽曼是精神卫生护理领域的先驱者,她在加州大学期间曾设计并进一步修订了硕士生的社区精神卫生教育计划,并率先在洛杉矶社区危机干预中心开展心理卫生咨询工作。

　　纽曼的系统模式是在 1970 年,为加州大学硕士研究生设计一门从广度而非深度角度理解护理相关变量的课程时构思而成的。该模式在现代医学模式基础上得到发展。1972 年纽曼公开发表了系统模式。1982 年,纽曼的专著《纽曼的系统模式:在护理教育和护理实践中的应用》(*The Neuman Systems Model:Application to Nuring Education and Practice*)出版,之后纽曼对该模式不断进行修订和完善,并于 1989 年、1995 年、2002 年 3 次更新版本。

二、纽曼系统模式的主要内容

(一)系统模式的主要内容

　　纽曼系统模式是一个综合的、以开放系统为基础的护理概念性框架。模式重点叙述了三部分内容:与环境互动的人、压力源以及反应(图7-4)。

　　1.人　纽曼认为人是与环境持续互动的开放系统,称为服务对象系统。这个系统的结构可以用围绕着一个核心的一系列同心圆来表示。

（1）弹性防御线（flexible line of defense）　又称应变防御线，为最外层虚线圈。位于机体正常防御线之外，充当机体的缓冲器和滤过器，常常处于波动之中，以虚线描绘表示其是一种可扩张与回缩的弹性线，力图使机体免受压力的侵害。一般来说，弹性防御线距正常防御线越远，其缓冲、保护作用越强。弹性防御线受个体生长发育、身心状况、认知能力、社会文化、信仰等影响。失眠、营养不足、生活无规律、过度疲劳、心理压力过大等都可削弱其防御效能。弹性防御线的主要功能是：防止压力源入侵，缓冲、保护正常防御线。

（2）正常防御线（normal line of defense）　为弹性防御线内层的实线圈，位于弹性防御线和抵抗线之间。机体的正常防御线是人在其生命历程中建立起来的健康状态或稳定状态，它是个体在生长发育及与环境互动过程中对环境中压力源不断调整、应对和适应的结果。因此，正常防御线的强弱与个体在生理、心理、社会文化、发展、精神等方面对环境中压力源的适应和调节程度有关。与弹性防御线相似，正常防御线可伸缩，只是变化速度慢得多。当健康水平增高时，正常防御线扩展；健康状态恶化，则正常防御线萎缩。若压力源侵犯正常防御线，个体可表现出稳定性降低和出现疾病。

（3）抵抗线（lines of resistance）　为紧贴基本结构外层的虚线圈。由支持基本结构和正常防御线的一系列已知和未知因素组成，如白细胞、免疫功能以及其他生理机制。当压力源入侵到正常防御线时，抵抗线被无意识地激活，若抵抗线功能有效发挥，它可促使个体回复到正常防御线的强健水平。若抵抗线功能失效，可导致个体能量耗竭甚至死亡。

以上三种防御机制，既有先天赋予的，也有后天学习的。三条防御线中，弹性防御线保护正常防御线，抵抗线保护基本结构。当个体遇到压力源时，弹性防御线被首先激活，若弹性防御线抵抗无效，正常防御线遭到侵犯，人体发生反应、出现症状，此时，抵抗线被激活，若抵抗有效，个体又回复到通常的强健状态。

2. 压力源　压力源是指可引发紧张和导致个体不稳定的所有刺激。纽曼将压力源分为：个体内的压力源，如愤怒、焦虑、悲伤、自尊紊乱、自我形象改变、疼痛、失眠等；人际间的压力源，如上下级关系、夫妻关系及护患关系紧张，父母与子女间角色期望冲突等；个体外的压力源，如环境陌生、经济状况欠佳等。

3. 反应　纽曼认为护士应根据个体对压力源的反应采取不同水平的干预。她提出了3个级别的预防措施，特别强调了一级预防的作用。

（1）一级预防：当怀疑或发现压力源确实存在而压力反应尚未发生时，一级预防便可开始。一级预防的目的是防止压力源侵入正常防御线，可采取减少或避免与压力源接触、巩固弹性防御线和正常防御线来进行干预。

（2）二级预防：当个体表现出压力反应，就可开始二级水平的干预，即早期发现病例、及时治疗、增强抵抗线。二级预防的目的是减轻和消除反应、恢复个体的稳定性并促使其回复到强健状态。

（3）三级预防：指积极的治疗之后或个体达到相当程度的稳定性时，为能彻底康复、减少后遗症而采取的干预。三级预防的目的是进一步维持个体的稳定性、防止复发。

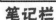

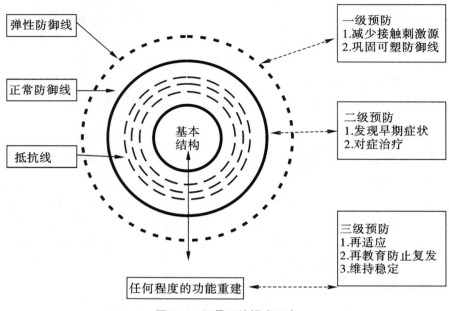

图 7-4　纽曼系统模式示意

（二）系统模式对护理四个基本概念的论述

1. 人　纽曼认为人是一个与环境持续相互作用的开放系统,是由生理、心理、社会文化、成长和精神 5 个变量所组成的整体。

2. 健康　纽曼认为健康是一个动态的连续体,指个体系统对应激源的正常反应范围内所达到的、最理想的稳定和协调状态。由于个体系统的基本结构因素及对环境的应激源的满意或不满意的调节作用,健康是一个在一定范围内变化着的状态。当系统的需要得到满足时,系统生理、心理、社会文化、生长发育和精神信仰 5 个方面的变化与系统整体间关系平衡而协调,机体处于最佳稳定状态。反之,系统的需要得不到满足,则机体的健康水平下降。

3. 环境　纽曼认为环境指影响个体系统的所有内部和外部因素或力量。个体可影响环境,也可被环境影响,这种影响可以是正性的,也可以是负性的。个体与环境之间的输入、互动、输出、反馈是循环的过程,个体与环境之间的关系是相辅相成的,其互动的结果即是对系统进行调整或纠正。纽曼将环境分为内环境、外环境和自生环境。内环境是指个体系统内部的所有相互作用的影响因素或力量,如疾病、先天缺陷、情绪不稳定等;外环境是指个体外部的所有相互作用的影响因素或力量,如污染、贫穷、护患冲突等;自生环境是纽曼系统模式中一个独特的概念,是人在不断地适应内外环境的刺激过程中所形成的一个独特环境,是个体应对应激源的威胁,为保持自身的稳定性,对系统的基本结构(能量源)、防御功能等各种变量进行有意或无意的动员与利用而逐渐形成的动态环境,如个体采用紧张或肌肉收缩(生理上)、否认或罪恶感(心理上)、生命过程的成长方式(成长)、所需要的社会空间(社会文化)和希望(精神上)来帮助个体有效地应对应激情形。

4. 护理　纽曼强调护理的整体性和系统性,她认为"护理是关注影响个体应激反应的所有相关变量的独特的专业"。护理的对象可以是个体、家庭、群体、社区。护理就是通过对来自内外环境的压力源及其可能产生的应激反应进行精确的评估,采取干预措施,以避免或减少压力源对个体系统的影响,促进个体系统保持或恢复稳定、和谐与平衡,尽可能达到或维持理想的健康状态。护理行为即是通过评估,根据情况采取三级预防措施作为主要的干预手段。

三、纽曼系统模式与护理实践

纽曼系统模式已在护理实践、科研和教育等方面得到广泛应用。纽曼的系统模式与护理程序相结合,发展了以护理诊断、护理目标和护理结果为步骤的独特的护理工作步骤。

1. 护理诊断　在做出护理诊断前,护士首先要进行评估。评估的内容包括个体的基本结构、抵抗线、防御线的特征;个体内、个体外、人际间存在和潜在的压力源;个体为达到健康状态可利用的现存的或潜在的内外部资源;个体的以往的、现有的或将来可能有的应对方式;个体在生理、心理、社会文化、发展与精神 5 个方面对压力源的反应及其相互作用。纽曼强调要了解个体自身和照顾者对其压力源、应对方式、应对资源等的感知。根据评估的结果,护士要分析并明确个体偏离健康的问题即护理诊断,排列护理问题的优先顺序。

2. 护理目标　护士以保持能量,恢复、维持和促进个体稳定性为总目标,与服务对象及其家属一起,共同制订具体的护理目标及为达到这些目标所采取的干预措施并设计预期护理结果。纽曼强调应用一级、二级、三级预防原则来制订具体的护理干预计划。

3. 护理结果　是护士对干预效果进行评价并验证干预有效性的过程。评价内容包括个体内、外及人际间压力源是否发生了变化,压力源优先顺序是否有变化,机体防御功能是否有所增强,应激反应症状是否有所缓解等。通过对护理结果的有效性评价,进一步修订和调整护理计划。

第五节　考克斯的健康行为互动模式

健康行为互动模式(interaction model of client health behavior,IMCHB)由美国护理学家谢莉尔·考克斯(Cheryl Cox)提出,主要阐述服务对象的独特性、服务对象与专业人员的互动及其对健康结局的影响。该模式强调服务对象的独特性和自主性,将服务对象的独特性和服务对象与专业人员的互动考虑到健康行为的影响因素中,通过模型的构建,识别能够解释健康相关行为和预测健康结局的变量,从而为专业人员制订个体化的护理干预方案提供指导。

一、考克斯健康行为互动模式的形成

谢莉尔·考克斯,1948 年出生于美国印第安纳州罗根斯波特市。1970 年毕业于田纳西州立大学,获得护理学学士学位;1972 年获范德堡大学护理学硕士学位,1982

年获罗切斯特大学护理学博士学位。考克斯大学毕业后,曾当过护士、家庭临床护士;后曾在田纳西州立大学、伊利诺伊大学芝加哥分校和马萨诸塞州洛威尔大学护理学院任教,在 St. Jude 儿童研究生任职。考克斯在工作中的突出表现,曾荣获田纳西州优秀护士、美国杰出女青年、田纳西州立大学杰出校友、美国护理界名人、罗切斯特大学护理学院杰出校友、职业女性名人等奖项。

考克斯的主要研究方向为慢性疾病患者的健康与危险行为、健康行为转变的动机和影响。1982 年考克斯在《护理科学进展》(*Advances in Nuring Science*)杂志发表一篇题为"健康行为互动模式:研究理论描述"的论文,正式提出健康行为互动模式,在其后的研究中,考克斯又对该模式进行了进一步的完善与发展。

二、考克斯健康行为互动模式的主要内容

(一)健康行为互动模式的核心

健康行为互动模式由三部分组成,即服务对象的独特性、服务对象与专业人员的互动和健康结局。

1. 服务对象的独特性　考克斯认为背景因素、内在动机、认知评价和情感反应四类变量构成了服务对象的独特性,这些因素是健康行为和服务对象与专业人员间的互动。其中背景因素是相对较为静态的变量,内在动机、认知评价和情感反应是反映服务对象独特性的动态变量。与背景因素相比,这三类变量容易受专业人员干预的影响。

(1)背景因素:是特定情境下,服务对象内外环境中相对静态的变量,包括人口统计学特征、社会团体会服务对象的影响、既往卫生保健经验、环境资源。背景因素是整个健康行为互动模式的基础,各背景因素之间相互作用。这些因素对健康行为的影响往往不是立即产生的,而是间接的,它们往往作为解释服务对象独特性中动态变量的先前变量。

(2)认知评价:指服务对象对目前健康状况、健康相关行为、与卫生保健服务提供者之间的关系特征等内容的感知。认识评价是服务对象对这些内容的知识、信念和态度的综合反映。

(3)情感反应:健康行为不仅仅是服务对象基于理性思考下的选择,情绪也可阻碍或促进认知活动,最终影响健康行为决策。情感反应主要体现在服务对象的情绪,常见的情绪有焦虑、恐惧、不确定感等。考克斯认为认知评价和情感反应之间相互作用,认知评价会唤起情感反应,情感反应也会干扰认知评价,两者均会影响健康行为。

(4)内在动机:是指服务对象追求健康的需要和动机。服务对象的行为动机基于两个主要因素产生,即服务对象的行为目标及实现这些目标的常规途径。服务对象的需要、愿望、选择、自我决策及达成这些目标的难易都是影响行为的因素。考克斯认为在服务对象与环境的互动中,服务对象认为"自己有能力、能自我决策"的情感体验是个体对自己的一种内在奖赏,可以增强其维持健康行为的动机。服务对象采取某一健康行为的动机、决策也会受其背景因素、情感反应和认知评价的影响。

2. 服务对象与专业人员的互动　考克斯认为服务对象与专业人员的互动对健康行为有重要影响。服务对象与专业人员的互动可以直接影响服务对象的健康行为,也

会作用于服务对象的独特性,影响服务对象的认知评价、情感反应、内在动机等,从而间接影响健康行为。服务对象与专业人员的互动包括四个要素,即健康相关信息、情感支持、决策控制和专业技能。

(1)健康相关信息:专业人员为服务对象提供健康相关信息是促进健康行为的重要方式。信息的性质、内容,提供信息的方式,信息的量,以及提供信息时服务对象的状态都会影响信息提供的效果。专业人员必须在评估服务对象独特性的基础上,根据服务对象的特点,采用合适的途径提供适当的、服务对象需要的信息,以保证信息能够被服务对象接受、理解和充分地利用。

(2)情感支持:是专业人员对服务对象情感反应的照顾。主要包括情感激励以及构建信赖的关系。考克斯提出,提供健康信息对于改善服务对象的认知和情感反应是必要的,但没有情感支持而仅提供健康信息,则可能对服务对象的情感反应、认知评价产生消极影响;尤其是服务对象的情感反应超过对疾病的认知评价,专业人员必须先使情感反应降至一定水平内,才可能进一步去改变其认知评价。

(3)决策控制:考克斯提出专业人员应该认识到服务对象有参与自身健康行为决策的能力和期望。参与决策有助于满足服务对象的需要,增强其正性的情感体验和内在动机,促进健康行为的建立与维持。但是,如果服务对象由于缺乏必要的信息,导致其对疾病的认知评价不正确时,决策控制就会受到限制。另外,受服务对象独特性的影响,其决策控制存在很大个体差异。因此,专业人员应根据服务对象的独特性,给予服务对象适当范围内的决策控制。

(4)专业技能:是服务对象依赖护理专业人员提供的专业技能,如静脉输液等。受服务对象独特性的影响,服务对象对专业能力的依赖程度各不相同。随依赖程度的增加,服务对象的决策控制需求降低,对情感支持的需求会增加。当服务对象对提供者专业技能的依赖性降低时,提供者应强化服务对象的决策控制参与。

3. 健康结局 健康结局受服务对象独特性和服务对象与专业人员互动的影响,同时健康结局也会反馈影响服务对象的独特性及其与专业人员的互动。健康结局包括5 个方面的要素:

(1)对卫生保健服务的利用:指在利用卫生资源方面的健康促进行为,如是否积极就医。

(2)健康状况指标:包括主、客观健康信息或实验室检查结果等。

(3)健康问题的严重性:包括疾病的发展和转归,如高血压进一步发展,出现并发症等。

(4)依从性:指采取促进健康结局的行为的情况,如高血压患者是否戒烟、减少盐的摄入等。

(5)服务满意度:并不是行为指标,但是可以预示今后的健康行为,如对服务满意度高的患者,今后可能会更积极利用卫生资源等。

(二)健康行为互动模式对护理四个基本概念的论述

1. 人 在健康行为互动模式中,强调人的独特性和自主性。自主性体现在人具有参与自身健康行为决策的能力和期望。因此,人应该有对健康行为进行决策的权利。独特性主要体现在每个人具有不同的背景因素、内在动机,对于健康行为的认知评价及情感反应也存在差异,因此,专业人员与服务对象的互动一定要以服务对象的独特

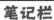

性为基础。

2.健康 考克斯支持 WHO 的健康定义,即"健康不仅仅是没有疾病和身体缺陷,还要有完整的生理、心理状态和良好的社会适应能力"。

3.环境 考克斯认为环境是存在于人周围的所有因素。人与环境是相互作用的,人会利用环境满足自身的需要,环境也能影响人的各个方面。

4.护理 考克斯认为护理是通过提供基于服务对象独特性的干预措施,建立与服务对象良好互动关系,来促进最佳健康结局的实现。护士应该认识到服务对象具有参与自身健康行为决策的能力和期望,并且参与决策可增强自我效能,促进健康行为。

三、考克斯健康行为互动模式与护理实践

考克斯的健康行为互动模式自发表以来,已经被越来越多的护士认识,目前主要应用于护理实践和护理研究领域,如用于指导儿童的预防性健康行为、青少年的攻击行为、妇女的宫颈癌筛查、心血管患者的戒烟、糖尿病患者的饮食控制等护理实践中。但由于理论中涉及的概念较多,各概念间互动关系复杂,研究者受时间和经费的限制,很少能对整个模式的复杂关系进行探讨,因此,考克斯健康行为互动模式还有待于进一步探讨、发展和完善。

第六节 华生的人性照护理论

人性照护理论是由美国护理学家简·华生(Jean Watson)提出,认为人性照护是护理实践的核心和本质,人性照护必须是护理人员结合科学与人文知识在与患者的互动关系中按照人性照护的 10 个要素来完成,每个要素都具有与互动性护患关系相关的动态现象成分。人性照护理论的基础是 10 个关怀照护性要素,其目的是护理活动中强化人文性。华生相信专业的护理活动是科学性和人文性的整合,这种整合是在护患间的关怀照护过程中达到高潮,并能超越时间和空间。

一、华生人性照护理论的形成

华生 1940 年出生于美国的西弗吉尼亚州,曾就读于美国科罗拉多大学,先后获得护理学学士学位、心理健康护理学硕士学位和教育心理学与咨询学博士学位。她曾做过护士、临床咨询者、护士教师、教育行政管理人员以及美国护理联盟主席,是美国护理研究院院士。1983—1990 年担任科罗拉多护理学院院长和附属医院护理部副主任,而后一直担任该校护理学院教授和照护中心主任。在担任护理学院院长期间进行了关于照护、健康、康复的本科后项目的课程设置,该项目后来发展成为美国护理教育领域盛行的护理学临床博士学位(nursing doctorate,ND),她也因此在美国和国际护理领域获得了极高的声誉。同时她组建了科罗拉多大学人性化照护中心,该中心是美国第一个以护理为主的多学科合作中心,它提出将艺术、人文科学、社会科学、行为科学整合到人性化照护和康复过程中。1979 年华生出版了第一本专著《护理:照护的哲学和科学》(*Nursing:the Philosophy and Science of Caring*),而后在 1985 年出版了第二本

专著《护理：人性的科学和人性的照护》(*Nursing：Human Science and Human Care*)。

根据华生的人性照护理论，护理目标是促进个体达到身体、心理、心灵的最高和谐境界，从而实现自我学习、自我尊重、自我康复、自我照护，同时容许个体存在差异。该理论促使护理人员在实践中将艺术、人文科学、社会科学、行为科学整合到照护和康复过程中。

二、华生人性照护理论的主要内容

（一）人性照护理论的基础框架

华生人性照护理论以 10 个关怀照护性要素为框架。

1. 形成人文利他主义的价值系统　通过给予他人和扩展自己的认识所得到的自我满足。人性照护以人文观和利他行为为基础。护理人员通过对自我价值观、信念、文化互动以及个人成长经历的反省，而使其人性照护观得以发展。

2. 灌输信念和希望　护理人员通过强化对患者而言有意义的信念和希望，为患者带来一种安适感。正向的鼓动支持和有效的护患互动关系，帮助个体不仅接受现代医学，同时能够理解和接受其他替代方式，例如，专注、沉思、瑜伽、深入大自然、强化自我信念、强化精神信仰等方法的治疗力量，协助患者促进个体康复和寻求健康行为。信念和希望要素结合人文利他主义观，促进了整体护理和积极的健康观的实现。

3. 培养对自我和对他人的敏感性　个体的思想和情感是心理的窗户。护理活动在一般情况下可以是身体性的、程序性的、可观性的、以事实为根据的，但在最高层次的护理活动中，护理人员的人性化反应、互动性照护可超越物质世界、超越时间和空间，与个体的情感世界和主观世界接触，触及个体的内部自我。如果护理人员具有了这种敏感性和感应性，就会更真诚、更可靠、更敏锐，护理人员与患者之间就能形成真诚的人际关系而非操作性关系，从而帮助患者促进健康，达到最佳功能状态。

上述提到的形成人文利他主义的价值系统、灌输信念和希望、培养对自我和对他人的敏感性，这 3 个相互独立的概念被华生称为"人性照护学的哲学基础"。

4. 建立帮助-信任的关系　帮助-信任关系的特征，即和谐性、同理心、非占有性热忱、有效地沟通。和谐性护理人员和患者的互动过程中保持真实、诚恳、开放和利他性、不虚伪。同理心体验他人感受和情感并将这种理解表达出来，即护理人员接受患者的感受，而没有抵触、愤怒或害怕。非占有性热忱是指积极地接纳他人，往往通过放松的、开放式的身体语言、适当地语气和面部表情表达出来。有效地沟通包含了认知、情感、行为反应等成分。

5. 促进并接受表达正性和负性的感受　帮助-信任的关系可促进双方表达正性的或负性的感受。通过语言和非语言的专注沟通以及同理心倾听，护理人员把握沟通的主题和潜在的核心，接受患者正性及负性情感的表达，给予患者理智上的理解和情感上的理解。

6. 在决策中系统应用科学的解决问题的方法　对开展研究、界定学科范畴、构建学科的科学基础等宏观问题的思考，需要科学的解决问题的方法。在护理实践过程中，护理程序为解决护理问题提供了科学的程序和方法。

7. 促进人际间的相互学习　护理人员根据患者的认知水平，通过教与学的过程使患者明确自己的需求,促进患者学会自理,提高自我照顾能力,增强对自身健康的控制感。

8.提供支持性、保护性、矫正性的生理、心理社会文化和精神的环境　护理人员为患者提供清洁、美的环境,提供安慰、安全感并尊重其隐私,增强患者的适应能力,以支持、保护和增进身心健康,提高生活满意度。这是护理人员在促进健康、恢复健康、预防疾病方面的主要功能。

9.帮助患者满足人性的需求　护理人员应认识到自身及患者的生理、心理、社会需求,动态地、整体地看待人性的需求层次,首先满足患者最低层次的需求,再逐渐满足高一层次的需求,为患者提供高质量的关怀照护。

10.允许存在主义现象学力量的影响　应用现象学方法,分析并认识人性,帮助护理人员理解个体对生活的认识,或帮助个体从艰难的生活事件中发现生活的意义,或两者兼有。

（二）人性照护理论对护理四个基本概念的论述

1.人　是被照护、被尊重、被培养、被理解和被帮助的有价值个体,是具有完备功能的整合性的自我。个体的整体大于并有别于个体的部分总和。

2.健康　不仅是没有疾病,而是个体有健全的生理、心理功能和良好的社会适应能力,达到身体、心理、精神的和谐统一。

3.环境　社会、文化等因素既影响个体需要的满足,也影响个体价值观的形成,进而影响人的行为与奋斗方向。

4.护理　是关于促进健康、预防疾病、照护患者、恢复健康的科学,护理学科是从理论上、实践上以及研究上遵循人性化照护的目标。既是一门人性科学,又是一门艺术。

三、华生人性照护理论与护理实践

在应用理论过程中,护理人员必须深入地应用沟通技巧与患者、其他护理人员进行沟通。华生希望她的理论能够帮助护理实践构建道德和哲理基础。

1.在临床护理中的应用　人性照护理论在不同的场所和不同的护理对象中得到证实。为护理人员的实践活动提供了有意义的道德和理念基础,她强调沟通技巧、人际互动、关注护士和患者等人性化照护过程,以促进健康和康复。然而,随着住院患者危重程度的增加、住院天数的缩减、医学科学技术的飞跃发展,人性照护理论的应用也受到一定程度的阻碍。

2.在护理教育中的应用　人性照护理论成为科罗拉多大学护理学院本科课程设置的指南和框架。

3.在护理研究中的应用　华生和她的人性照护化中心一直在探索人性照护理论的框架,她的人性照护理论成为很多研究护患关系、多元文化护理的质性研究所依据的理论基础。然而,由于该理论比较抽象,其中的一些概念很难具体化,在护理研究方面的应用需要做进一步的探讨。

（李　娜　王　蕾）

练习与思考

(一)名词解释

1. 理论

2. 护理理论

(二)填空题

1. 按照护理理论的抽象程度和范围划分,可将护理理论分为三种类型:_____理论、_____理论和_____理论。

2. 按照理论的目标导向划分,可将护理理论分为_____理论和_____理论两类。

3. 自理需要分为三类:_____、_____和_____。

4. 奥瑞姆的自理模式分为三个相关理论:_____、_____和_____。

5. _____是自理模式的核心部分,阐述了人们什么时候、什么情况下需要护理。

6. 根据患者的自理需要、自理能力和护士的职责范围,护理系统分三类:_____、_____和_____。

7. 罗伊认为护的目标是增强人与环境之间的相互作用,促进_____、_____、_____和_____四个方面的整体性适应性反应。

8. 纽曼的系统模式是用_____、_____探讨压力对个体的影响,以及个人的调节反应和重建平衡的能力的护理模式。

9. 考克斯的健康行为互动模式由三部分组成:_____、_____和_____。

10. 考克斯认为_____、_____、_____和_____四类变量构成了服务对象的独特性,这些因素是健康行为和服务对象与专业人员间的互动。

11. 人性照护必须是护理人员结合_____与_____在与患者的互动关系中按照人性照护的_____要素来完成。

(三)选择题

1. 下列哪项符合奥瑞姆对自理概念的叙述(　　　)

A. 自理能力是天生具备的

B. 自理能力具有稳定性,不易受其他因素影响

C. 自理是有目的、有意识的行动

D. 能够自理是值得尊敬的,而无法自理则难以被社会接受

E. 自理就是指进食、沐浴卫生、如厕、更衣、修饰等日常生活活动

2. 奥瑞姆在自理缺陷理论中阐明了(　　　)

A. 什么是自理　　　　　　　B. 人存在哪些自理需求　　　　　C. 个体何时需要护理

D. 如何护理存在自理缺陷的个体　　E. 如何评价个体的自理能力

3. 奥瑞姆认为采用何种护理系统取决于(　　　)

A. 护士的编制　　　　　　　B. 患者的病情　　　　　　　　C. 患者的自理需求

D. 患者的自理能力　　　　　E. 医嘱

4. 纽曼系统模式认为抵抗防线的特性是(　　　)

A. 缓冲和过滤作用

B. 保护正常防线的完整

C. 位于最外层,首先抵御压力源

D. 维持机体基本结构正常

E. 是机体防御系统的主体

5.王某,男,67岁,张护士给其注射流感疫苗,根据纽曼的系统模式,张护士的行为属于哪一级预防行为(   )

A.一级预防   B.二级预防   C.三级预防

D.早期预防   E.次级预防

6.在罗伊适应模式中,对四个护理学基本概念的阐述,正确的是(   )

A.健康是一种完整的适应状态,而不是一种动态变化的过程

B.环境是人这一系统的输入部分,是外在因素的总和

C.护理的目标是促进人在生理功能上的适应

D.人是通过生理调节维持身体平衡而达到适应

E.人通过适应性反应在生理功能、自我概念、角色功能和相互依赖四个方面保持平衡

7.在奥瑞姆的自我护理理论中,下列哪项不属于普遍性的自理需要(   )

A.食物的需要   B.排泄的需要   C.独处与社交的平衡

D.患病时的自理需要   E.睡眠的需要

8.下述患者应提供支持教育系统的是(   )

A.全麻未醒的患者   B.高位截瘫的患者   C.严重精神障碍的患者

D.糖尿病平稳期的患者   E.下肢骨折牵引的患者

9.根据奥瑞姆的自理理论,对于昏迷患者一般应采取的护理系统是(   )

A.全补偿系统   B.功能补偿系统   C.部分补偿系统

D.支持教育系统   E.锻炼补偿系统

10.根据奥瑞姆的自理理论的内容,属于健康不佳时的自理需求是(   )

A.维持独处和社会交往的平衡   B.摄入空气、水、食物   C.应对失去亲人的情况

D.患病后做出相应的生活方式改变   E.预防对健康有危害的因素

11.下述内容不属于适应方式类型的是(   )

A.生理功能   B.自我概念   C.角色功能

D.相互依赖   E.适应水平

12.在罗伊适应模式中,对输入刺激的描述不正确的是(   )

A.凡能够激发个体反应的信息均为刺激

B.对个体的影响程度最大为主要刺激

C.相关刺激通常是不可以观察和测量的

D.固有刺激通常是不可以观察和测量的

E.固有刺激是原有的、构成本人特征的刺激

13.根据罗伊适应模式,下述行为反应属于生理功能方面的是(   )

A.自我形象紊乱   B.角色冲突   C.分离性焦虑

D.营养不良   E.自备自责

14.流感高发期,学校组织在校小学生注射流感疫苗,根据纽曼的健康系统模式,学校此行为属于哪一级预防行为(   )

A.一级预防   B.二级预防   C.三级预防

D.早期预防   E.次级预防

15.下列有关纽曼模式中弹性防御线的叙述不正确的是(   )

A.弹性防御线位于个体防御系统的最外层

B.弹性防御线是一个虚线圈

C.弹性防御线也受系统5个变量的影响

D.弹性防御线是后天获得的,与个体生长发育无关

E.弹性防御线可由于失眠等原因迅速削弱其防御效能

16. 关于考克斯健康行为互动模式描述正确的是（   ）

A. 背景因素构成了服务对象的独特性

B. 服务对象的认知评价与情感反应会相互影响

C. 随服务对象所了解专业知识的增加,其决策控制需求降低

D. 专业人员的情感支持越多,越有利于促进健康

E. 服务对象与专业人员的互动对健康结局的影响是单向的

17. 在华生人性照护理论中,对人性照护学的哲学基础的描述正确的是（   ）

A. 建立帮助-信任的关系

B. 培养对自我和对他人的敏感性

C. 促进并接受表达正性和负性的感受

D. 帮助患者满足人性的需求

E. 促进人际间的相互学习

（四）简答题

1. 奥瑞姆对人的自理需求是如何分类的? 每类各举2例。

2. 列出罗伊适应模式一级评估的内容,每项内容各举2种无效反应的表现。

（五）拓展思维

1. 查阅资料,思考护理理论发展将面临哪些挑战?

2. 以纽曼的系统模式为例,谈谈其在临床护理实践中的应用。

第八章

科学思维和临床护理决策

本章主要介绍了评判性思维、临床护理决策、循证护理等基本概念;阐述了科学思维的方法及常见形式、评判性思维的主要组成要素、临床护理决策的类型;介绍了培养护士评判性思维的常用方法和途径、循证护理的实施程序;提出了发展护士临床护理决策能力的策略。本章重点是评判性思维、临床护理决策的概念,评判性思维的组成要素及主要特征;难点是临床护理决策的步骤及应用。

【心情驿站】

家长向教授抱怨:"你们大学里到底在教些什么? 我孩子在计算机系读完了大二,居然连 Visical 都不会用。"教授回答:"电脑的发展日新月异。我们不能保证大学里所教的任何一项技术在 5 年以后仍然管用,我们也不能保证学生可以学会每一种技术和工具。我们能保证的是,你的孩子将在这里学会思考、掌握学习的方法,这样,无论 5 年以后出现什么样的新技术或新工具,你孩子都能游刃有余。"

第一节 科学思维方法

现代整体护理模式下,护士在维护和促进人的健康过程中的作用日益凸显。此即要求护士应具备一定的科学思维,能够在复杂的临床情景中独立思考、综合分析、加强团队协作,做出恰当的临床护理决策,满足患者身心发展的需要。同时,护士有意识的学习、培养科学思维,并在临床实践、护理科研、护理管理、护理教育中灵活运用,才能使护理学科取得长足而深入的发展。

一、思维概述

(一)思维的概念

思维是人脑对客观事物间接的、概括的反映,是人脑在感知的基础上,对所有获得的信息进行比较、分析和综合、做出判断、进行推理的认知活动,能够揭示事物本质特征及内部规律,属于认知过程的高级阶段。例如护士在巡视病房时,发现患者面色苍白、呼吸急促、脉搏细速、四肢湿冷,就能够根据其已有的知识经验(休克患者的典型

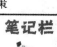

表现),对感知的现象(患者的临床症状和体征),在大脑中进行判断、推理,这个进行感知、判断和推理的过程就是思维。

(二)思维的特征

1. 间接性　思维的间接性是指人们借助于其他事物或已有的知识经验间接地理解或把握事物的本质。例如,护士观察到患者呼吸浅快、呼气延长、发绀,可间接地判断患者存在呼吸困难。根据患者主诉"转移性右下腹疼痛",间接推测患者是否有阑尾炎,并进一步进行重点检查。临床上护士对患者的判断主要依靠的是思维的间接性。

2. 概括性　是思维最显著的特性,思维之所以能揭示事物的本质和内在规律性的关系,主要来自抽象和概括的过程,即思维是概括的反映。思维的概括性主要体现在两个方面:①在大量感性材料的基础上,对一类事物的共同特征的认识。如不同组织部位的炎症表现各异,但大都有红、肿、热、痛、功能障碍的病理改变。②对事物之间的规律性内在联系的认识,如严重腹腔内出血的患者能抽到血性腹水。

3. 物质属性　大脑是进行思维的器官,当大脑发育不健全或大脑有疾病时个体常不能进行正常的思维。因此,人的正常思维首先必须具备一定的物质基础,即思维具有物质属性。

二、科学思维

(一)科学思维的概念

科学思维(scientific thinking),是人类在学习、认识、操作和其他活动中所表现出来的理解、分析、比较、综合、概括、抽象、推理、讨论等所组成的综合思维。科学思维是人类对以往认识的过程和规律的总结,是对认识经验程序化和规范化的具体表现。

(二)科学思维的方法

1. 观察　观察是科学思维过程中常用的方法,可通过观察事物外部行为和各种现象,寻求内在变化规律,为科学思维提供依据。既可以在自然环境中观察,也可以在预先设置的情景中进行观察;既可以是有目的的观察,也可以是无意识的观察。如观察患者的呼吸类型、节律属于有目的的观察,急诊抢救室护士闻到刺鼻的大蒜臭味考虑患者为有机磷农药中毒属于无意识的观察。

2. 分类和比较　分类是根据研究对象的共同点和差异点,将对象区分为不同种类的思维方法。可按照一定的层次逐级进行分类,如医疗事故可分四级;也可按照事物的表面现象分类,如对护理差错可按打错针、发错药进行分类。比较是确定对象之间的相同点和差异点的逻辑思维方法,通过比较鉴别可以找出事物的独特特征。可以分为横向比较、纵向比较、理论与实践的比较。如比较同一患者近 3 d 内的液体出入量、体温的变化属于纵向比较。

3. 分析和综合　分析是把客观对象分解为各个部分、单元、环节及要素,并认识各部分的地位与作用。如教会学生认识一台汞柱式血压计时,可将其分解为水银测压计、输气球、袖带等,具有把复杂事物简单化,深化对事物的认识,便于把握事物的本质的优点,但容易形成孤立看问题的习惯。综合是在分析的基础上把各个部分内在地联系起来,形成对客观对象的整体认识。如学生学习使用无菌持物钳、打开无菌容器、铺无菌盘等各项无菌操作技术后,再将其结合起来,从整体上全面把握事物的本质。

4.归纳和演绎　归纳是从个别或特殊事物中概括出一般知识,如各种疾病的护理常规,来自于对疾病护理工作的概括。演绎是从一般原理推出个别事物的未知属性的思维方法,如用产后护理常规演绎出对某一位高龄产妇的护理方法。

(三)科学思维形式

1.逻辑思维(logical thinking)　是在感性认识的基础上,运用概念、判断、推理、论证等形式对客观事物间接、概括的反映过程,是科学思维最普通、最基本的形式,包括形式逻辑思维和辩证逻辑思维两种形式。

(1)形式逻辑思维:是逻辑思维的初级阶段,是从抽象同一性,以相对静止和质的稳定性方面去反映事物,从思维形式、结构方面研究概念、判断、推理、论证及其思维规律。如新生儿抚触可促进其消化,有效解除便秘;而解除便秘有助于改善新生儿黄疸症状。因此,护士进行思考后提出对新生儿抚触可降低新生儿黄疸的结论,并进行相关临床试验获得成功。

(2)辩证逻辑思维:是思维发展的高级阶段,尽管它和形式逻辑思维一样,都借助概念、判断、推理、论证等思维形式进行思维,但辩证思维具有灵活性和具体性的特点。辩证思维的判断在于它能具体反映事物内部矛盾和矛盾运动,辩证思维推理以对事物矛盾分析为前提进而推出结论。

2.非逻辑思维

(1)形象思维:是在反映客观的具体形象或姿态的感性认识基础上,通过意向、联想和想象来揭示对象的本质及其规律的思维形式。它可以直观地、形象地揭示对象的本质规律,使一些高度抽象的理论变得较易理解。如护士为患者创造优美舒适的病室环境时,首先头脑中构思许多布局图,在实施中边观察、边思考的过程。形象思维离不开实践。

(2)直觉思维:指在经验知识基础上,不受某种固定的逻辑、规则约束,而直接领悟事物本质的一种思维形式。如护士发现患者有体温过高的护理问题,立刻给予物理或药物降温。

3.创造性思维　是以感知、记忆、思考、联想、理解等能力为基础,以综合性、探索性和求新性特征的高级心理活动,需要人们付出艰苦的脑力劳动。"灵感"通常是创造性思维过程中一种活跃的心理状态。创造性思维又是聚合思维和发散思维的优化组合。

(1)聚合思维:又称集中思维,即把问题提供的各种信息聚合起来,以求得唯一正确答案的思维方式。

(2)发散思维:又称辐散思维,是根据已有的信息向不同方向扩散,去探索符合条件的多样性答案。例如对复杂病例的讨论,提出的可能性越多,对病例的认识就越全面。

4.数理思维　借助数学工具,用数学语言表达事物的状态、关系和过程,经推导、演算和分析形成解释、判断的思维方式。

5.评判性思维

(1)评判性思维的概念:评判性思维(critical thinking)也称批判性思维,是指个体在复杂情景中,在反思的基础上灵活应用已有的知识和经验进行分析、推理,做出合理

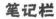

的判断,在面临各种复杂问题及各种选择的时候,对问题的解决方法能够正确地进行取舍,做出抉择。从护理学的角度看,评判性思维是护士面对临床复杂的护理问题时所进行的有目的、有意义的自我调控性判断、反思、推理、决策的过程。

评判性思维是20世纪30年代德国法兰克福学派的学者所主张的一种思维方式,20世纪80年代以后,被逐渐引入护理领域,受到了护理教育界的高度重视,许多护理学家认为评判性思维能力是高等护理教育毕业生应具备的能力。1989年美国护理联盟在护理本科的认证指南中将评判性思维能力作为衡量护理教育水平的一项重要指标。我国护理界也从19世纪末开始逐渐加强了对护士评判性思维能力的培养。

(2)评判性思维的组成要素:评判性思维的组成主要包括智力因素、认知技能因素和情感态度因素。

1)智力因素:指在评判性思维过程中所涉及的医学基础知识、护理学专业知识及人文社会学科等知识。只有具备相应的专业知识基础,护士才能在复杂的临床情景中,准确、审慎地判断服务对象的健康需要,做出合理的临床推理及决策。

2)认知技能因素:能够帮助个体在评判性思维过程中综合运用知识和经验,做出符合情景的判断,包括6种核心认知技能要素。①解释:对推理的结论进行陈述以证明其正确性。②分析:辨识陈述中意欲的和实际的推论关系,辨识问题、概念、描述或其他表达信念、判断、经验、理由、信息或意见的表征形式。③评估:对相关信息的可信程度进行评定,对推论性关系之间的逻辑强度加以判断。④推论:根据相关信息推测可能性发生的情况得出合理结论。⑤说明:指理解和表达数据、事件、规则、程序、判断、信仰或标准的意义及重要性。⑥自我调控:有意识地监控自我的认知行为、进行及时的自我调整。

3)情感态度因素:个体应具备的人格特征,包括具有进行评判性思维的心理准备状态、意愿和倾向。具有评判性精神的个体表现为独立自主、自信负责、诚实公正、好奇执着、谦虚谨慎、质疑反思、有创造性等。

(3)评判性思维的特点

1)是理性的和经过思考的:具有评判性思维的人,在进行思考和解决问题时,必须善于广泛收集资料,对他人的观点或"权威"的说法进行积极的思考,做出分析判断。

2)能博采众长:评判性思维是开放的过程,运用评判性思维思考和解决问题过程中,个体愿意听取和交流不同观点,主动与他人交流分享自己的观点,并进行归纳总结,使所做的结论正确、合理。

3)具有自主性:评判性思维是一个主动思考的过程,个体在面临问题时会积极地思考,主动、独立地运用自己的知识去分析,做出自己的判断,而不是被动地接受别人的观点。

(4)评判性思维的层次:评判性思维包括三个层次,即基础层次、复杂层次和尽职层次。护士所处的评判性思维层次不同,会影响他们的思维方式和行动特征,进而影响临床护理决策和服务质量。

1)基础层次:是建立在一系列规则之上的具体思维,护士相信专家对每个问题所给出的答案都为正确答案,且坚信所有问题只有一个答案。在对患者实施护理措施时,护士严格遵守护理常规或操作程序,不能考虑根据患者的个性化需求适当进行调整。此期显示护士缺乏评判性思维的经验,可通过接受专家的指导,自我调控、及时总结经验、独立思考。

2)复杂层次:处于此期的护士开始走出权威,对问题的解决会主动权衡利弊,选择合适的方法,主动性增强,在为患者进行护理操作时,护士会独立地分析、检验方案,处理问题依据具体情况而定,面临复杂情况时能够脱离标准的束缚进行思考,在一定程度上创造性地解决同一问题。此期显示护士有一定临床经验和业务能力,掌握较广泛的解决问题的方法。

3)尽职层次:开始在护理专业信念的指导下,从维护护理对象利益出发,进行专业决策,并承担相应的责任,能够对解决各种复杂临床问题的备选方案进行思考,并根据其可行性来选择行为,并以专业要求的原则来实施方案。如对急性大出血患者的急救处理措施。能够显示护士具有丰富的临床经验、专业知识和水平。

(5)评判性思维对护理工作的意义

1)现代护理工作迫切需要评判性思维:随着护士角色和功能范围的扩展,护理工作的多样性与复杂性也愈来愈明显,护士在临床实践中越来越多地需要主动思考患者的需求。为了确保护理实践的安全性,护士必须具备质疑能力和分析推理能力,有效地处理繁杂的信息,得出正确可靠的结论,才能为患者提供个性化、高质量的护理。

2)促进护士全面素质的提高:信息化社会背景下,护理也逐渐走向信息化,因此,护士必须选择对自己有利的信息。培养和发展评判性思维能力,可以使我们用评判的眼光对众多的知识进行辨别、评价和选择。

3)促进护理学科的发展:护理学科的发展需要依靠护理人员自身的创新能力。要培养创新能力,首先要善于发现问题、善于对现有的护理理论和实践提出质疑,发现问题并进一步探索和改革。因此,需要护理人员善于用批判的眼光,质疑、反思的精神看待问题。

(6)评判性思维的教学方法与模式

1)以问题为基础的教学模式(problem-based learning,PBL):是一种以问题为导向,以学生为主体的新型教学模式,又称为基于问题的学习模式。教师首先设置临床案例情景,将学生5~6人设为一组,成为该情景的主人。强调让学生亲历探索与研究的全过程,促进学生不断地思考,充分发挥学生学习主体作用,有助于培养学生自学能力、综合分析能力、创新能力,实现"学会"向"会学"转化,为学生提供了进行评判性思维的训练机会。同时,PBL教学模式要求集体协作,这对学生处理人际关系的能力是一个锻炼。

2)实践反思法:是指让学习者更好地利用既往经验,通过反思发展评判性思维的能力。一般适用于临床见习或实习期护生评判性思维的培养,也可用于年轻护士的评判性思维能力培养。实践反思法要求学习者在实习或见习后记录反思日记,将自己印象最深的护理活动、感受记录下来。包括护理了哪些患者,有哪些健康问题,其依据是什么;临床教学和自己的想象有无不同,如何评价;观察到的行为、态度是否都合理;运用所学知识是否解决了问题,解决哪些问题;自己的情感和态度有无变化;产生了什么新观点或疑问等。通过自我反思,对自己的思维进行质疑,同时也让带教者观察学生的思维问题,进行有针对性的教学。

3)Taba教学法:Taba教学法是建立在"护理程序"模式的基础上,借助不同的临床情况,通过让学生参与积极的思维活动,培养学生观察、比较、分析、综合、推理、假设、论证的能力。通过让学生收集、归类临床资料;分析原因,临床推理;做出假设,提出证据;树立良好的职业情感、价值观、职业道德,认识到护理工作的重要性及特殊患者的需求。Taba 教学法比较适合我国现阶段高等护理教育的要求。通过这种方式的教学,能有效地培养学生评判性思维意识、技能与技巧,为今后独立处理临床护理问题打好基础。当然,这种教学模式的开展需要带教教师自身具有较高的批判性思维能力。在教学过程中,通过诱导式、启发性的提问帮助学生逐步形成评判性思维的倾向和技能。

4) 访谈法:是一种让学生走出课堂,走向社会,亲自实践体验的教学方法。实践证明访问交谈法能有效地培养学生主动寻找问题、善于发现问题的能力,更重要的是能够帮助学生树立健康向上的职业道德观和价值观。最初,可由教师给学生指定访问对象,逐步过渡到让学生自己确定访问对象。访问对象可以是残疾患者、皮肤造瘘患者,也可以是分娩后的患者、癌症患者的家属等,学生在访问之前,要安排好访问事宜,根据访问的目的准备好采访内容、拟订访谈提纲。在访问交谈中,学生通过提问、分析、归纳、比较等思维技巧和交流技巧,观察、收集被访问者语言和非语言行为资料及内容,能够发现被访问者潜在的社会、生理、心理等健康问题,挖掘产生其问题的根源,进而通过访问同种类型的另一些人,相互比较,确立自己的观点和态度。在学生进入临床实习或毕业前采取这样的教学方法,能够帮助学生建立正确的职业道德观和学科价值观,也是学生积极主动思维、积极探索学科问题的情感基础,是进行合理评判性思维的内在动力。

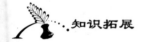 **知识拓展**

评判性思维能力的测量

评判性思维的结构是抽象和多元的,目前的评估工具主要包括多项选择式评定法、开放式评定法和混合评定法 3 种评估系统。

1. 多项选择式评定法 是指被调查者对于评判性思维评估量表中给定的每个条目做出单项或者多项选择,从而直接测评受测者面对特定条目的分析、评价、逻辑推理等能力,简单方便,可操作性强,是目前最常用的评判性思维能力评估方式。主要包括沃森-格拉泽(Watson-Glaser)评判性思维鉴定量表、加利福尼亚评判性思维倾向测量表、Cornell 评判性思维测试及医学科学推理测验(heath sciences reasoning test,HSRT)。医学科学推理测验主要用于医务人员评判性思维能力的评估,评价评判性思维的 5 类技能,包括理解、分析、评估、推论和解释。

2. 开放式评定法 要求被调查者根据开放性的情景,如争议性的议题或者场景,被调查者评估、分析场景中的问题,解释、陈述自己的观点和推理过程,从中可充分体现被调查者分析、评价、逻辑推理、解释或说明、归纳、演绎等评判性思维能力特质,目前常用的评估方法主要包括Ennis-Weir 评判性思维短文测试和基于表现的评判性思维测评。

3.混合评定法 将多项选择式评定法和开放式评定法有效地结合起来,更加客观、全面地评价被调查者的评判性思维能力。如 Halpem 评判性思维测试(the Halpem critical thinking assessment ,HCTA)。首先测试者被要求围绕特一场景回答开放式问题,然后完成关于该场景的多项选择题。多选题部分测验被测试者对于每一道问题的正确选项的认可,而开放式提问部分测试思维、推理能力,以及在没有暗示的情境下自我解决问题的能力。这些生活场景涉及多个领域,包括健康、教育、工作、社会政策等。

第二节 临床护理决策

决策活动是人类的基本活动之一,作为管理学与护理学相结合的产物,临床护理决策于 20 世纪 70 年代开始在护理文献中出现,是护理临床实践的重要组成部分。评判性思维是决策的基础,而决策是评判性思维的最终目的之一。掌握临床护理决策的方法和步骤,培养护士临床护理决策能力,有助于护士在明确服务对象问题、了解服务对象情况、获得解决相关问题的证据之后,进行有效决策,并对护理措施的效果进行正确评价。

一、临床护理决策的概念

决策(decision)是对不确定的问题,通过一些定量分析方法,从众多备择方案中选定最优方案的过程。决策的基本含义有两层:一是备选答案多样,二是通过选择消除不确定性状态。可见,决策既是行为过程,又是思维过程。

对于临床护理决策的定义,目前尚无统一认识。护理学者饶彻(Roche)提出,临床护理决策(clinical nursing decision)是一个由护士结合专业理论知识和实践经验对服务对象的护理做出判断的复杂过程,是对服务对象病情的资料及意义来源的评估,以及代表服务对象利益应采取的护理行为判断的复杂过程。也是护士在临床护理实践过程中,对面临的现象或问题,从所拟订的若干个可供选择的方案中做出决断并付诸实施的过程。这种专业决策可以针对服务对象个体,也可以是针对服务对象群体。

二、临床护理决策的类型

1.确定型临床护理决策 确定型临床护理决策是指在事件的结局已经完全确定的情况下护士所做出的决策。在该种情况下,护士只需通过分析各种方案的最终得失,做出选择。如为高热患者采取降温措施。

2.风险型临床护理决策 风险型临床护理决策是指在事件发生的结局尚不能肯定,但其概率可以估计的情况下做出的临床护理决策。风险型临床护理决策有 3 个基本条件:①存在两种以上的结局;②可以估计自然状态下事件的概率;③可以计算不同结局的收益和损失。如为长期卧床患者采取定时翻身的护理措施,预防褥疮的发生。

3.不确定型临床护理决策 不确定型临床护理决策是指在事件发生的结局不能肯定,相关事件的概率也不能确定的情况下护士所做出的决策。如对突然窒息患者立即施行心肺复苏急救方案。

三、临床护理决策的模式

随着医学模式的转变,根据护士与服务对象在临床护理决策中的角色定位不同,将临床护理决策分为三种:护士决策、服务对象决策和共同决策模式。

1.护士决策模式 护士决策模式是指由护士为主导,护士单独或者与其他医务人员一起考虑收益和风险进而替服务对象做出选择,告知服务对象的信息量由护士决定。在护士决策模式中,服务对象不参与决策过程,前提是护士知道哪种方案对服务对象最为合适。

2.服务对象决策模式 是指由护士提供各种方案的优点和风险等相关信息,服务对象根据自身的经验以及理解独立做出选择。

3.共同决策模式 是指护士向服务对象提供各种相关信息,服务对象提供自身的病情和生活方式以及自己的价值取向等,然后护患双方对相关的备择方案进行讨论,并结合实际情况(如社会、家庭、医院现实条件等因素)做出最优的选择。在共同决策模式的过程中,护士与服务对象之间始终保持互动、双向信息交流的关系,服务对象与护士都是决策者,护士与服务对象之间是一种协作关系。同时,在共同决策模式中,护士还承担教育服务对象的任务,在决策进行的过程中护士首先需要客观地向服务对象解释,使服务对象具有参与决策的基本知识和思想基础。

四、影响临床护理决策的因素

临床实践的复杂性和特殊性会增加临床护理决策的困难程度。临床护理决策目标的设定和行为方案的选择会受到个体因素、环境因素和情境因素的影响。

(一)个体因素

护士在临床护理决策中,需要运用感知和评价来进行决策。护士的价值观、知识、经验及个性特征决定了护士在临床护理决策中感知和思维方式不同,因而可能对服务对象问题做出不同的决策。

1.价值观 决策过程是基于价值观的判断。在决策过程中,备择方案的产生及最终方案的选定都受个人价值体系的影响和限制。如护士在搜集和处理信息,以及对信息重要价值的判断上要受到自身价值观的影响。护士在临床实践中应清楚地认识到个人的价值观和信念会影响临床护理决策的客观性。在临床实践中,护士应注意避免根据自己的喜好和风险倾向进行临床决策。

2.知识基础 护士在临床护理决策中,对护理问题的评判性思维和临床决策能力受自身知识深度和广度的影响。护士必须具备基础医学、人文科学和护理学的知识以便做出合理的临床决策。

3.既往经验 在每次决策过程中,护士都会受到既往经验的影响,包括所接受的教育和先前的决策经验。个体决策经验越丰富,就越能提出更多备选方案,如低年资

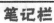

笔记栏

护士的护理临床决策能力水平有待提高。但当既往经验与当前情况存在差异,而护士却仍然按照自己以往的经验处理问题时,就会阻碍护理临床的正确决策。

4. 个性特征　护士的个性特征如自信、独立、公正等都会影响临床护理决策过程。自信独立的护士通常能够运用正确的方法做出正确决策,但是过于自信独立的护士容易忽视在临床护理决策过程中与他人的合作,因而可对临床护理决策产生不利影响。

5. 思维方式　有些个体善于根据直觉进行思维,而有些人则以分析为主。在决策时,应尽量使用多种思维方式进行决策,使决策全面、科学。

(二)环境因素

护士在临床护理决策过程中会受到周围环境的影响。这些环境因素可分为两类:物理环境因素和社会环境因素。物理环境因素包括病房设置、气候、临床设备及条件等,社会环境因素包括机构政策、护理专业规范、人际关系、可利用资源等。文献报道证实,和谐的人际关系能够增进护士间的彼此了解、增强相互信任感,对于提高护理质量、改善服务态度、更好地发挥护士的临床决策能力以及增强护理队伍的凝聚力有积极的影响。

(三)情境因素

1. 与护士本人有关的情境因素　护士在决策过程中自身所处的状态,对相关信息的把握程度会影响临床护理决策。焦虑、疲惫状态下,护士注意力难以集中,会降低个人的思维能力并阻碍决策过程;一定程度的应激及由此而产生的心理反应能促进个体积极准备,有助于做出恰当的临床护理决策。护士应对所处情境中的信息进行深入了解,在临床护理决策中,不受他人影响而自主决策。

2. 与决策本身有关的因素　临床护理决策过程涉及服务对象的症状、体征、心理反应和行为表现,护理干预及决策周围的物理和环境特征等因素。各种资料和信息之间可能还存在相互干扰,这些因素的数量、因素本身具有的不确定性、因素的变化或因素之间的冲突都决定了决策本身的复杂程度。护理决策的复杂程度越高,决策的难度越大。

3. 决策时间的限制　护理对象病情的多变化性决定了护士必须快速地进行决策。决策时间的限制促使护士在规定的期限内完成任务。但是时间紧迫容易使护士在匆忙之中做出不恰当的决策。

五、临床护理决策的步骤

护士在临床护理决策过程中,为了能做出最理想的决策,达到最佳决策的目的,应正确分析服务对象的具体情况、预测护理临床问题的发展趋势、充分搜集相关信息、缜密进行逻辑推理。

(一)明确问题

明确问题是合理决策、正确解决问题的前提。在进行临床护理决策时,护士密切观察病情、有效地和服务对象沟通、广泛地运用相关资源获得足够的信息,进而明确服务对象所面临的问题。护士在确定服务对象问题时,可从问题发生的对象、时间、地点、发生情况、处理方法以及采取该处理的依据等方面进行考虑。护士在明确问题的过程中,可使用观察、分析和综合、归纳和演绎等科学方法,将服务对象的一系列问题放在具体临床情境中,以鉴别主要的信息和观点存在的合理性和正确性,并明确服务对象的核心问题、可能存在的潜在假设、支持问题证据的有效性等。

(二)陈述目标

确定目标是临床护理决策的重要环节,也是决策活动的预期结果。在临床护理决策时,问题一旦确定后,就应陈述通过整个决策工作所要达到的解决目标,护士应清楚决策中要保护什么、避免什么以及目的是什么,并要充分考虑达到目标的具体评价标准。然后,根据具体临床情境对决策目标的重要性进行排序,建立优先等级,首先注重最重要的目标以获得主要的结果。如对睡眠形态紊乱的患者,采取护理决策后的目标为患者主诉影响睡眠的原因、促进睡眠的方法等。

(三)选择方案

选择最佳方案前,应该充分搜集信息及有用证据,寻找各种可能的解决方案并对这些方案进行正确评估。

1. 寻找备择方案　护士根据决策目标,运用评判性思维寻求所有可能的方案作为备择方案,然后对方案进行反复论证和推敲,最终确定可行的、有针对性强的方案。在护理临床实践过程中,这些备择方案可来自护理干预或服务对象护理策略等。

2. 评估备择方案　护士对各种备择方案根据客观原则进行评估分析,在此过程中护士应注意调动服务对象的积极性,与服务对象充分合作,权衡备择方案,共同选择、检验、评价各种方案。此外,还应对每一备择方案可能产生的积极或消极作用进行预测。

3. 做出选择　对各种备择方案评估后,采用一定的方法选择最佳方案。如可采用列表法,将备择方案各要素进行排列比较,最终做出选择。

(四)实施方案

在实施方案阶段,护士需要根据解决问题的最佳方案制订相应的详细计划来执行该决策,应注意制订相应的计划预防、减小或克服在实施方案过程中可能出现的问题、有效的组织安排。

(五)评价和反馈

在决策方案实施过程中或实施后,护士对所运用的策略进行评价,对策略积极和消极的结果进行检验,确定其效果及达到预期目标的程度。在临床实践中,如果护士能够做到及时评价、总结和反馈,将非常有利于临床护理决策能力的提高。

当临床护理决策的对象是群体时,护士应注意确定每个个体的问题,比较不同个体的情况,确定对群体最紧要的问题,预测解决首优问题需要的时间,确定如何在同一时间解决更多问题,并考虑使该群体成为决策者参与临床护理决策。

六、临床护理决策与循证护理

临床护理决策能力是护士临床综合技能的重要组成部分,有效的临床护理决策不仅关系到临床护理干预的科学性、有效性,而且对护理学科发展的独立性及专业护理实践的未来十分重要。与传统的临床护理决策过程比较,建立在循证护理信息交流基础上的循证护理临床决策具有更准确的、充分的数据支持和最佳决策方案的选择。循证护理思想是临床护理决策能够依据科学研究的结果,而不是护士个人经验,因此提高了临床护理水平。

(一)循证护理的概念

20世纪70年代,英国流行病学家、内科医生阿奇·科克伦提出了循证方法,将可以得到的单个随机对照试验(randomized controlled trial,RCT)按照疾病种类、治疗方法汇总,经荟萃分析(系统分析),结合自己的临床经验及理论,尽可能得出客观、真实、准确的综合评价结果,以指导临床医生的诊疗决策。至1992年,循证医学(evidence-based medicine,EBM)的概念正式确立,著名的流行病学家David Sackett将其定义为慎重、准确、明智地应用所能获得的最佳研究依据来确定患者的治疗措施,以对个体患者做出医疗决策。

循证护理(evidence-based nursing,EBN)的产生源于循证医学(EBM)。可定义为在计划护理过程中,慎重、准确、明智地应用当前所能获得的最好的研究证据,同时结合护理专业技能和多年临床经验,考虑患者的价值和愿望,以有价值、可信的科学研究结果为依据,提出问题,寻找并运用证据,对服务对象实施最佳的护理。其核心思想是批判性地接受现有的专业知识,并将其转化为可应用于临床实践的证据,减少护理工作的易变性,使以经验为基础的传统护理向以科学为基础的有证可循的现代护理发展。

(二)循证护理的实施程序

1. 提出问题　包括实践问题和理论问题。实践问题指由护理实践提出的对护理行为模式的疑问,以一个可以回答的问题形式提出来。例如,静脉留置针的封管使用肝素好还是生理盐水好,机械通气患者如何有效吸痰等。理论问题是指与实践有关的前瞻性的理论发展。例如,一名高血压伴糖尿病患者,72岁,女性,需要为患者提供的健康教育内容是什么?通常实践和理论这两方面的问题难以截然区分。

2. 检索相关文献　根据临床问题检索相关文献,尤其可以检索针对这个临床问题的系统综述和实践指南。实践指南是以系统综述为依据,经专家讨论后由专业学会制定,具有权威性及实践指导意义。检索出相关的、现有的最好研究证据。如针对该高血压患者健康教育问题进行文献检索,查到了8篇随机对照试验,评价了减轻体重、限钠摄入、补钾、补镁、补钙、补充鱼油、控制紧张情绪和体育锻炼对轻度高血压的疗效。研究发现,上述措施中仅有减轻体重、限钠摄入和体育锻炼对控制血压有效,而其他几种措施并不引起血压显著下降,或开始数月有效,几个月后效应完全消失。

循证护理的证据来源主要包括系统评价、实践指南、概述性循证资源等。系统评价是针对某一具体临床护理问题,系统全面地检索文献、按照科学标准筛选出合格的研究,通过统计学处理和综合分析,得出可靠的结论,用于指导护理实践。实践指南是以系统评价为依据,经专家讨论后由专业学会制定,具权威性和实践指导意义。在护理实践中应用指南时,应该首先明确指南只是为了处理实践问题制定的参考性文件,不是法规。应避免不分具体情况强制、盲目且教条地照搬照用。概述性循证资源是由专家评估撰写而成,包括问题性质、证据来源、评估标准、评估结果。护理专业人员用于收集、整理和评估原始研究论文的时间和精力有限,可考虑有效使用概述性循证资源。

3.收集与评鉴证据 检索到的原始文献是进行系统评价的基础,每一篇文献对系统评价的贡献是不同的,在敏感性分析和定量分析时应给予文献不同的权重值,确定一篇文献权重值的大小,要用临床流行病学和循证医学中评价文献质量的原则和方法进行严格的评鉴。这是循证护理的关键环节。严格评鉴主要包括对研究的内在真实性和外在真实性评价、在文献评价的过程中,更强调对内在真实性的评估。高质量的研究会使结果更接近真实。如果给低质量的研究赋予较大的权重,系统评价就可能得出错误的结果。

证据的分级循证护理中研究者通常将研究证据按其科学性和可靠程度分为以下5级。①1级:强有力的证据,来源于一份以上设计严谨的RCT的系统评价。②2级:强有力的证据,来自于一份以上适当样本量、设计合理的RCT。③3级:证据来自于非随机但设计严谨的试验。④4级:证据来自于多中心或研究小组设计的非实验性研究。⑤5级:专家意见。由此可见,传统经验式护理中所注重的专家意见在循证护理中仍被作为证据来使用,但证据的级别最低。这一点足见循证护理对传统护理观念的挑战。

4.传播证据 通过各种途径和媒介,例如开展培训、组织讲座、发表论文、散发材料、利用网络等形式将所获得的证据推荐给临床实践机构和专业人员。*Nursing standard* 杂志是从1996年开始组织倡导"循证护理"的第一个中心,总部设在英国约克大学,该中心组织进行有关护理实践活动的专题系统文献查询,并在 *Nursing standard* 上发表其结果。澳大利亚的 Joanna Briggs"循证护理"中心是目前全球最大的推广"循证护理"的机构。1997年以来,该中心开展了系列专题活动,包括组织专题系统文献查询、举行短期讲座培训和循证护理年会、开展相关研究、编辑出版 *Evidence-based Practice information Sheets* 刊物等,为临床护理实践提供实证,倡导循证护理的开展。1998年加拿大与英国共同创刊了杂志《循证护理》,以传播循证护理研究成果,介绍循证护理实践经验,探讨循证护理实践方法等。

5.应用证据 将最佳证据应用于临床实践,并与临床专业知识和经验、患者需求相结合,根据临床情景,做出最佳的临床决策。设计合适的观察方法并在小范围内实施试图改变的实践模式。如临床研究、特殊人群的试验性调查、模式改变后的影响和稳定性的调查、护理新产品的评估、成本效益分析、患者或工作人员问卷调查等。

6.评价证据 在应用证据的同时,注意观察其临床效果,必要时开展进一步研究。循证护理是一个动态发展过程,须在实施后评价证据应用后的效果。效果评价的反馈有助于护理研究质量的提高,使得循证护理更丰富、更确切。循证护理并不单指利用系统评价后的护理文献就可作为制订护理措施的依据,还应利用医院现有的各种诊断、监护、治疗、仪器的客观指标作为制订护理计划的依据,并依据临床客观指标对护理效果进行评价。

七、发展临床护理决策能力的策略

1.发展护理评判性思维能力的条件

(1)创造评判性思维氛围:护士评判性思维需要自由、民主、开放的氛围,在此环境下护士可以自由表达观点、疑问、肯定或否定的判断并向权威提出挑战。创造支持评判性思维的环境对发展专业护士的评判性思维能力至关重要。护士要积极创造鼓励不同意见和公正检验不同意见的环境,鼓励护士在做出结论前检验证据,避免盲目服从群体意愿的倾向。

(2)提高护理教师的评判性思维能力:护理教师评判性思维能力的水平会直接影响学习者评判性思维能力的培养。在培养学习者评判性思维的过程中,教师的行为具有很强的示范性,教师本身具有强的评判性思维能力,能够在训练过程中影响学习者用质疑的态度、评判性思维的技巧和方法进行学习和实践。

(3)培养评判性思维的情感态度:个体在进行评判性思维活动时,应具备积极的情感和态度。因此,在培养个体评判性思维能力之前,应该加强个人情感态度的培养,发展个体勤奋、探索、公正等个性特征。护士要经常反思自己是否具备评判性思维的态度,如好奇、公正、谦虚、执着等。对已经具备及需要培养的评判性思维的情感态度进行经常性评估。如为培养公正的态度,可以有意地去搜集与自身观点对立的信息,以提供理解他人观点的实践机会。

2.熟练运用护理程序　在临床护理决策过程中,提高护士运用护理程序的能力和技巧,如在护理评估的过程中,注意形成系统的评估方法,提高评估效率。在对相关问题不了解时,不要盲目行动,应注意积累相关知识,了解健康问题的症状、体征、常见原因、处理方式。

3.提高循证护理能力　循证护理思想使临床护理决策能够依据科学研究的结果,而不是护士个人经验,因此能极大提高临床护理决策的有效性。循证护理的实施有助于确保优质的医疗护理质量,促进我国卫生事业的发展。循证护理是临床护理决策过程中最常用的方法之一。

4.注重人文素质的培养　临床护理决策不是纯粹的专业技术工作,它蕴含着医学固有的终极关怀精神,体现着医疗卫生工作者对患者的重视、关爱、负责和服务。因此,在护理教育中应该重点培养学生的人文关怀精神,使学生能够在临床护理决策的过程中始终弘扬人道主义精神,以高度负责、精益求精的职业态度,努力提高临床护理决策水平,为患者提供最好的护理服务,回应社会对护理专业的期望。

在高等护理教育中培养学习者的评判性思维能力和临床护理决策能力,使他们获得胜任护理专业工作的能力,对于提高学习者的护理实践水平有重要意义。在此过程中应注重课堂学习与社会现实相联系,培养具有评判意识和评判性思维能力的个体,并能够将已有的知识作为一种工具与手段,改善目前的护理实践状况以及培养勇于创新实践的护理人才。这些人才所形成的各种特征和素质将在很大程度上促进护理学专业的发展,并通过促进学科的发展来推动社会的进步。

(朱丽丽)

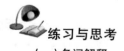

（一）名词解释

1.评判性思维

2.临床护理决策

3.循证护理

4. 共同决策模式

（二）填空题

1. 临床护理决策的步骤依次是_____、_____、_____、_____、评价和反馈。

2. 评判性思维的组成包括智力因素、_____和_____。

3. 评判性思维的层次分别是_____、_____和_____。

4. _____年正式提出了循证医学的概念。

5. 科学思维的形式有_____、_____、_____和评判性思维。

6. 循证护理实施的程序为提出问题、_____、_____、_____、应用证据和评价证据。

7. 循证护理的证据来源主要包括_____、_____和概述性循证资源等。

（三）选择题

1. 临床上护士对患者的判断主要依靠的是（　　）

A. 思维的概括性　　　　B. 思维的间接性　　　　C. 思维的逻辑性

D. 思维的物质属性　　　E. 思维的深刻性

2. 思维最显著的特征是（　　）

A. 思维的概括性　　　　B. 思维的间接性　　　　C. 思维的逻辑性

D. 思维的物质属性　　　E. 思维的深刻性

3. 解剖学上依据不同的系统结构,从而推断出人体的组成,属于哪种科学思维方法（　　）

A. 观察　　　　　　　　B. 归纳　　　　　　　　C. 演绎

D. 分析　　　　　　　　E. 综合

4. 以一般原理为前提,推出对个别事物的结论的逻辑方法是（　　）

A. 归纳　　　　　　　　B. 演绎　　　　　　　　C. 分析

D. 综合　　　　　　　　E. 类比

5. 护理评判性思维的核心目的是（　　）

A. 诊断推理　　　　　　B. 质疑反思　　　　　　C. 临床决策

D. 鉴别诊断　　　　　　E. 演绎推理

6. 下列不属于护理评判性思维的构成要素的是（　　）

A. 知识基础　　　　　　B. 临床经验　　　　　　C. 态度

D. 认知技能　　　　　　E. 制订决策

7. 护理人员参照操作规范进行工作,属于评判性思维的是（　　）

A. 基础层次　　　　　　B. 简单层次　　　　　　C. 复杂层次

D. 高级层次　　　　　　E. 尽职层次

8. 护士走出权威,独立地分析和检验选择方案,认识到问题可以有不同的解决方法,并且每种方法有其利弊,属于评判性思维的是（　　）

A. 基础层次　　　　　　B. 复杂层次　　　　　　C. 尽职层次

D. 初级层次　　　　　　E. 高级层次

9. 护理人际关系是影响护理临床决策的（　　）

A. 个体因素　　　　　　B. 情感因素　　　　　　C. 社会因素

D. 环境因素　　　　　　E. 情境因素

10. 下列影响护理临床决策的因素中属于情境因素的是（　　）

A. 思维方式　　　　　　B. 决策风险性　　　　　C. 护理专业规范

D. 病房设置　　　　　　E. 情感倾向

11. 在事件发生的结局不能肯定,其概率也不能确定的情况下护士做出了护理决策,例如,对留置导尿的患者定期夹闭引流管,训练膀胱功能,属于（　　）

A. 确定型临床护理决策　　　B. 安全型临床护理决策　　　C. 风险型临床护理决策

D. 不确定型临床护理决策　　E. 常规型临床护理决策

12. 关于循证护理错误的是(　　)

A. 首先明确需要解决的问题　　　　　　　B. 收集相关证据很重要

C. 循证护理由五个步骤组成　　　　　　　D. 应该选择及使用其中最有效的证据

E. 核心思想是接受现有的专业知识

13. 下列哪种证据质量最高(　　)

A. 专家意见　　　　　　　　　　　　　　B. 对照试验但未随机分组

C. 多个大样本随机对照试验　　　　　　　D. 所有随机对照试验的系统评价

E. 护理专家的临床经验

14. 循证护理临床实践要求遵循的基本步骤,首先是(　　)

A. 全面收集有关研究证据

B. 严格评价研究证据

C. 针对具体患者提出临床问题

D. 将研究结果用于指导具体患者的护理

E. 评价效果

15. 国际公认属循证医学中最高质量的证据(　　)

A. Cochrane 系统评价　　　　　　　　　B. 普通综述　　　　　　　C. 大样本的随机对照试验

D. Meta 分析的结果　　　　　　　　　　E. 以上都不是

(四)简答题

1. 简述影响护士临床决策的因素。

2. 简述科学思维的方法。

3. 简述证据的分级。

(五)拓展思维

1. 案例分析:护士小李刚从护理院校毕业参加工作,她希望自己能够很好地应用评判性思维分析、解决患者问题。在工作中,小李护士努力、勤奋,她确信临床护理专家对每个问题都有正确答案,在对患者进行护理时,严格参照操作的规范程序手册,遵循操作步骤依次予以执行,小李护士对自己的工作非常满意,但是在患者难易度调查中,患者却普遍反映小李护士不能很好满足自己的健康需求。

问题:

(1)你认为小李护士的评判性思维可能处于哪个层次,为什么?

(2)小李护士应该如何提高自己的评判性思维层次?

(3)哪些因素可能会影响护士小李评判性思维的发展?

2. 查阅资料,评论我国护士临床护理决策能力发展的主要策略。

第九章

护理程序

本章主要解释了护理程序、护理诊断等基本概念；描述了评估护理对象健康状况的方法；提出了护理诊断与医疗诊断的区别以及护理诊断的类型、组成、陈述方式；阐述了护理诊断的排序、护理目标的制订、护理措施的选择；介绍了护理实施的要求及护理评价的方法。本章重点是护理程序、护理诊断的概念；护理程序的步骤；患者资料的收集；护理诊断的类型、组成、陈述方式；护理诊断的排序方法和原则；护理目标的陈述方式和要求。难点是护理程序在临床工作的运用。

【临床情景】

患者王某，男，20 岁，3 d 前淋雨后出现寒战、高热、咳嗽伴右侧胸痛，口服退热药物效果欠佳，今日患者咳嗽、咳痰症状加重，痰液为铁锈色，黏稠，不易咳出，门诊以肺炎球菌性肺炎收治入院。入院后查体：T 39.7 ℃，P 110 次/min，R 30 次/min，BP 118/76 mmHg(1 mmHg＝0.133 kPa)，患者神志清楚，急性面容，面色潮红，呼吸急促，右侧胸部呼吸运动减弱，叩诊呈浊音，右下肺可闻及支气管呼吸音；X 射线示：右下肺大片状阴影，呈肺段分布；痰涂片可见肺炎球菌。

问题：

(1)请找出上述资料中的主观资料和客观资料。

(2)根据上述资料，列出患者存在的主要护理问题，并排列优先顺序。

(3)请针对首优问题制订护理计划，并以 PIO 格式进行护理记录。

第一节　护理程序概述

护理程序是护士在护理工作中所应用的工作程序，是一种系统而科学的安排护理活动的工作方法。在护理服务活动中，护士从收集资料开始，评估患者的健康状况，提出护理诊断，制订护理计划并付诸实施，最后进行护理评价，通过一系列有目的、有计划、有步骤的行为，为护理对象提供生理、心理、社会、精神及文化等方面的整体护理，使其达到最佳健康状况。

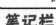

一、护理程序的概念

护理程序是护理人员以促进和恢复服务对象的健康为目标所进行的一系列有目的、有计划的护理活动,是系统的、科学的确认和解决服务对象对现存的或潜在的健康问题的反应的一种方法,是一个综合性、动态性、决策性和反馈性的思维及实践过程。综合性是指护士要综合运用多学科的知识和技能来处理护理对象对健康问题的反应;动态性是指护理诊断、护理计划应根据护理对象健康状况的不断变化而进行调整;决策性是指护士要针对护理对象的健康问题决策出相应的护理计划;反馈性是指实施护理措施后的结果又反过来影响和决定下一步的护理决策和措施。

二、护理程序的发展历史

1955 年,美国护理学家莉迪亚·海尔(Lydia Hall)首先提出护理是一个程序,她认为护理工作是"按程序进行的工作",强调以患者为中心实施整体护理。

1961 年,奥兰多撰写了《护士与患者的关系》一书,首次使用了"护理程序"一词,并提出了 3 个步骤:患者的行为、护士的反应、护理行动有效计划。

1967 年,尤拉(Yura)和沃斯(Walsh)完成了第一本权威性的教科书《护理程序》,确定护理程序有四个步骤,即评估、计划、实施、评价。

1973 年,盖比(Gebbie)和拉文(Lavin)在护理程序中加入了护理诊断,使护理程序成为五个步骤。同年,美国护理学会正式将护理诊断纳入护理程序,自此,护理程序发展为五个步骤,即评估、诊断、计划、实施、评价。

1977 年,美国护理学会正式发表声明,把护理程序列为护理实践的标准,使护理程序走向合法化,成为护理专业认可的工作步骤。

20 世纪 80 年代初,美籍华裔学者李式鸾博士来华讲学,将美国的责任制护理制度引入中国,以护理程序为中心的责任制护理开始实行。1994 年,美籍华裔学者袁剑云博士来华讲学,介绍的系统化整体护理深受我国护理界的欢迎,全国部分医院开始试点建设"模式病房",开展以护理程序为核心的系统化整体护理。1996 年,全国整体护理协作网正式组建。1997 年 6 月,卫生部下发《关于进一步加强护理管理工作的通知》,要求各医院积极推行整体护理。2002 年,袁剑云博士又到我国介绍了以护理程序为基本框架的临床路径,进一步促进了护理程序在我国护理工作中的运用。

三、护理程序的理论基础

护理程序是在吸收多学科理论的基础上构建而成,如系统论、需要层次论、沟通理论、解决问题论等。这些理论相互联系、相互支持,分别在护理实践过程的不同阶段、不同方面发挥特有的指导作用,共同为护理程序提供理论支持。其中,系统论构成了护理程序的基本框架;需要层次论为评估服务对象健康状况、预见护理对象的需要、排列护理诊断的优先顺序提供了理论依据;沟通理论在收集资料、建立良好护患关系等方面提供了精神、心理上的支持,可用于护理程序的各个阶段;解决问题论为确认服务对象的健康问题、寻求解决问题的最佳方案以及评价护理服务的效果奠定了方法论的基础。

护理程序还引用了其他理论,如控制论、信息论、评判性思维等。

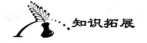知识拓展

评判性思维与护理程序

评判性思维是应用于护理领域中的一种新式逻辑思维方法。在护理程序中,护士通过运用逻辑推理、疑问态度、自主思维等方法为患者提供多层面的护理,提高整体护理质量,故评判性思维应用于护理程序的全过程。

评估阶段:护士进行仔细地观察,分析判断患者的资料是否重要、是否与健康问题有关,核实整理所获资料,并根据护理框架对资料进行分类。

诊断阶段:分析资料的类型和关系,确认服务对象的资料与正常的差距,做出判断。

计划阶段:护士根据患者的情况,合理排列护理问题的优先顺序,制订预期目标及分析判断相关因素,并根据相关因素选择适宜的护理措施。

实施阶段:护士运用护理知识将计划落实到护理活动中,并按计划选择性地为患者提供具体措施,检验解决问题的方法是否正确。

评价阶段:护理活动后,护士将患者的身体状况与预期目标相比较,判断是否达到预期结果。

四、护理程序的步骤

护理程序由评估、诊断、计划、实施、评价五个步骤组成,这五个步骤相互联系、相互影响、相互依赖,是一个持续循环的动态过程(图9-1)。

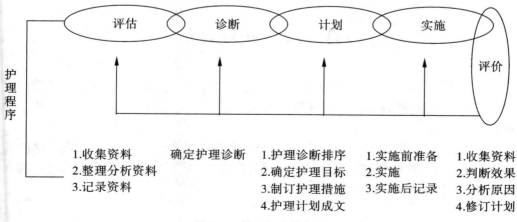

图9-1　护理程度的步骤

1. 护理评估　是护理程序的第一步,是有目的、有计划、系统的收集服务对象的健康资料,并对资料进行分析、整理和记录。

2. 护理诊断　在评估的基础上对所收集的资料进行分析和判断,以确定患者存在的健康问题,即确认护理诊断,此步骤是制订护理计划的依据。

3. 护理计划　针对护理诊断所涉及的健康问题做出的决策,包括排列护理诊断顺序、确定预期目标、制订护理措施和书写护理计划,因此,护理计划是护理行为的指南。

4. 护理措施　按照护理计划落实护理措施的护理活动。

5. 护理评价　将服务对象对护理活动的反应与预期目标进行比较,评价目标的完成情况,以指导下一步护理实践。必要时,应重新评估服务对象的健康状况,引入护理程序的下一个循环。

五、护理程序的特点

1. 目的性　运用护理程序的最终目的是确认和解决服务对象对现存的或潜在的健康问题的反应,满足服务对象的整体需要,帮助其达到最佳健康状态。

2. 针对性　针对服务对象的具体情况和需求设计护理活动,充分体现护理对象的个体特性。

3. 系统性　护理程序以系统论为理论框架,指导护理工作的各个步骤系统而有序地进行,每一项护理活动都是系统中的一个环节,保证了护理工作的连续性。

4. 动态性　护士在运用护理程序时,应根据服务对象健康状况的变化而不断调整护理活动,故护理程序是动态的、持续变化的。

5. 循环性　护理程序是按照评估、诊断、计划、实施、评价的步骤进行护理活动的,其无起点和终点,是持续循环的过程。

6. 协作性　护理程序强调护理人员、患者及家属、其他医务人员之间的合作与协调,共同为促进和恢复服务对象的健康服务。

7. 普遍性　护理程序适用于任何场所、任何服务对象,这种系统的、科学的工作方法,有利于提高整体护理质量。

8. 创造性　在运用护理程序时,护士需要用评判性思维的方法,根据护理对象的健康问题及特殊要求,创造性地设计解决问题的方法。

第二节　护理评估

护理评估(nursing assessment)是一个有目的、有计划、系统的、连续的收集资料,并对资料进行分析和整理,以明确服务对象所要解决的健康问题,为护理活动提供依据。

护理评估是护理程序的第一步,贯穿于护理程序的全过程,是整个护理程序的基础和关键,护理评估时收集的资料是否全面、正确将直接影响护理诊断、护理计划的准确性,最终影响护理目标的实现。

笔记栏

一、收集资料

（一）收集资料的目的

收集资料的目的：①为正确提出护理诊断、制订护理计划、评价护理效果提供依据；②建立护理对象健康状况的基础资料；③为临床提供疾病的信息；④为护理教学、科研积累资料。

（二）资料的来源

1.服务对象本人　是健康资料的直接来源和主要来源，包括服务对象的主诉、症状及体征。只要服务对象意识清楚、沟通无障碍、健康状况允许，就应成为资料的主要来源。

2.与服务对象有关的人员　如亲属、朋友、邻居、同事等，当服务对象是婴幼儿、病情危重、意识不清、言语障碍、智力不全、精神异常等患者时，家属等是获取资料的重要来源，他们提供的间接资料往往能补充或证实服务对象提供的直接资料。

3.其他健康保健人员　主要是指共同或曾经参与照护服务对象的医疗成员，包括其他护士、医生、医技人员、营养师、理疗师、心理医生及其他健康保健人员等，都可提供重要资料。

4.服务对象的各种健康记录　病历可提供服务对象既往病史、现有健康状况以及辅助检查的各种客观资料，如病史、体格检查、实验室检查、病程记录和会诊记录等。其他健康记录还可提供儿童的预防接种、社区的卫生记录以及其他保健人员所记录的信息等。

5.医疗护理文献　护理学及其他相关学科的文献可为服务对象的病情判断、治疗和护理等提供理论依据。

（三）资料的分类

1.主观资料　即服务对象的主诉，是服务对象对自己健康状况的认知和体验，包括服务对象的知觉、情感、价值、信念、态度、对个人健康状态和生活状况的感知，如"我喘不过气来""我上腹部像刀绞一样疼痛""我睡不着觉"等。一般来说，主观资料无法被具体观察或测量，其来源可以是患者本人，也可以是患者家属或对其健康有重要影响的人。

2.客观资料　指检查者通过观察、会谈、体格检查和实验室检查等方法获得的有关服务对象健康状况的资料，如"面色黄染""口唇发绀""血压升高"等。客观资料获取是否全面和准确主要取决于检查者是否具有敏锐的观察能力及丰富的临床经验。

当护士收集到主观资料和客观资料后，应将两者加以比较和分析，以证实资料的准确性。

（四）资料的内容

1.一般资料

（1）患者的基本信息：包括姓名、性别、年龄、民族、职业、婚姻状况、文化程度、家庭住址、宗教信仰、通信方式等。

（2）目前的健康状况：包括主诉、现病史、入院方式、医疗诊断及目前治疗情况。

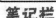

(3)既往的健康状况:包括既往史、过敏史、家族史。

(4)对健康的预期:对治疗方案、家庭照顾方案、治疗结果等的预期。

2.生活状况及自理程度

(1)饮食形态:服务对象饮食的种类、营养搭配及摄入情况、食欲、咀嚼及吞咽情况等。

(2)睡眠休息形态:服务对象休息后的体力恢复情况、睡眠情况以及是否需要辅助睡眠等。

(3)排泄形态:服务对象排便、排尿情况以及有无异常。

(4)健康感知及健康管理形态:服务对象保持健康的能力以及寻求健康的行为、生活方式、保健知识及遵守医嘱的情况。

(5)活动与运动形态:服务对象生活自理能力、活动能力、活动耐力的情况以及躯体有无活动障碍。

3.护理体检 包括生命体征、身高、体重、皮肤黏膜、认识感受形态以及各系统的生理功能。

4.心理社会状况 心理状况包括情绪状态、自我感知、自我概念、角色关系、应激水平与应对能力、个体倾向性、性格特征、价值观和信念形态等。社会状况包括主要社会关系及密切程度、社会组织关系与支持程度、工作学习、经济状况及医疗条件等。

5.实验室及其他辅助检查结果 近期各种检查报告的结果,实验室检查的数据。

(五)收集资料的方法

1.交谈法 护理评估中的交谈是指护士与服务对象及其家属之间的有目的的交流和谈话,是收集资料的最主要方法。其目的是帮助护士获得有关患者健康状况的资料和信息;使患者获得有关病情、检查、治疗、康复的信息以及心理支持;同时有助于建立良好的护患关系。

在临床护理工作过程中,交谈的方式可分为正式交谈和非正式交谈两种。正式交谈是指事先通知患者的有目的、有计划的交谈,例如入院评估时的交谈。非正式交谈是指护士在日常生活中与患者进行的随意而自然的交谈,这样的谈话往往使患者及家属感到亲切、放松而愿意说出内心的真实想法和感受。无论是正式交谈还是非正式交谈,护士均应注意运用沟通技巧,对一些敏感性话题应注意保护患者的利益和隐私。

2.观察法 观察法是指护士运用感官(眼、耳、鼻、手等)或借助一些辅助器具如血压计、听诊器、体温计等有目的地收集患者健康资料的方法。

(1)视觉观察:是通过视觉观察病情、了解患者一般情况的一种检查方法,如观察患者的外貌、步态、精神、意识状态、皮肤黏膜及呼吸、引流物的颜色、排泄物和呕吐物的性质等。

(2)触觉观察:是通过手的感觉来判断患者某些器官或组织物理特征的一种检查方法,如皮肤的温度和湿度、脉搏的节律和速率、肿块的位置及表面性质等。

(3)听觉观察:护士通过听觉辨别患者的各种声音,如患者语调的改变、咳嗽的声音、异常的呼吸音等。还可以借助听诊器来听心音、呼吸音、肠鸣音等。

(4)嗅觉观察:是通过嗅觉辨别发自患者体表、呼吸道、胃肠道或呕吐物、排泄物等的异常气味,以判断疾病的性质和变化。

观察是一个连续的过程,贯穿于整个评估过程中,可与交谈同时进行或独立进行,

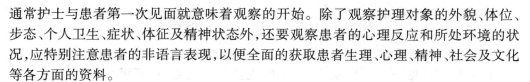

通常护士与患者第一次见面就意味着观察的开始。除了观察护理对象的外貌、体位、步态、个人卫生、症状、体征及精神状态外,还要观察患者的心理反应和所处环境的状况,应特别注意患者的非语言表现,以便全面的获取患者生理、心理、精神、社会及文化等各方面的资料。

3.护理体检 是收集客观资料的方法之一。是护士运用视、触、叩、听等体格检查技术对患者的生命体征及各个系统进行的检查。其目的是了解患者的阳性体征,确立护理诊断,从而制订护理计划。护士应掌握一定的体格检查技能,能够为患者进行正确的身体评估,以便及时了解病情变化和发现护理对象的健康问题。

4.查阅资料 查阅服务对象的病历、实验室及其他检查结果、各种护理记录以及有关文献等。

二、整理分析资料

整理分析资料是将所收集到的资料进行分类、核实、筛选和分析的过程,可以帮助护士发现资料有无遗漏和重复,以便快速地发现服务对象的健康问题。

(一)整理资料

将资料进行整理分类的方法主要有以下几种。

1.按马斯洛(Maslow)的需要层次论整理分类

(1)生理的需要:包括生命体征、氧气、水、营养、排泄、休息与睡眠、活动、避免疼痛等。如体温升高、腹痛、腹泻、心动过速等。

(2)安全的需要:如对医院环境的陌生、对医务人员技术的不信任、夜间睡眠需要开灯、术前恐惧、检查和治疗时精神紧张等。

(3)爱与归属的需要:如想念家人、害怕孤单、希望亲友的陪伴和探望。

(4)尊重的需要:如因疾病而自卑、因外貌受损而害怕被别人歧视、希望他人尊重自己的价值观和宗教信仰。

(5)自我实现的需要:如担心住院影响学习、工作,无法实现自己的理想。

2.按戈登(Gordon)的11种功能性健康形态整理分类

(1)健康感知-健康管理形态:如服务对象对自己健康状况的感知、采取的健康行为等。

(2)营养-代谢形态:如饮食、营养状况、生长发育情况等。

(3)排泄形态:如排尿、排便、排汗等。

(4)活动-运动形态:如日常活动能力、活动量和活动方式等。

(5)睡眠-休息形态:如每日睡眠、休息以及精神放松情况等。

(6)认知-感知形态:如个人的舒适感、感知能力、对疾病的认识等。

(7)自我认识-自我概念形态:如自我认知、自我评价等。

(8)角色-关系形态:如家庭关系、邻里关系、同事及同学关系等。

(9)性-生殖形态:如对性的态度、月经、生育方面的情况等。

(10)应对-压力耐受形态:如服务对象的压力程度、应对与调节压力的状况。

(11)价值-信念形态:如服务对象的价值观、宗教信仰、个人理想等。

3.按北美护理诊断协会的护理诊断分类法Ⅱ整理分类 分为以下13个范畴:

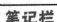

(1)促进健康:健康意识、健康管理。

(2)营养:摄入、消化、吸收、代谢、水、电解质。

(3)排泄:泌尿系统、胃肠系统、皮肤黏膜系统、呼吸系统。

(4)活动/休息:睡眠/休息、活动/锻炼、能量平衡、心血管-呼吸反应。

(5)感知/认知:注意、定向力、感觉/感知、认知、沟通。

(6)自我感知:自我概念、自尊、体像。

(7)角色关系:照顾角色、家庭关系、角色表现。

(8)性:性别认同、性功能、生育。

(9)应对/应激耐受性:创伤后反应、应对反应、神经行为应激。

(10)生活准则:价值、信念、价值/信仰/行动的一致性。

(11)安全/防御:感染、身体创伤、暴力、环境危害、防御过程、体温调节。

(12)舒适:身体舒适、环境舒适、社会舒适。

(13)成长/发展:成长、发展。

(二)核实资料

1.**核实主观资料** 主观资料是服务对象的主诉,是服务对象对自己健康状况的认知,因而,不可避免地会出现一定的偏差,因此需要将主观资料与客观资料进行对比,以核实主观资料。如患者自觉发热,则需要护士测量患者的体温进行核实。

2.**澄清含糊资料** 收集的资料如有不完整、不明确的,应进一步取证和补充,以保证资料的完整性和准确性。如患者主诉"饮食尚可",这项资料不够明确,需要进一步询问患者具体的进食情况,如进食的次数、量等。

(三)筛选资料

将所收集的全部资料加以选择,剔除对健康无意义或无关的部分,以利于将注意力集中到要解决的问题。

(四)分析资料

1.**发现异常** 将整理的资料与正常值、正常现象进行比较以发现异常所在,同时还应考虑人的个体差异性,根据不同年龄阶段、不同背景条件,全面地进行分析、比较,找出具有临床意义的线索。

2.**找出相关因素和危险因素** 目的是发现健康问题,找出健康问题的相关因素和危险因素。对于异常资料,应找出其相关影响因素,如患者自诉"晚上睡不着觉",护士则需要从其年龄、精神情况、生活环境、生活方式、身体情况等查找原因。有些资料目前尚处在正常范围,但存在着促使其向异常转化的因素,即危险因素。如偏瘫患者由于肢体不能活动容易引起褥疮、肌肉萎缩,而肢体不能活动则是引起褥疮、肌肉萎缩的危险因素。护士应评估患者存在的危险因素,及时采取预防措施,以免损害服务对象的健康。

三、记录资料

(1)记录应做到及时、客观、真实、准确、简洁、完整、无涂改、无错别字。

(2)主观资料尽量用患者的原话,并加上引号,避免护士的主观判断和结论,如"我感觉从来没那么疼过"不能写成"患者疼痛严重"。

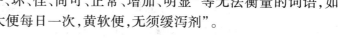

（3）客观资料要求使用医学术语,描述应具体、确切,如"体温39 ℃"不能描述成"体温过高"。

（4）记录应避免使用"好、坏、佳、尚可、正常、增加、明显"等无法衡量的词语,如"大便尚可"则需应描述成"大便每日一次,黄软便,无须缓泻剂"。

第三节　护理诊断

护理诊断(nursing diagnosis)是护理程序的第二个步骤,是在评估的基础上对所收集的健康资料进行分析,从而确定服务对象现存的或潜在的健康问题及其原因的过程。护理诊断为护理计划的制订提供了依据,为护理活动的实施和评价奠定了基础。

一、护理诊断的概念

1990年,北美护理诊断协会提出并通过了护理诊断的定义:护理诊断是关于个人、家庭、社区对现存或潜在的健康问题及生命过程反应的一种临床判断,是护士为达到预期的结果选择护理措施的基础,这些预期结果是护理程序职责范围内可达到的。

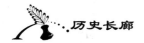

护理诊断的发展历史

护理诊断最早是在1950年由美国的麦克迈纳斯首先提出。1953年弗吉尼亚·弗莱提出护理计划中应包括护理诊断这一步骤,并强调护士应充分发挥其独立性功能,但当时这些思想并未得到关注。直到1973年,美国护理学会出版的《护理实践标准》一书才将护理诊断纳入护理程序,并授权在护理实践中使用。同年在美国密苏里州的圣路易斯市召开的美国全国护理诊断会议上,提出了护理诊断的基本框架,并成立"美国全国护理诊断分类小组"。1982年4月召开的第五次会议因有加拿大代表参加而将分类小组改名为"北美护理诊断协会"(North American Nursing Diagnosis Association,NANDA)。2002年,该组织为体现护理诊断在全球的广泛应用,更名为"北美国际护理诊断协会"(NANDA International)。作为制定护理诊断分类的权威组织,NANDA一直致力于护理诊断的确定、修订、发展和分类工作,每2年召开一次会议,至2009年已修订并确定了201项护理诊断。

1995年9月,卫生部护理中心在黄山召开了全国第一次护理诊断研讨会,建议在我国医院中使用被NANDA认可的护理诊断名称。

二、护理诊断的类型

1. 现存的护理诊断 现存的护理诊断是对服务对象目前已经存在的健康问题或反应的描述,如"睡眠形态紊乱""营养失调:低于机体的需要量""恐惧"等。

2. 潜在的护理诊断 潜在的护理诊断是对易感的服务对象可能出现的健康问题或反应的描述。服务对象虽尚未发生问题,但有危险因素存在,若不加以预防处理,就极有可能发生健康问题。潜在的护理诊断要求护士要有预见性,能够识别当前危险因素,预测可能出现的健康问题,采取措施预防其发生。在陈述问题时,通常用"有……的危险"进行描述,如"有感染的危险""有皮肤完整性受损的危险"等。

3. 健康的护理诊断 健康的护理诊断是对服务对象具有的达到更高健康水平潜能的描述,如"母乳喂养有效""执行治疗方案有效"等。

4. 综合的护理诊断 综合的护理诊断是指一组由某种特定的情境或事件所引起的现存的或潜在的护理诊断,如"强暴创伤综合征"。

三、护理诊断的组成

护理诊断由名称、定义、诊断依据、相关因素四个部分组成。

(一)名称

名称是对服务对象健康状况的概括性描述。常用改变、受损、缺陷、障碍、无效或有效等特定描述语,如"气体交换受损""清理呼吸道无效""语言沟通障碍"等。护士应尽量使用 NANDA 认可的护理诊断名称,以利于护理人员之间的交流和护理教学的规范。

(二)定义

定义是对名称的一种清晰的、准确的表达,并以此与其他护理诊断相鉴别。每一个护理诊断都具有其特征性的定义。例如"腹泻"定义为"个体排便次数增多,大便不成形或排出松散、水样便的状态"。有些护理诊断的名称虽然十分相似,但仍可以从定义中发现彼此的差异。例如"压力性尿失禁"的定义是"个人在腹内压增加时立即无意识地排尿的一种状态","反射性尿失禁"的定义是"个体在没有排泄或膀胱胀满的感觉下可以预见的不自觉地排尿的一种状态"。虽然二者都是尿失禁,但前者的原因是腹内压增高,后者的原因是无法抑制的膀胱收缩。因此,确定护理诊断时必须认真区别。

(三)诊断依据

诊断依据是做出护理诊断的临床判断依据,是确定某一护理诊断成立时服务对象所具有的相关症状、体征、危险因素及有关病史资料。诊断依据分为主要依据和次要依据。

1. 主要依据 是形成某一特定护理诊断必须具有的症状、体征及有关病史,为护理诊断成立的必要条件。

2. 次要依据 是形成某一特定护理诊断可能出现的症状、体征及有关病史,对护理诊断的形成起支持作用,是护理诊断成立的辅助条件。

例如"皮肤完整性受损"的主要依据是表皮、真皮组织破损,次要依据是皮肤潮红、瘙痒、剥脱等。

（四）相关因素

护士要制订出有针对性的预期目标和护理计划,必须明确护理诊断的相关因素。相关因素是指影响个体健康状况,导致健康问题的直接因素、促发因素或危险因素。常见的相关因素包括以下几个方面。

1.病理生理方面　指与病理生理改变有关的因素,例如"口腔黏膜受损"的相关因素可能是口腔细菌或真菌感染。

2.心理方面　指与服务对象的心理状况有关的因素,例如"活动无耐力"可能是因患病后服务对象处于较严重的抑郁状态所致。

3.治疗方面　指与治疗措施有关的因素(用药、手术创伤等),例如"清理呼吸道无效"的相关因素可能是使用麻醉剂、镇静剂引起不能有效咳嗽所致。

4.情境方面　指涉及环境、生活方式、生活习惯、生活经历、人际关系、角色、适应等方面因素,例如"便秘"可能与食物中纤维素不足及饮水过少有关。

5.年龄方面　指在生长发育或成熟过程中与年龄有关的因素,例如"低效型呼吸形态"可能与新生儿胸廓发育不完善有关。

相关因素使用"与……有关"的方式陈述,有时相关因素暂时无法确定,用"与未知因素有关"陈述,护士需要进一步收集资料,明确相关因素。

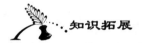…知识拓展

护理诊断的组成举例

【名称】
体温过高。

【定义】
个体体温高于正常范围的状态。

【诊断依据】
1.主要依据　体温在正常范围以上。
2.次要依据　皮肤潮红、触摸发热;脉搏、呼吸增快;疲乏、无力、头痛、头晕。

【相关因素】
1.病理生理因素　感染、外伤、脱水、代谢率增高等。
2.治疗因素　手术、药物等。
3.情境因素　处于热环境中、剧烈活动等。

四、护理诊断的陈述

（一）陈述内容

护理诊断的陈述包括三个结构要素。

1. 健康问题(problem,P) 即护理诊断的名称,指服务对象现存的或潜在的健康问题。

2. 症状或体征(symptoms or signs,S) 指与健康问题有关的症状或体征。

3. 病因(etiology,E) 指引起服务对象健康问题的直接因素、促发因素或危险因素。

(二)陈述方式

护理诊断的陈述方式主要有以下三种。

1. 三部分陈述 即 PSE 方式,多用于现存的护理诊断。

例如,皮肤完整性受损(P):褥疮(S),与长期卧床有关(E)。目前临床上常将 PSE 方式简化为 PE 或 SE 方式陈述。

例如,清理呼吸道无效(P):与痰液黏稠不易咳出有关(E)。胸痛(S):与心肌缺血、缺氧有关(E)。

2. 两部分陈述 即 PE 方式,只有护理诊断名称和相关因素,而没有症状和体征,多用于潜在的护理诊断。

例如,有误吸的危险(P):与吞咽障碍有关(E)。

3. 一部分陈述 即 P 方式,用于健康的护理诊断。

例如,母乳喂养有效(P)。

五、护理诊断与医疗诊断的区别

明确护理诊断和医疗诊断的区别,有助于区分护理和医疗两个专业各自的工作范畴和应负的法律责任。两者的区别见表9-1。

表9-1 护理诊断与医疗诊断的区别

项目	护理诊断	医疗诊断
临床判断对象	对个体、家庭及社区的健康问题或生命过程反应的临床判断	对个体病理生理变化的临床判断
描述内容	描述个体对健康问题的反应	描述一种疾病
问题状态	现存的或潜在的	多是现存的
决策者	护士	医疗人员
职责范围	属于护理职责范围	属于医疗职责范围
适用范围	适用于个体、家庭、社区的健康问题	适用于个体疾病
数量	可同时有多个	一个疾病一个诊断
稳定性	随护理对象反应的变化而不断变化	一旦确诊不会改变
陈述方式	PSE 公式	特定的疾病名称或专有名词

六、合作性问题

1. 合作性问题的概念　在临床护理实践中,护士常遇到一些护理问题没有包含在 NANDA 制定的护理诊断中,而这些问题也确实需要护士提供护理措施,因此,1983 年卡波尼提出了合作性问题(collaborative problem)的概念。她把护士需要解决的问题分为两类:一类经护士直接采取措施可以解决,属于护理诊断;另一类需要护士与其他健康保健人员,尤其是医生共同合作解决,属于合作性问题(见附录六),二者是有区别的(表9-2)。

合作性问题是指由于各种原因造成的或可能造成的生理上的并发症,是需要护理人员进行监测,并需要与其他医务人员共同处理以减少其并发症的问题。

2. 合作性问题的陈述　合作性问题有其固定的陈述方式,即"潜在并发症:××××",可简写为"PC:××××"。例如"潜在并发症:心律失常"可简写为"PC:心律失常"。

表 9-2　护理诊断与合作性问题

项目	护理诊断	合作性问题
决策者	护士	护士与其他保健人员共同合作
职责范围	护理职责范围内独立解决	非护理职责范围所能达到,须与其他保健人员共同解决
护理措施原则	减轻、消除、预防健康问题	监护并发症的发生发展,为诊断、治疗提供依据
预期目标	需要确定预期目标作为评价护理效果的标准	一般不需要护理人员确定预期目标
陈述方式	PSE、PE 或 P	PC:感染

七、书写护理诊断时的注意事项

(1)使用 NANDA 认可的护理诊断名称,书写准确规范。

(2)以所收集的资料作为诊断依据,一项护理诊断只针对一个健康问题,一个患者可有多个护理诊断,并随病情发展而变化。

(3)相关因素的描述要准确,因其是制订护理措施的关键。同一护理诊断的相关因素不同护理措施也不同。例如"有感染的危险:与营养不良有关"和"有感染的危险:与应用激素或免疫抑制剂导致机体抵抗能力下降有关",虽然两者诊断是相同的,但因相关因素不同则制订的护理措施也不同。

(4)在护士的职责范围内确定相关因素。如慢性肺源性心脏病患者的"清理呼吸道无效"的护理诊断,其相关因素可根据患者的实际情况确定为"与痰液黏稠有关"等,而不是慢性肺源性心脏病本身。

(5)护理诊断"知识缺乏"的陈述方式为"知识缺乏:缺乏××的知识"。如"知识缺乏:缺乏胰岛素自我注射的知识"。

（6）避免使用可能引起法律纠纷的语句。如"清理呼吸道无效：与护士未及时给患者翻身拍背有关"。

（7）避免价值判断。如"卫生不良：与懒惰有关"。

第四节　护理计划

护理计划是护理程序的第三步，是护士在评估及诊断的基础上，综合运用医疗、护理、社会行为学等科学知识，对患者的健康问题、护理目标及护士所要采取的护理措施的一种书面说明。护理计划是一个决策的过程，是护理行动的指南，通过护理计划，可以使护理活动有组织、有系统地进行，以满足服务对象的具体需要。

制订护理计划的步骤包括排列优先顺序、设立预期目标、制订护理措施、护理计划成文。

一、排列优先顺序

当服务对象出现多个护理诊断时，护士首先要明确护理诊断的先后次序，排序时要充分考虑到护理问题的重要性和紧迫性，把对服务对象生命威胁最大的问题排在首位，其他问题依次排列，按问题的轻重缓急有条不紊地来安排护理工作。

（一）排序方法

1. 首优问题　指直接威胁患者生命，需要护士立即解决的问题。如气体交换受损、清理呼吸道无效、心输出量减少、有窒息的危险、组织灌流量改变（心、肺、脑）等。急、危重症患者在紧急状态下，常可能同时存在多个首优问题。

2. 中优问题　指那些虽然不直接威胁患者生命，但可对身心造成痛苦，严重影响健康的问题。如急性疼痛、压力性尿失禁、体温过高、睡眠形态紊乱、活动无耐力、躯体移动障碍、语言沟通障碍、焦虑、恐惧等。

3. 次优问题　指个体在应对发展和生活变化时所遇到的问题，这些问题与特定的疾病或预后并不直接相关。如营养失调：高于机体需要量、缺乏娱乐活动、疲乏、精神困扰、社交孤立等。

（二）排序原则

（1）优先解决危及患者生命的问题。

（2）按照马斯洛需要层次理论排序，优先解决低层次需要问题，后解决高层次需要问题，在同一层次中又按首优、中优、次优的顺序解决问题，必要时适当调整。

（3）在与治疗、护理原则无冲突的情况下，优先解决护理对象主观迫切需要解决的问题。

（4）一般认为应优先解决现存的问题，但有时潜在的护理诊断和合作性问题比现存问题更重要，需要列为首优问题。

（三）排序注意事项

（1）排序时应征求患者的意见。

（2）决定护理诊断的先后顺序时，要分析护理诊断之间的相互关系，应先解决问题产生的原因,而后再考虑由此产生的结果。

(3)护理诊断的排列顺序并不是固定不变的,随着病情的变化和治疗护理的进展,威胁生命的问题得以解决,生理需要获得一定程度的满足后,中优或次优问题可以上升为首优问题。

(4)护理诊断的排序,并不意味着将前一个护理诊断解决之后才能开始解决下一个护理诊断,在实际护理工作中,护士可以同时解决多个问题,但其护理重点应放在首优问题上。

二、设立预期目标

预期目标又称预期结果,是指服务对象接受护理照护后,期望能够达到的健康状态或行为的改变。预期目标是针对护理诊断而提出的,是选择护理措施的依据,也是评价护理措施的标准。

(一)目标的种类

根据实现目标所需时间的长短可分为短期目标和长期目标。

1. 短期目标 是指在相对较短的时间内(一般1周以内)可以达到的目标。适合于住院时间短、病情变化较快者。例如,用药2 h后患者自述疼痛消失。

2. 长期目标 是指需要相对较长时间(一般超过1周)才能达到的目标。可以分为两类:一类是需要护士针对一个长期存在的问题采取连续性干预才能达到的长期目标,例如"住院期间患者的皮肤保持完整无破损",需要护士在患者整个住院期间给予精心的皮肤护理以预防褥疮的发生;另一类长期目标是需要通过实现一系列短期目标而达到。例如"3个月内体重减轻6 kg",最好通过"每周体重减轻0.5 kg"这一系列短期目标来实现,以增强实现长期目标的信心。

(二)目标的陈述方式

预期目标的陈述包括五个要素:主语、谓语、行为标准、条件状语、时间状语。

1. 主语 主语是服务对象,如患者,在陈述中有时可以省略;主语也可以是服务对象的生理功能或其身体的一部分,如体温、体重、尿量、皮肤等。

2. 谓语 即行为动词,指服务对象将要完成的行为,该行为必须是可观察的。

3. 行为标准 指服务对象完成该行为所要达到的程度。

4. 条件状语 指服务对象完成该行为所必须具备的条件状况,并非所有目标陈述均有此项。

5. 时间状语 指服务对象达到行为目标所需的时间,即何时对目标进行评价,因其限定了评价时间,所以这一要素可督促护士帮助服务对象尽快达到目标。

例1:3 d内 　患者 　借助拐杖 　行走 　50 m
　　时间状语 　主语 　条件状语 　谓语 　行为标准

例2:卧床期间 　患者的皮肤 　保持 　完整无破损
　　时间状语 　　主语 　谓语 　行为标准

(三)设定预期目标的注意事项

1. 目标应有明确的针对性 每个目标都应明确针对一个护理诊断,即一个目标针对一个护理诊断,一个护理诊断可有多个目标;目标陈述要针对一个问题,即一个目标

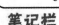

中只能出现一个行为动词,否则难以评价。

例1,便秘:与痔疮引起的疼痛有关。可制订的目标包括:目标1,1 d内患者学会排便时减轻疼痛的技巧;目标2,3 d内患者主诉排便时疼痛减轻;目标3,5 d内患者能每天排便1次。

例2,2 d内患者能做到有效咳嗽并每日饮水1 500 mL应修改为2 d内患者能有效咳嗽;2 d内患者能做到每日饮水1 500 mL,以保证每个目标中只有一个行为动词。

2. 目标以服务对象为中心 目标是期望服务对象接受护理后发生的改变,是护理活动的结果,而非护理活动本身。例如"住院期间教会患者使用胰岛素笔"应改为"出院前患者能够正确演示胰岛素笔的使用方法"。

3. 目标陈述应具体 目标所描述的行为标准应具体,可观察、可测量、可评价,避免使用含糊、不明确的词句,如了解、正常、尚可、增强等,否则很难评价。例如"3 d内患者排便习惯恢复正常"应改为"3 d内患者每日排便1次且不费力"。

4. 目标应切实可行 目标应在患者能力可及的范围内,并得到患者的认同和接受。例如要求"截瘫患者在1个月内能下地行走"的目标是不切实际的。

5. 目标属护理范畴内 即可通过护理措施达到。例如护理诊断"有感染的危险:与使用化疗药物致白细胞降低有关"。其目标为"患者住院期间不发生感染",而不能陈述为"1周后患者白细胞回升到$8 \times 10^9/L$"。

6. 目标应有时限性 预期目标应注明完成时间,如3 d内、住院期间、出院时等,为确定核实评价提供依据。

7. 目标应注重协调性 预期目标应与医疗工作协调一致,以免与其他医务专业人员的治疗目标冲突。如医嘱在要求患者卧床2周的情况下,就不宜要求患者在卧床期间下床行走。

8. 目标应具有互动性 即服务对象和护理人员在护理方向和实现目标的时限上达成共识,这就意味着要让患者参与目标的制订,同时也让患者意识到其健康是护患双方共同的责任,需要护患双方共同努力才能实现预期目标。

9. 有关潜在并发症的目标 潜在并发症属于合作性问题,对其观察是护理活动范畴内的,因此,潜在并发症的护理目标是并发症被及时发现并得到及时处理。

三、制订护理措施

护理措施也可称护理干预,是护理人员帮助服务对象实现预期目标的护理活动和具体实施方法,规定了解决健康问题的护理活动方式与步骤。护理措施的制订是针对护理诊断和预期目标,运用评判性思维,将服务对象的评估资料与自身专业知识和实践经验加以综合,从而决策出最有利于实现预期目标的护理措施的过程。

(一)护理措施的类型

1. 独立性护理措施 指护士运用科学的护理知识和技能独立进行的护理活动。例如协助患者完成日常生活活动、预防并发症、监测和观察病情变化、提供心理支持和健康教育等。

2. 合作性护理措施 指护士与其他医务人员共同合作完成的护理活动。例如护士与营养师一起讨论制订糖尿病患者的饮食计划。

3.依赖性护理措施　指护士遵照医嘱实施的护理活动。例如遵医嘱给药、静脉输液、洗胃等。

(二)护理措施的内容

护理措施的内容主要包括病情的监测和观察、检查及手术前后护理、基础护理、症状护理、心理护理、执行医嘱、功能锻炼、健康教育等。

1.现存的护理诊断　护理措施应着重:①去除或减少相关因素;②监测问题的发展;③教育患者进行自我照顾,预防问题再次发生。

2.潜在的护理诊断　护理措施应着重:①去除或减少危险因素;②教育患者共同预防问题的发生;③监测问题的发生。

3.健康的护理诊断　护理措施应着重指导或干预个体、家庭和社区,使其健康状态达到更高水平。

4.合作性问题　护理措施应着重严密监测,及时与医生共同处理问题。

(三)制订护理措施的要求

1.针对性　护理措施应针对护理诊断提出的相关因素而制订,以利达到预期目标。通常一个预期目标可通过多项护理措施来实现。

2.可行性　制订护理措施时不但要考虑医院的条件、设施、护理人员的数量和技术水平,还应考虑患者的年龄、体力、病情、认知水平和改变自己目前健康状况的愿望等。

3.时效性　护理措施必须明确、具体、全面,一项完整的护理措施应包括日期、具体内容、用量、执行的方法、执行时间和签名。

4.安全性　所实施的护理措施应考虑患者的病情和耐受能力,保证其生理安全和心理安全。例如冠心病患者的活动锻炼应循序渐进,不能过度劳累,以免诱发心绞痛。

5.科学性　护理措施应具有科学理论依据,这些依据可以是医学基础知识、行为科学知识、社会科学知识等,禁止将没有科学依据的措施用于患者身上。

6.协调性　护理措施应与其他医务人员的措施相一致,因此在制订护理措施时应与其他医务人员相互协商、相互配合。

7.合作性　鼓励患者及其家属参与护理措施的制订过程,有助于他们理解护理措施的意义和功能,更好地接受、配合护理活动,从而获得护理措施的最佳效果。

8.顺序性　按一定的顺序有条理地排列各项措施。

四、护理计划成文

护理计划是将护理诊断、预期目标、护理措施等各种信息按一定规格组合而成的护理文件。护理计划是护理工作的重要文件记录,体现了护理工作的条理性、计划性,为护士实际护理提供指导,并作为评价护理工作的依据。护理计划的书写格式多种多样,各医院不尽相同,大致包括日期、护理诊断、预期目标、护理措施、效果评价等项目。

1.护理计划单　根据患者的具体情况,将护理诊断、预期目标、护理措施在一个表格中列出,供护士遵照执行,是个体化的护理计划(表9-3)。

表9-3　护理计划单式样

开始日期	护理诊断	护理目标	护理措施	效果评价	停止日期	签名
2016.7.8	清理呼吸道无效：与痰液黏稠、咳嗽无力有关	1.3 d内痰易咳出,咳嗽减少 2.1周内咳嗽消失	1. 观察痰液量、形状、黏稠度 2. 观察体温、脉搏、心率、神志 3. 每天饮水3 000 mL左右 4. 保持室内空气新鲜、正常温湿度 5. 指导患者深呼吸,有效咳嗽每2 h一次 6. 雾化吸入2次/月 7. 翻身、叩背,每2 h一次 8. 遵医嘱给抗生素、祛痰药、支气管解痉剂			

2.标准护理计划单　是事先由全病区的护士一起制订出本病区患者常见病、多发病的护理计划,包括某病常见的护理诊断、预期目标和护理措施。在护理具体患者时,护士只需在一系列护理诊断中勾画出与该患者有关的护理诊断,按标准计划去执行,标准护理计划中未包括的内容,则在相应的位置上进行补充。标准护理计划单的应用大大缩短了书写时间,减轻了护理的工作负担。

3.计算机护理计划　随着计算机在病历管理中的应用,护理计划的书写也逐渐趋向计算机化。标准护理计划被输入存储器后,护士可以随时调阅标准护理计划以选择符合患者实际情况的护理计划,制订护理计划的具体步骤如下:①将护理评估资料输入计算机,计算机将会显示相应的护理诊断;②选定护理诊断后,计算机即可显示与护理诊断相对应的原因、预期目标;③在预期目标后,计算机即提示可行的护理措施;④选择护理措施,制订出一份个体化的护理计划;⑤打印护理计划。

护理计划应体现个体差异性,一份护理计划只对一个服务对象的护理活动起指导作用。护理计划还应具有动态发展性,随着服务对象病情的变化、护理效果的优劣而补充调整。护理计划明确了服务对象健康问题的轻重缓急及护理工作的重点,确定了护理工作的目标,制订了实现预期目标的护理措施,为护理人员解决服务对象健康问题,满足服务对象健康需要的护理活动提供了行动指南。

第五节　护理实施

护理实施是护理程序的第四个步骤,是将护理计划付诸行动,实现预期目标的过程。通过实施,可以解决护理问题,并可以验证护理措施是否切实可行。在实施过程中,不仅需要护士具备丰富的专业知识,还需要具有熟练的操作技能和良好的人际沟通能力,才能保证护理计划协调进行,使服务对象得到高质量的护理。从理论上讲,实施是在制订护理计划之后进行的,但在临床实际工作中,特别是抢救危重患者时,应紧急采取救护措施,实施常在计划之前进行,事后再补上完整的护理计划。

一、实施前的准备

1. 实施前思考　要求护士在护理实施前思考以下问题:即 5 个"W"。

(1)做什么(what):回顾已经制订好的护理计划,保证护理计划的内容是科学的、合适的、安全的、符合患者目前情况的。然后有计划地组织所要实施的护理措施。这样一次接触患者时可以根据计划有顺序地执行数个护理措施。

(2)谁去做(who):将护理措施进行分类和分工,确定是由护士做还是由护工或辅助护士做;是由一名护士单独执行还是多名护士协作完成。一旦护士为患者制订好护理计划,计划可由下列几种人员完成。①护士本人,由制订护理计划的护理人员将计划付诸行动;②其他医务人员,包括其他护理人员、医生和营养师等;③患者及其家属,有些护理措施,需要患者及其家属参与或直接完成。

(3)怎么做(how):实施护理计划时需要用哪些医疗仪器设备、护理知识、护理技术及技巧等,此外,还需考虑实施过程中可能出现的意外情况,做好应对措施。

(4)何时做(when):根据患者的具体情况、健康状态,选择执行护理措施的时间。

(5)何地做(where):实施前确定在什么样的场所实施护理措施,对于涉及患者隐私的操作,更应该注意环境的选择。

2. 再次评估服务对象　服务对象的健康状况是在不断变化的,因此评估应贯穿于护理程序的全过程。如果发现服务对象的情况发生了变化,必须重新修改护理计划。

3. 审阅修改计划　经再次评估发现计划不符合服务对象的实际情况,应及时予以修改。评估服务对象的情况变化和修改护理计划是贯穿于整个护理计划实施过程的。

4. 分析实施计划所需要的护理知识和技术　包括实施护理计划所需要的知识、认知技能、人际交流技能、操作技能,如果存在欠缺,应及时补充,并通过查阅资料、请教专家或请求协助来完成。

5. 预见和预防并发症　护士应凭借自己的专业知识和临床实践经验,充分考虑护理计划实施过程中可能出现的并发症,采取必要的预防措施,保证服务对象的安全。

6. 合理安排实施计划的资源　包括完成计划所需要的设备或物品,所需要的人员数量、能力要求、配置方式;所需要的环境条件和时间等。

7. 患者的准备　在实施护理措施之前,应充分考虑患者的知情同意需求,让患者了解将要接受的护理措施、使用的设备、怎样配合、可能的不适反应及结果,最好选择在患者身心较为舒适的情况下进行。

二、实施时的举措

实施是护士娴熟地运用护理操作技术、沟通技巧、观察能力、合作能力和应变能力执行护理措施的过程。在实施过程中,护士要与其他医务人员相互协调配合,充分发挥患者及家属的积极性,鼓励他们积极参与护理活动;同时也要对患者的反应及有无新问题的发生进行评估,并对护理效果进行评价。因此,实施阶段也是评估与评价的过程。

(一)实施过程

(1)将所计划的护理活动加以组织、落实。

（2）执行医嘱,将医疗与护理有机结合,保持护理与医疗活动协调一致。

（3）解答患者及家属的咨询问题,并对其进行健康教育。

（4）及时评价计划实施的质量、效果,观察病情,处理突发急症。

（5）继续收集患者的资料,及时、准确地完成护理记录,不断补充、修订和完善护理计划。

（6）与其他医务人员保持良好关系,做好交班工作。

（二）实施方法

1. 操作　即护士运用各种相应的护理技术执行护理计划,如皮肤护理、雾化吸入、静脉输液、心肺复苏等。

2. 管理　护士将护理计划的先后次序进行排序,必要时委托其他护士或医务人员执行护理措施,确保护理活动的有效进行,使患者获得更大程度的收益。有些护理活动并不直接针对某位患者,如急救车的维护、医院环境的控制、物资供应等。

3. 教育　对患者及其家属进行疾病的预防、治疗、护理等方面的健康教育,指导患者及其家属进行自我护理或协助患者进行护理。

4. 咨询　当护士提供健康咨询的服务时,不仅要解除患者对健康问题的疑问,还要合理运用沟通技巧为其提供心理支持,帮助其认识并管理现存的压力,以促进健康。

5. 记录与报告　详细记录护理计划的执行情况及病情变化情况,及时向医生报告患者出现的身心反应、病情的进展情况。

三、实施后的记录

护理记录是护理实施阶段的重要内容,是护理活动交流的重要形式。实施各项护理措施后,应及时、准确、完整地进行记录,为下一步治疗和护理提供可靠依据。护理记录要求描述确切客观真实、简明扼要、重点突出,体现动态性和连续性。

（一）记录目的

（1）便于其他医护人员了解服务对象的健康问题及其进展情况。

（2）作为护理工作效果与质量检查的评价依据。

（3）为护理科研和教学提供资料和数据。

（4）处理医疗纠纷时提供依据。

（二）记录内容

记录内容包括实施护理措施后患者和家属的反应及护士观察到的效果,患者出现的新的健康问题与病情变化,采取的治疗、护理措施,患者的身心需要及满足情况,各种症状、体征,器官功能的评价,患者的心理状态等。

（三）记录方法

护理记录的方式有多种,比较常用的是 PIO 格式和 SOAPIE 格式。

1. PIO 格式或 PIE 格式　P（problem）护理问题,I（intervention）护理措施,O（outcome）护理结果,E（evaluation）护理评价。PIO 护理记录单见表9-4。

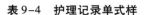

表9-4 护理记录单式样

科别:内科   床号:28   姓名:王芳   性别:女   年龄:56   诊断:心肌梗死   住院号:68394

日期	时间	护理措施	签名
2016.9.18	09:27	P:疼痛(胸痛):与心肌缺血、缺氧、坏死有关 I:①哌替啶1支,肌内注射;②持续吸氧2~ 4 L/min;③绝对卧床休息 O:疼痛缓解	张婷

2. SOAPIE 格式   S(subjective data):主观资料,即患者的感受、主诉,如头痛、乏力等;O(objective data):客观资料,即护士观察、检查的结果,如生命体征、化验报告等;A(assessment):评估,指护士对收集的主观和客观资料进行分析整理后的资料;P(plan):计划,指护士为解决患者的问题所采取的措施;I(intervention):护理措施,指实际执行的护理措施;E(evaluation):代表评价,即采取护理措施后的效果。

第六节   护理评价

护理评价是护理程序的最后一个步骤,是将护理后服务对象的健康状况与预期目标进行比较并做出评定、修改的过程。护理评价是一种有计划、有目的和不断进行的活动,它贯穿于护理活动的全过程。

一、护理评价的目的

1.了解患者目前的健康状况   护士通过护理评价,可以了解患者的健康状况,判断其生理、心理和行为表现是否朝着有利于健康的方向发展。

2.检验护理效果   通过护理评价,可以了解实施各项护理措施后,患者的需要是否满足,健康问题是否解决,预期目标是否达到。

3.调控护理质量   通过护理评价,可以了解护理工作方式、方法上是否需要改进,从而不断改进护理服务内容和方法,以达到提高护理质量的目的。

4.为科学制订护理计划提供依据   护理评价可以了解护理诊断是否正确,预期目标是否合适,护理措施执行情况及各种护理措施的优缺点等。护士通过对护理评价的记录,为科学制订护理计划提供依据,为护理理论的研究和发展提供资料。

二、护理评价的方式

护理评价虽然是护理程序的最后步骤,但是并不代表必须到护理的最终阶段才能评价。实际上,从收集资料开始评价就在不停地进行。

(一)按评价时间分

1.及时评价   护士实施护理程序的每一个步骤或每一项护理措施后,根据患者的反应及病情变化进行评价。

2.阶段评价   护士进行了一个阶段的工作之后进行的评价。如同级护士互评、护

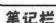

士长的定期查房等。

3. 最终评价　患者出院、转科或死亡后的总体评价。由此可见,评价过程贯穿于护理程序的始终。

(二)按评价部门分

(1)医院质量控制委员会检查。

(2)护理查房。

(3)护士长与护理教师的检查评定。

(4)护理人员自我评价。

三、护理评价的内容

1. 组织管理的评价　是评价病区整体护理的组织管理质量是否有效地保证了护理程序的贯彻执行。主要内容有:各种护理文件的规范性、护理人员分工的组织形式、各类护理人员履行职责情况、病区的环境调节是否有利于护理程序的实现。评价重点包括评价护理环境对护理质量的影响,人员组织是否高效,设备配给是否完善等。

2. 护理过程的评价　是检查护理人员进行护理活动的行为过程是否符合护理程序的标准,是对护理程序的各个环节均进行的评价。如资料收集是否准确、全面,提出的护理诊断是否全面,护理计划是否切实可行,护理措施实施是否得当、及时等。在实施护理程序的每一步骤时,护士一直在进行及时评价和再评估。通过评价能及时发现护理中的不足或存在的问题,及时修正,以便达到为护理对象解决健康问题的目标。

3. 护理效果的评价　是评价中最重要的部分。先进的工作方法必然是以最佳的活动结果予以体现的。核心内容是评价服务对象的行为和身心健康的改善情况是否达到了预期目标。

四、护理评价的过程

1. 建立评价标准　在进行评价前,首先要建立统一的评价标准。护理评价的标准也就是计划阶段所确定的预期目标。预期目标对评价的作用有以下两个方面:①确定评估阶段所需收集资料的类型;②提供判断服务对象健康资料的标准。

2. 收集资料　收集患者各方面的资料进行分析,了解患者目前的健康状况。护理评估与护理评价两者收集资料的方法相似,但目的不同,前者是将收集的资料与正常值做比较,以确定护理问题;后者是将收集的资料与预期目标做比较,确定已知的问题是否改善、恶化或未发生改变。

3. 判断护理效果　即评价预期目标是否实现。护士实施护理措施后,对照原定计划中的预期目标,衡量目标实现程度及各项工作达标情况。可通过以下两个步骤进行:

(1)列出实施护理措施后患者实际行为或反应的变化。

(2)将患者的反应与预期目标比较,判断预期目标实现的程度:①目标完全实现;②目标部分实现;③目标未实现。

4. 分析原因　在评价的基础上,对目标部分实现或未实现的原因进行分析,找出问题之所在。可询问的问题包括:①所收集的资料是否准确、全面;②护理诊断是否正

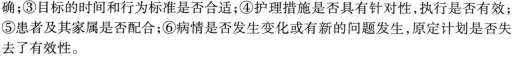

确;③目标的时间和行为标准是否合适;④护理措施是否具有针对性,执行是否有效;⑤患者及其家属是否配合;⑥病情是否发生变化或有新的问题发生,原定计划是否失去了有效性。

5.重审护理计划　根据分析的结果,对护理计划进行修订。修订通常有以下方式:

(1)停止:对于已解决的问题和已实现的护理目标,停止相应的护理措施。

(2)继续:护理问题尚未彻底解决,护理目标与护理措施得当,应继续执行原计划。

(3)取消:原有的潜在护理问题未发生,危险因素也不再存在,应取消原计划。

(4)修订:对目标部分实现或未实现的原因进行分析,找出症结所在,然后对护理诊断、目标、措施中不恰当之处加以修改。

(5)增加:评价本身也是一个再评估的过程,若所得资料显示患者出现了新的问题,应在再评估的基础上做出新的诊断,并制订新的目标和措施,进行新一轮的护理活动,直至最终达到患者的最佳健康状态。

护理程序是以增进和恢复人类健康为目标所进行的一系列护理活动,是护士通过科学的方法评估健康状况、明确护理诊断、制订护理计划、实施护理计划和评价护理效果的过程。运用护理程序不仅能提高护理质量,促进患者恢复健康,而且能培养护士的逻辑思维,增强其发现问题和解决问题的能力,提高其业务水平,改善护患关系,同时护理程序中完整的护理记录也为护理科研与护理理论的发展奠定了夯实的基础。

(许志娟)

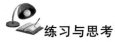练习与思考

(一)名词解释

1.护理程序

2.护理诊断

3.护理目标

4.合作性问题

5.主观资料

(二)填空题

1.护理程序由_____、_____、_____、_____、_____五个步骤组成。

2.收集资料的方法包括_____、_____、_____、_____四种。

3.护理诊断由_____、_____、_____和_____四个部分组成。

4.护理诊断的 PES 公式中,P 代表_____,E 代表_____,S 代表_____。

5.合作性问题的陈述方式是_____。

6.护理目标分为_____和_____两类。

7.护理措施分为_____、_____、_____三种类型。

8.预期目标实现的程度分为_____、_____、_____。

(三)选择题

1.在护理程序中,指导护理活动的思想核心是(　　)

A.以执行医嘱为中心

B. 以护理的服务对象为中心

C. 以完成的护理工作内容为中心

D. 以维护医护人员的利益为中心

E. 以医院管理的重点任务为中心

2. 构成护理程序的理论框架是(　　)

　　A. 自理理论　　　　　　　　B. 一般系统论　　　　　　　C. 基本需要层次论

　　D. 压力与适应理论　　　　　E. 解决问题论

3. 评估时资料的主要来源是(　　)

　　A. 亲属　　　　　　　　　　B. 其他医护人员　　　　　　C. 患者

　　D. 个人的医疗文件　　　　　E. 参考文献

4. 属于患者主观资料的是(　　)

　　A. 心悸、疲乏、周身不适　　B. 感觉心慌、疲乏、发热　　C. 气促、心动过速、发热

　　D. 呼吸困难、发热　　　　　E. 气促、感觉心慌、心率快

5. 关于客观资料的记录,正确的是(　　)

　　A. 每天排尿4~5次,量中等　B. 咳嗽剧烈,有大量黏痰　　C. 每天饮开水5次,每次约200 mL

　　D. 每餐主食2碗,一日三餐　E. 发热2 d,午后明显

6. 对患者进行心理社会评估采用的最主要方法是(　　)

　　A. 体格检查　　　　　　　　B. 交谈和观察　　　　　　　C. 心理社会测试

　　D. 阅读相关资料　　　　　　E. 使用疼痛评估工具

7. 应用触觉观察法收集的资料是(　　)

　　A. 舌苔厚腻　　　　　　　　B. 脾肋下2 cm　　　　　　　C. 叹气样呼吸

　　D. 咖啡色胃液　　　　　　　E. 剪刀步态

8. 患者,女性,75岁。护士在巡视病房时发现其呼出的气体有烂苹果味。护士收集资料的方法属于(　　)

　　A. 视觉观察法　　　　　　　B. 触觉观察法　　　　　　　C. 听觉观察法

　　D. 嗅觉观察法　　　　　　　E. 味觉观察法

9. 下列除哪项外,均是观察的方式(　　)

　　A. 测量脉搏　　　　　　　　B. 测量呼吸　　　　　　　　C. 触摸皮肤的温度

　　D. 辨别患者的语言　　　　　E. 查阅病案

10. 属于护理程序评估阶段的内容是(　　)

　　A. 收集分析资料　　　　　　B. 确定预期目标　　　　　　C. 制订护理计划

　　D. 实施护理措施　　　　　　E. 评价护理效果

11. 护理诊断指出护理方向,有利于(　　)

　　A. 收集客观资料　　　　　　B. 制订护理措施　　　　　　C. 实施护理措施

　　D. 进行护理评估　　　　　　E. 修改护理计划

12. 以下哪项最符合正确的护理诊断的陈述要求(　　)

　　A. 呼吸困难:由胸水增多所致

　　B. 胸水:由胸腔感染所致

　　C. 渗出性胸膜炎

　　D. 低效型呼吸形态:与肺通气容量减少有关

　　E. 以上都不对

13. 短期护理目标的达标时间是(　　)

　　A. <3 d　　　　　　　　　　B. <4 d　　　　　　　　　　C. <5 d

　　D. <6 d　　　　　　　　　　E. <7 d

14. 制订护理措施不正确的是(   )

A. 护理措施应符合实际

B. 护理措施应体现个体差异

C. 护理措施应依据护士的经验制订

D. 护理措施应考虑到患者的安全

E. 护理措施应与其他医务人员的措施相协调

15. 实施护理措施时(   )

A. 应该与医疗工作密切配合,保持协调一致

B. 对利于疾病转归的措施无须征求患者及家属意见

C. 应根据护士的时间安排患者的健康教育

D. 应重点观察患者的心理反应

E. 应教会患者掌握各项护理技术

(四)简答题

1. 简述护理诊断的陈述方式。

2. 书写护理诊断时,应注意哪些问题?

3. 患者若同时有多个护理诊断时,应如何排序? 排序时应遵循哪些原则?

4. 试述护理诊断与医疗诊断的区别。

5. 设立预期目标时,应注意哪些问题?

(五)拓展思维

刘先生,68 岁,因肺炎球菌性肺炎住院:T 39 ℃、P 92 次/min、R 24 次/min。神志清楚,面色潮红,口角疱疹,痰液黏稠,不易咳出,情绪烦躁,生活不能自理,医嘱给予抗生素静脉滴注。

请你根据上述资料,针对患者存在的健康问题列出护理诊断,并对护理诊断进行排序,针对首优问题制订护理计划,以 PIO 格式记录。

第十章

健康教育

本章主要介绍了健康教育的相关概念、任务、意义和发展简史；阐述了护士在健康教育中的作用；提出了健康教育的相关理论和模式：知信行模式、健康信念模式、保健教育过程模式；介绍了健康教育的原则、程序及方法。本章重点是健康教育、健康教育学、健康促进、卫生宣传的概念；护士在健康教育中的作用；健康教育的原则、程序和方法。难点是健康教育的相关理论和模式。

【临床情景】

王大妈，65 岁，上岁数后，每天醒得较早，有时凌晨 3～4 点钟就醒，她很勤快、性格急躁，只要心里有事，有时凌晨醒后就起床做事，即使累了也要一口气做完；平日口味较重、喜欢吃咸菜，近一段时间感到比较疲乏，劳累后有头晕症状，未引起重视。一天早晨连续忙碌后感到头晕、目眩、恶心、呕吐，到医院检查发现血压 165/100 mmHg，经住院治疗 1 周后，血压恢复正常，带药出院。医生开具出院处方：倍他乐克（美托洛尔）25 mg，口服，每日 2 次；氢氯噻嗪 25 mg，口服，每日 2 次。出院服药半个月后，血压降至 100/60 mmHg，自认为好了，再则怕继续吃药，血压会更低，便自行将药停了，饮食照旧。于停药后 5 个月，又一次连续劳累后出现头晕、目眩、呕吐、心累，症状比第一次更加严重，血压 186/115 mmHg，并出现心律不齐、期前收缩等。

问题：

（1）根据该患者的具体情况，进行健康教育时应遵循哪些原则？

（2）按照健康教育的程序为该名患者制订健康教育计划。

（3）为增加患者对其所患疾病知识的了解与掌握，护士应采取何种健康教育方法？

第一节　健康教育概述

健康教育是一项以提高全民健康水平为目的，以传播健康知识和行为干预为手段，帮助人们树立正确的健康意识，使个体、家庭和社会形成正确的健康认知，从而改变不良的行为和生活方式，减少或消除健康危险因素，维护和促进人类健康的有计划的教育活动。它既是健康保健的重要手段，也是重要的护理实践活动之一。

一、健康教育的相关概念

(一)健康教育

随着健康概念的演变,不同的学者对健康教育(health education)有不同的理解和定义。1954 年,WHO 在《健康教育专家委员会报告》中指出"健康教育和一般教育一样,关系到人们知识、态度和行为的改变。一般来说,健康教育致力于引导人们养成有益于健康的行为习惯,使之达到最佳状态。健康教育是一种连接健康知识和行为之间的教育过程"。1988 年第十三届世界健康教育大会提出"健康教育是研究传播保健知识和技能,影响个体和群体行为,消除危险因素、预防疾病、促进健康的一门学科"。在 1991 年召开的第 14 届健康教育大会上,100 多个国家的健康教育专家和代表,再次讨论了健康教育的含义,着重强调了"健康教育绝不是一般卫生知识的传播、宣传和动员,它的着眼点是行为问题,是人们建立与形成有益于健康的生活方式和行为"。

综上所述,健康教育是有计划、有组织、有系统、有评价的社会和教育活动,通过信息传播和行为干预,帮助个体和群体掌握卫生保健知识,树立健康观念,自愿采纳有利于健康的行为和生活方式,消除或减少影响健康的危险因素,从而预防疾病,促进健康和提高生活质量。

(二)健康教育学

健康教育学(health pedagogy)是研究健康教育与健康促进的理论、方法和实践的科学,是健康学与教育学交叉综合形成的一门新兴的学科。健康教育研究的对象为个体、群体和社区,研究方法涉及医学、行为学、教育学、心理学、社会学、传播学、经济学等相关学科领域。因此,健康教育是一门以人类健康发展为中心,借助多学科的理论和方法,向人们揭示"人-自然界-社会"体系中健康本质的交叉学科。健康教育学作为一门独立的学科直到近 30 年才得到较快的发展。在我国,健康教育还是一门年轻的学科。

(三)健康教育与健康促进

健康教育与健康促进互为联系,但又不能互相等同或代替,有其各自的工作目标。

健康促进包括了健康教育。健康教育侧重于个人行为干预;而健康促进涵盖了健康教育及其他一切能促进行为与环境向有益于健康改变的支持系统,即个人行为改变和政府行为改变两个方面,并重视发挥个人、家庭、社会的健康潜能。

健康教育是健康促进的必要条件。没有健康教育,健康促进的目标就无法实现;健康促进为健康教育提供了强有力的社会支持,健康教育必须向健康促进发展,否者健康教育的作用将会受到极大的限制。

健康教育在健康促进中起主导作用。健康教育不仅在促进个人行为改变中起重要作用,而且对激发领导者拓展健康教育的政治意愿、促进群众积极参与、寻求社会的全面支持以及促成健康促进氛围的形成都起到极其重要的作用。

(四)健康教育与卫生宣传

卫生宣传是我国健康教育发展初级阶段的一种基本模式,是指向民众宣传卫生知识,是实现特定健康教育目的的一种手段。

卫生宣传与健康教育有所不同。卫生宣传旨在向民众普及卫生知识,它是一种卫生知识的单向传播,其受宣传对象比较泛化,缺乏针对性,不注重信息的反馈和效果。健康教育则是一种有目标、有组织、有计划、有评价的教育活动和社会活动,而不是盲目的、凭主观意愿开展的活动,其目的在于帮助民众建立健康行为,是卫生宣传的深化。

健康教育与卫生宣传两者既相互联系,又有区别(表10-1)。

表10-1　健康教育与卫生宣教的区别

项目	卫生宣教	健康教育
教育目的	普及卫生知识	建立健康的行为
教育方法	单向交流、灌输	双向交流、计划、实施、评价
相关知识	医学、预防学、心理学等	医学、预防学、教育学、行为学等
教育对象角色	接受者	接受者、执行者、评价者
护士角色	传授者	计划者、指导者、传授者

二、健康教育发展简史

世界健康教育的发展与社会和医学的发展同步,大致可以分为三个阶段。

1. 医学阶段(20世纪70年代以前)　此阶段是以疾病为中心的阶段,对疾病重治轻防,健康教育的主要内容是一般的卫生知识宣传。19世纪末20世纪初,随着生物科学的发展和新的传染病病原体的发现,生物医学模式逐渐形成,在生物医学模式指导下,有效控制了传染病的发生率,并降低了死亡率,为此,政府和各级机构更加重视对生物医学技术的投入,医疗实践和健康教育活动多以人的生物学特性为着眼点,未重视心理、社会与环境因素,忽视公众自我维护健康的能力,限制了社区的开发和利用。

2. 行为阶段(20世纪70~80年代)　此阶段是新的医学模式"生物-心理-社会医学模式"指导下针对不良生活方式开展健康教育。随着生活水平的提高和疾病谱的改变,传染病已不再是威胁人们健康及生命的主要疾病,恶性肿瘤、心脑血管疾病、精神疾病、意外、灾害等与社会环境、心理状态、生活及行为方式密切相关的疾病已逐渐成为危害健康的主要因素。在发达国家,因不良的生活方式导致的疾病在死亡原因中占到70%~80%。1977年,美国罗彻斯特大学教授恩格尔提出了新的医学模式,即生物-心理-社会医学模式。此模式引入不良生活方式即行为危险因素导致疾病的观点,使医学理论增加了教育、行为、社会市场和政策等内容,拓展了健康教育的领域,为健康教育的发展奠定了基础。

3. 社会环境阶段(20世纪80年代后)　此阶段是从宏观的角度认识健康与疾病,提出以"生态-群体-健康"为纲,健康成为一项社会目标,健康教育从改变个体的生活方式扩展到重视生态环境及社会文化因素对健康的影响,健康教育的概念得到进一步拓展。在认识上,从将健康教育视为一种宣传手段过渡到将其视为健康促进的方法;

在对象上,从单纯针对患者扩展到针对各种亚健康或健康人群;在功能上,从治疗人体结构和功能的病变扩展到治疗、预防、保健、康复为一体的全程服务;在内容上,由单纯的传播健康知识扩展到向心理健康和行为干预方面转变。

三、健康教育的任务及意义

1. 健康教育的任务

(1)建立、提高个人及群体对预防疾病和保持自身健康的责任感。

(2)促进个人和群体明智地选择有益健康的行为和生活方式。

(3)促进全社会都来关心疾病与健康问题,创造一个有益于健康的环境。

(4)加强社会职能,动员与组织社区群众积极参与社区健康教育活动。

(5)促进社会主义精神文明建设。社会主义精神文明建设的重要任务之一就是要提高全民族的科学文化水平,提倡文明、健康、科学的生活方式,改变社会风俗习惯中的愚昧落后状态。

2. 健康教育的意义

(1)实现"2000 年人人享有卫生保健"目标。"2000 年人人享有卫生保健"是全球卫生战略目标,初级卫生保健是实现此战略目标的基本途径和基本策略,而健康教育是初级卫生保健八大要素之首,《阿拉木图宣言》指出:"健康教育是所有卫生问题、预防方法及控制措施中最为重要的,是能否实现初级卫生保健任务的关键。"联合国儿童基金会及世界银行在对发展中国家的卫生援助中也将健康教育作为一个重要的援助目标。

(2)提高人们的自我保健意识和能力。通过健康教育可以使公众了解和掌握自我保健知识,培养人们的健康责任感,促使他们改变不良的行为方式及生活习惯,建立良好的生活方式,提高个人的自我保健能力。同时可以明确政府及社会对健康的责任,使公众更有效地维护自身的健康和生存环境,并做出有利于健康的选择。

(3)降低发病率和医疗费用。健康教育是一项低投入、高产出、高效益的卫生保健战略措施。各国的健康教育实践充分证明,人们只要改变不良的行为方式及生活习惯,采取有益于健康的生活方式,就能有效地降低疾病的发病率和死亡率,减少医疗费用。因此健康教育不仅是保护和增进人的健康的重要举措,也对社会进步和经济的持续发展有重要作用。

四、护士在健康教育中的作用

健康教育的目的是鼓励公众采取和维持健康的生活方式,利用现有的卫生资源,改善其健康状况及生活环境。通过健康教育,帮助服务对象达到"预防疾病、促进健康、维持健康和恢复健康"是护士的重要职责,所以,在健康教育中,护士有着举足轻重的作用。

1. 为服务对象提供有关健康的信息 护士应根据人群的不同特点和需要,为其提供有关预防疾病、促进健康的信息。将健康知识传播给公众,唤起人们对自身及社会的健康责任感,使其投入到健康教育和健康促进活动中,提高公众的健康水平。

2. 帮助服务对象认识影响健康的因素 影响健康的因素多种多样。护士应帮助人们认识危害个体健康的环境因素及不良的行为和生活方式,根据个体、家庭和人群的具体情况,有针对性地教育人们保护环境,鼓励他们保持健康的生活方式和行为,提高人群的健康素质。

3. 帮助服务对象确定存在的健康问题　护士通过对个人、家庭、社区的全面性评估,帮助服务对象识别其现存的和潜在的健康问题,通过健康教育,帮助服务对象解决问题,恢复和保持健康。

4. 指导服务对象采纳健康行为　护士为服务对象提供有关卫生保健的知识和技能,帮助他们解决自身的健康问题,从而提高人群的自我保健能力。如鼓励肥胖者均衡饮食、适当活动,教育儿童如何预防近视和进行正确的刷牙等。

5. 开展健康教育的研究　健康教育在我国还是一门年轻的学科,需要不断地完善和提高。护士是医院和社区卫生保健工作的重要成员,是健康教育的主力军。因此,加强健康教育的研究,提高健康教育的效果也是护理工作者义不容辞的责任。

第二节　健康教育的相关模式

健康教育相关理论和模式是健康教育活动的指南,可帮助理解、分析行为变化的过程,是评估健康需求、实施健康教育计划、评价健康教育结果的理论框架,是健康教育工作持续化、制度化、规范化发展的重要保证。

一、知信行模式

知信行模式(knowledge attitude belief practice,KABP 或 KAP),即知识、信念和行为的简称,是有关行为改变的模式之一,其实质是认知理论在健康教育中的应用。

(一)模式的组成

知信行模式将人们行为的改变分为获取知识、产生信念、形成行为三个连续递进的过程:

1. 知　知识和学习;主要指对疾病相关知识的认知和理解。

2. 信　信念和态度;主要指对已获得的疾病相关知识的信任,对健康价值的态度。

3. 行　行为和行动;指在健康知识、健康信念和态度的动力下,产生的有利于健康的行为。

其中知是基础,信是动力,行是目标。人们通过学习,获得有关的健康知识和技能,再通过对知识的独立思考,逐步形成信念和态度,进而支配行动去改变行为。然而,人们从知识接受转化为行为改变是一个漫长而复杂的过程。通常要经历以下一系列步骤:信息传播→觉察信息→引起兴趣→感到需要→认真思考→相信信息→产生动机→尝试行为态度→坚持行为→行为确立。其中任何一个因素都有可能导致行为形成或转变受阻。主要有两个关键步骤:信念的确立和态度的改变。知信行的范围与难度模式见图10-1。

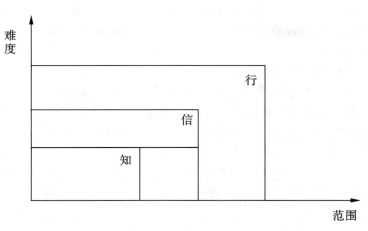

图 10-1　知信行模式

(二)知信行模式在健康教育中的应用

知信行模式简单明了,逻辑性强,被广泛应用于健康教育和健康促进工作中。以戒烟过程为例,为改变一个人的吸烟行为,使其戒烟,首先要使吸烟者了解吸烟的危害和戒烟的益处,同时掌握戒烟的方法,从而使吸烟者形成吸烟危害健康的信念,产生自觉、自愿戒烟的积极态度,最终才可能产生戒烟的行为。人们从接受知识到行为改变是一个非常复杂的过程,其关键在于信念的确立和态度的改变,因此,在传播知识后,一定要帮助人们建立信念,转变态度,最终达到健康行为的确立。

知、信、行三者间存在一定的因果关系,但没有必然性。在知识和信念确立以后,如果没有坚决转变态度的前提,实现行为转变的目标必定会失败,这就是"知信行"的脱节。另外,某些重大事件可以有效促使人的行为转变。例如一个烟瘾较大的人,以前一直没有决心戒烟,突然得了癌症立刻就戒断了。因此,知信行模式仅适用于信息权威性强、信息符合接受者的兴趣,以及所处环境适合行为转变的人群。

二、健康信念模式

健康信念模式(health belief model,HBM)于 1958 年首先由霍克巴姆(Hochbaum)提出,后经贝克(Becker,1984 年)等学者修改完善,HBM 是用社会心理学方法解释健康相关行为的重要理论模式。它以心理学为基础,由刺激理论和认知理论综合而成。

(一)模式的组成

健康信念模式(图 10-2)主要由 3 部分组成:健康信念、影响与制约因素、提示因素。

1.健康信念　即对疾病威胁的认知。包括人们对健康与疾病的认知,对疾病的严重程度及易感性的认知,对采取预防措施后的效果及采取措施时所遇到障碍的认知。人的健康信念通常会受到以下 4 种认知程度的影响。

(1)对疾病易感性的认知:即主观上认为自己可能患病的概率。通常认为患病概率越大,越容易采纳健康行为,反之则不容易采纳健康行为。但人的认知有时会与实际易感性有很大的差异。

（2）对疾病严重程度的认知：即对疾病可能产生的医学和社会学的严重后果的认知程度。如果认识到疾病会影响工作、家庭生活和人际关系，相信后果越严重，越可能采取健康行为。

（3）对采取健康行为获益程度的认知：即相信采纳健康行为会对预防疾病有益。如相信吸烟是导致肺癌的最主要原因，预防肺癌首先要从远离吸烟做起。

（4）对采取健康行为障碍的认知：即对采取健康行为可能会遇到的困难与问题的认识。通常对疾病的易感性及严重性认识越深，对健康行为的益处信念越强，则采纳健康行为的障碍越少，个体采纳健康行为的可能性越大。

2. 影响与制约因素　包括人口学因素、社会心理学因素和疾病相关因素等。人口学因素如年龄、性别、种族等；社会心理学因素如人格特点、社会压力、文化程度、职业等；疾病相关因素如疾病相关知识、疾病史等。不同特征的人采纳健康行为的可能性不同，一般情况下，教育程度及社会地位高、老年人、有患病经历的人较愿意采取所建议的预防性行为。

3. 提示因素　即行动的线索或意向，指促使或诱发健康行为发生的因素。包括外部线索如他人的提醒、报纸杂志的宣传、同事或朋友的患病等；内部线索如自觉身体不适。提示因素越多，人们采纳健康行为的可能性越大。

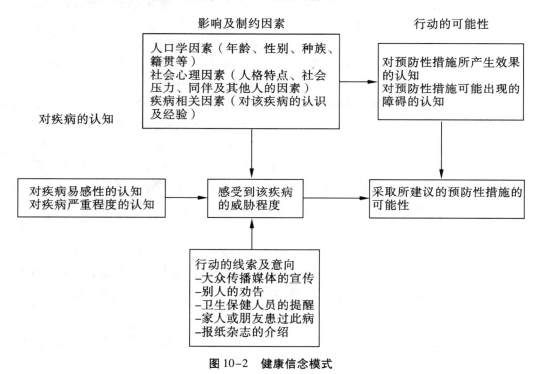

图 10-2　健康信念模式

（二）健康信念模式在健康教育中的应用

健康信念模式是基于信念可以改变行为的逻辑推理，是用于指导各种健康相关行为改变的一种最常用的模式。它不仅用于解释各种健康行为的变化和维持，也成为指导行为干预、促进健康行为形成的重要理论框架。健康信念模式可以指导健康教育者评估受教育者的健康信念以及影响健康信念的因素,利用手册、电视、报纸等有效措施宣传预防疾病的知识及方法,从而帮助受教育者形成正确的健康认知、增强其健康信念,使其自愿采纳有利于健康的行为,从而达到促进健康的目的。

三、保健教育过程模式

保健教育过程模式(PRECEDE-PROCEED model)又称格林模式(图 10-3),是由美国学者劳伦斯·格林(Lawrence. W. Green)于 1980 年首先提出,并于 20 世纪 90 年代发展完善,是一种综合运用各种行为改变理论的组织框架制订行为干预策略的方法。PRECEDE 是 predisposing reinforcing and enabling constructs in educational/environmental diagnosis and evaluation 的英文缩写,指在教育/环境诊断和评价中应用倾向、促成及强化因素。而 PROCEED 是 policy regulatory and organizational constructs in educational and environmental development 的英文缩写,指执行教育/环境干预中应用政策、法规和组织的手段。格林模式的特点:一是从"结果"入手,用演绎的方法进行推理思考,从最终的结果追溯到最初的原因;二是考虑影响健康的多重因素。该模式广泛应用于健康教育和健康促进计划的设计、执行及评价中。

(一)模式的组成

保健教育过程模式主要由 3 个阶段、9 个基本步骤组成。

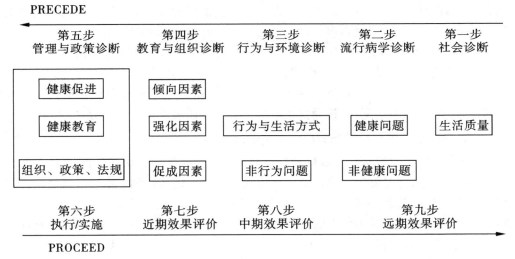

图 10-3 保健教育过程模式

1.评估阶段 又称诊断阶段,包括社会评估(第一个步骤)、流行病学评估(第二个步骤)、行为与环境评估(第三个步骤)、教育与组织评估(第四个步骤)、行政管理与政策评估(第五个步骤)。

(1)社会评估:从估测个人、家庭或社区的生活质量入手,了解目标人群的健康需求、健康问题及影响因素。如通过调查、收集资料,掌握社区的经济水平、医疗卫生保健服务、人口学特征、居民生活状况等。

(2)流行病学评估:是以健康教育对象为基准,通过对发病率、死亡率、致残率等

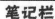

流行病学方面资料的调查和研究,确定人群特定的健康问题。

(3)行为与环境评估:是指评估与健康问题相关的行为及环境因素。行为因素包括生活方式、应对方式、预防行为等。环境因素包括自然环境因素和社会环境因素。

(4)教育与组织评估:制订教育与组织策略以促进行为和环境的改变。影响行为与环境的因素有三方面,即倾向因素、促成因素及强化因素。倾向因素指有助于或阻碍个体或群体动机改变的因素,包括知识、态度、信仰、价值观及对健康行为或生活习惯的看法等。促成因素是指能够促使某种愿望或行为动机得以实现的因素。包括社会资源、个人技能及障碍等。强化因素是指目标人群在行为改变后所获得的各种正向或负向反馈因素,如卫生保健人员、父母、朋友、同事等的反对或鼓励都会影响行为的持续稳定。

(5)行政管理与政策评估:即判断、分析实施健康教育或保健计划过程中行政管理方面的能力、资源、政策方面的优势与缺陷,实施计划的范围、组织形式、方法等。

2.执行阶段 又称实施阶段(第六个步骤)。指执行教育/环境干预中应用政策、法规和组织的手段。实施工作包括以下5个环节:制订实施工作时间表、控制实施质量、建立实施的组织机构、组织和培训实施工作人员、配备和购置所需的设备物品。

3.评价阶段 评价是健康教育的一个重要组成部分,目的是评价教育的效果,及时发现和纠正偏差,以保证教育效果。包括近期、中期和远期效果评价。

(1)近期效果评价:着重于近期影响,包括行为、态度、信念的评价以及资源、技术等促成因素的评价,强化因素是否发生改变及改变的程度等。如预期目标是否符合对象人群的特点、干预策略是否可行、执行阶段是否遵循最初的设计等。

(2)中期效果评价:主要考察行为目标是否达到、环境状况是否得到改善等。应重点了解健康教育活动对目标人群知识、态度、技能、行为的影响。

(3)远期效果评价:主要侧重成本-效益评价,重点考察是否达到相应的指标要求,如发病率、死亡率的变化,接受健康教育人群生活质量提高的程度等。

(二)保健教育过程模式在健康教育中的应用

制订科学的健康教育计划或规划是有效地实施健康教育活动的首要任务,是实现目标的行动纲领,也是评价效果的依据。保健教育过程模式常用来指导健康教育计划或规划的制订、实施及评估。根据该模式,护理人员可从结果入手,在制订健康教育计划或规划前,首先要明确为什么要制订该计划,并对影响健康的因素做出诊断,从而帮助确立干预手段和目标。

第三节 健康教育的原则、程序及方法

健康教育是一项复杂的、系统的教育活动,必须遵循一定的规律、原则和科学的程序,才能达到教育的目的,促使个体和群体改变不健康的行为和生活方式。

一、健康教育基本原则

1.科学性原则 健康教育内容的科学、正确、翔实是达到健康教育目的的首要原则。健康教育的内容必须有科学依据,采用的数据要准确无误,举例应真实可靠,同时应注意应用新的科学研究结果,摒弃陈旧过时的内容,切记杜撰或内容缺乏依据,以免误导受教育者,从而适得其反。

2.可行性原则　健康教育必须与当地的经济、社会、文化及风俗习惯相符合,否则难以达到预期的目的。改变人的行为和生活方式不能仅仅依靠简单的说教或个人的良好愿望,许多不良行为或生活方式受社会习俗、文化背景、经济条件、卫生服务等因素制约,因此,健康教育必须考虑以上因素,才能促进健康教育目的的实现。

3.针对性原则　健康教育对象的年龄、性别、健康状况、个性、嗜好、学习能力等千差万别,对健康保健知识的需求也不尽相同。因此,在制订健康教育计划之前,应全面评估健康教育对象的学习需要和学习能力,从而制订出有针对性的、切实可行的健康教育计划。在实施健康教育过程中,要根据教育目标选择不同的教育策略,而且要针对不同人群的特点,采用不同的教育方法,设计与年龄、性别、爱好、文化背景相适宜的教学活动。如老年人由于记忆力下降,听力、视力也有不同程度降低,所以在教学时应注意加强重复、强化。此外,还应注意及时收集健康教育的反馈信息,根据反馈及时调整教学目标和方法。

4.启发性原则　健康教育不能靠单纯的说教或强制手段实施。而应通过启发教育,鼓励与肯定行为的改变,让人们形成自觉的健康意识和习惯。同时可采用灵活多样的启发性教育方式,如案例报道、病友会等形式,以提高健康教育的效果。

5.通俗性原则　开展健康教育工作时,应采用学习者易于接受的形式,尽量使用大众化的、通俗易懂的语言,避免过多地使用医学术语。如儿童可使用形象生动的比喻和儿童化语言,以帮助其更好地理解。

6.规律性原则　健康教育要按照不同人群的认知、思维、记忆规律,由简到繁、由浅入深、由感性到理性、由具体到抽象,循序渐进的展开教学活动。每次学习活动应该建立在上一次学习的基础之上,一次的教学活动不宜安排过多,逐渐累积才能达到良好的教育效果。

7.直观性原则　形象直观的教学是提高教学效果的有效手段。因此,对于一些抽象的健康教育内容,可以运用现代技术手段如影像、幻灯、动画、照片等来生动的展示和表达。从而提高人群的学习兴趣和对知识的理解。

8.合作性原则　在卫生保健服务中要求个人、家庭、社区组织、卫生专业人员、卫生服务机构和政府共同承担健康促进的责任才能成功的实现健康教育的目标。因此,健康教育互动不仅需要教学对象、教学者以及其他健康服务者的参与,也需要家庭、社会支持系统如父母、子女、同事、朋友的合作参与,以帮助教育对象采取健康的行为。

9.行政性原则　健康行为并非完全是个人的责任,政府部门的领导与支持是开展健康教育活动最重要的力量,开展健康教育活动也应包含在整个医疗卫生计划内,应有专人、专项经费以有效地推动健康教育的开展。

二、健康教育程序

健康教育是一个连续不断的系统工程,包括评估教育需要、设立教育目标、制订教育计划、实施教育计划和评价教育效果五个步骤。

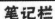

笔记栏

（一）评估教育需要

评估教育需要是指收集学习者的有关资料和信息,并对其进行整理、分析,从而了解学习者的学习需要、学习准备状态、学习能力及学习资源,是制订健康教育目标和计划的先决条件,同时,也是健康教育者自我准备的阶段。

1. 评估学习者的需要及能力　在健康教育前,健康教育者需了解学习者的基本情况,如年龄、性别、受教育程度、对健康教育的需求及兴趣,学习者健康知识及健康技能的缺乏程度,根据不同的学习需要及特点安排健康教育活动。

2. 评估教学资源　评估达到健康教育目标所需要的时间、教学环境、参与人员、所需教育资源及设备,如教材、小册子、音像制品和设备、投影仪等。

3. 评估准备情况　教育者在对学习者进行健康教育前,应对自己从事健康教育的知识储备、教育能力和准备情况做出评估,以指导自己做好充分准备。

（二）设立教育目标

设立教育目标是健康教育中的一项重要内容,是教育者在正确评估的基础上,根据个体和群体的不同情况、学习动机及愿望、学习条件等制订一系列的行为目标。教育目标既是实施教育计划的行为导向,又是评价教育效果的主要依据。设立教育目标应注意以下几个方面:

1. 目标应具有针对性　制订健康教育目标要根据学习者对健康知识的了解程度、对学习健康教育的兴趣和态度、学习者的学习能力等,制订有针对性的目标。

2. 目标应具有可行性　制订的目标应符合学习者的实际,是学习者通过努力能够实现的,因此,在制订目标时,教育者应鼓励学习者共同参与目标的制订。

3. 目标应具体、明确、可测　目标应表明具体需要改变的行为,以及要达到目标的程度及预期时间等,目标越具体、明确、可测量,越具有指导性和可行性。如实现戒酒的目标,目标可以明确到每天减少100 mL。

4. 目标应以学习者为中心　制订目标要充分尊重学习者的意愿,通过共同讨论,达成共识,以激励和调动其主观能动性,取得较好的效果。

（三）制订教育计划

教育计划是在分析现状的基础上而事先制订的干预策略和措施,是实现健康教育目标的保证,又是实施健康教育的依据。一份完整的计划是实现目标的行动纲领,它可以使工作变得有序,还可以减少重叠性和浪费性的活动。

1. 明确实施计划的前提条件　制订计划时应根据目标,列出实现计划所需的各种资源,可能遇到的问题和阻碍,找出相应的解决办法,并确定完成计划的日期。

2. 将计划书面化、具体化　整个健康教育计划应有具体、详细的安排,如教育活动的参加人员,以及教育的时间、地点、内容、方法、进度、所需设备、教学资料等都应有详细的计划。

3. 完善和修订计划　完成计划初稿后,还应该进一步调查研究,提出多种可供选择的方案,并且邀请有关组织和学习者参与修订,经过比较分析,确定最优或最满意的方案,从而使计划更加切实可行。

（四）实施教育计划

实施教育计划是将健康教育计划付诸行动的过程,是目标得以实现的重要保证。

为了更好地实施健康教育计划,在实施计划前,应对实施健康教育的人员做相应的培训;在实施计划的过程中,应重视与各部门及组织之间的密切配合与沟通,根据情况对计划进行必要的调整,同时要定期进行阶段性的小结和评价,以便及时了解教育的效果;计划完成后,应及时进行总结。

(五)评价教育效果

评价教育效果是将健康教育结果与健康教育目标进行比较的过程,它贯穿于健康教育活动的全过程。评价的目的在于根据评价结果及时修改和调整教育计划、改进教学方法、完善教学手段,以取得最佳的教学效果。

评价包括形成评价、过程评价、效应评价和结局评价。

1.形成评价 是评价教育计划、完善教育计划的过程。

2.过程评价 是在健康教育计划实施过程中,对教育实施过程中的人员、组织、策略及环境等的评价,贯穿于计划执行的全过程。

3.效应评价 是教育计划实施后,对受教育对象健康相关行为及其影响因素的变化进行评价。

4.结局评价 是教育计划实施后,对受教育对象健康状况及生存质量的变化进行评价,常被称为远期效果评价。

三、健康教育方法

健康教育的方法有多种,教学者可根据教育目的、教育对象的特点,选择相应的方法。为增加学习者的知识,可应用个别会谈、讲授、提供阅读材料、讨论等方式;为改变学习者的态度,可用小组讨论、角色扮演、辩论等方式;为帮助学习者获得某种技能,则可用示范、角色扮演等方法。具体方法有以下几种:

(一)专题讲座法

1.定义 即针对某个健康方面的问题以口头语言(课堂讲授的形式)向学习者传授知识的方法,以教育者分析综合、系统归纳、重点讲述为主。

专题讲座法是一种正式、传统和最常用的健康教育方式。通过授课的方式将健康知识系统地传递给学习者,帮助其了解有关健康的知识和信息,为学习者观念、态度及行为的转变打下基础。此方法适用于学习人数较多时。

2.优点 ①适用于除儿童以外的各种大小团体,容易组织;②能在短时间内将健康知识系统完整地传递给较多的学习者;③是一种经济、有效的教育方法。

3.缺点 ①以单向沟通为主,学习者处于被动地位,缺少参与机会,影响意见和需要的表达,不利于学习者主动学习;②听众较多时,传授者难以了解听众对讲授内容的反应,无法与听众进行良好的沟通,达不到预期的效果;③不能充分照顾听众的个别差异,不利于因材施教。

4.具体方法及注意事项

(1)注意授课环境的布置:如视听教具、照明、通风等,尽量选择安静、光线充足、温度适宜和音响设备良好的学习环境。

(2)有针对性的备课:在提供讲座前应预先了解学习者的认识、教育程度、职业等资料,进行有针对性的备课。

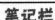

（3）具备授课能力：讲授者应具有良好的专业知识及授课能力，内容简明扼要。

（4）注重讲授技巧：做到条理清晰、重点突出、通俗易懂；讲授的概念、原理、事实、观点必须正确；最好配有文字资料、幻灯、图片以帮助理解；讲授时注意随时通过生动的案例和诙谐的语言调动学习者的学习热情，并以提问的方式及时了解听众对知识的掌握情况，讲座结束后鼓励听众发问以形成双向沟通。

（5）授课时间适宜：时间不宜过长，一般以 30 ~ 60 min 为宜，以保持听众的注意力。

（二）讨论法

1. 定义　讨论法是针对学习者的共同需要或相同的健康问题，以教学对象为互动主题，教学者加以引导，在教学过程中以小组或团队的方式进行健康信息的沟通及经验交流，通过让学习者主动探究教学内容，完成教学目标。此方法适用于 5 人以上 20 人以下的多种内容的教学。

2. 优点　①讨论法以教学对象为互动主体，使学习的过程化被动为主动，有利于调动学习者的学习兴趣。②学习者通过分享知识和经验，得以集思广益、取长补短，从而加深对问题的认识和了解，有利于态度和行为的改变。

3. 缺点　①小组的组织及讨论较浪费时间；②如果讨论引导、控制不好，容易出现有人过于主导、有人较为被动或小组讨论偏离主题等现象。

4. 具体方法及注意事项

（1）组成讨论小组：参加小组讨论的人员以 8 ~ 15 人为宜，尽量选择年龄、健康状况、教育程度等背景相似的人组成同一讨论小组。

（2）选择讨论场地：选择的讨论场地应便于交流，环境安静，最好以圆形或半圆形就座。

（3）制订讨论计划：讨论前应确定讨论的主题和讨论的基本内容，制订讨论的计划和规则，如争取每人发言、发言的时间、别人发言时保持安静等，保证讨论的顺利进行。

（4）掌握讨论技巧：一般由卫生保健人员如护士、医生充当主持者，一般在开始时先介绍参加人员及讨论主题，在讨论过程中注意调节讨论气氛，适时予以引导、提示、鼓励和肯定，在结束时对讨论结果进行简短的归纳及总结。

（三）角色扮演法

1. 定义　角色扮演法是一种通过行为模仿或行为替代来影响个体心理过程的方法。通过制造或模拟一定的现实生活片段，使教学内容剧情化，由学习者扮演其中的角色，使之在观察、体验和分析讨论中理解知识和受到教育的方法。此种方法适用于儿童和年轻人。

角色扮演有两种方式：一种是预先准备好的角色扮演，参加扮演者通过观察、操作、模仿、分析等与学习有关的健康知识及经验。另一种是自发式的角色扮演，预先不做准备，由即时操作及模仿达到学习的目的。

2. 优点　①所有人员都可以参与学习活动；②活跃的学习氛围有利于激发学习者的学习兴趣和积极性；③学习者通过角色扮演能够身临其境思考问题，有利于态度和行为的改变。

3.缺点　①需要有较强的参与意识,对于随和、性格外向者易于做到,而对于害羞、性格内向者较为困难;②有时希望或预期表现的内容不能表现出来;③需要较多的时间组织安排。

4.具体方法及注意事项

(1)角色扮演前准备:为了达到理想的效果,角色扮演前,应注意整个扮演主题的选择与编排,角色的分配及排练。

(2)角色扮演时讲解:主持者应讲解此项教学活动的目的及意义,并对剧情及有关的表演人员进行简单的介绍。

(3)角色扮演后讨论:可先由扮演者谈自己的感受,然后让其他人员积极参加讨论。主持者可以引导参加人员讨论剧中的重点及内容,使其了解相关的知识及理论。

(四)示范法

1.定义　示范法是指教学者通过具体动作示范,使学习者直接感知所要学习的动作的结构、顺序和要领的一种教学方法。即通过观察他人行为,而学得或改变行为的过程。

示范法是一种视觉重于听觉的教学方法,施教者通过一连串的动作使教学对象理解教学现象或原理。此方法常用于教授某项技术或技巧时。

2.优点　①有利于学习者理论联系实践,以获得某项技巧或能力;②可根据学习者的特点有针对性地进行示范,必要时可重复示范;③形象、具体、直观,能够使学习者获得感性认识,加深对知识的理解,激发学习者的学习兴趣。

3.缺点　受教学条件的限制,如教学场地受限、教学仪器或用具不足。

4.具体方法及注意事项

(1)注意示范的位置和方向,一般示范者要站在学习者的正面,与学习者的视线垂直,使全部学习者都能看清楚。

(2)一般情况下,教学者先进行示范,示范过程中讲解该项操作的步骤及要点。示范时,动作不宜太快,应将动作分解,让所有学习者能清楚地看到,在示范的同时,应配合口头解释说明。

(3)示范的内容较复杂时,可事先利用视听教具,如用录像带说明操作的步骤及原理,然后再示范。

(4)安排一定的时间让学习者练习,示范者在旁指导。在纠正错误时,切忌使用责备的口气,应分析其存在的困难,详细说明错误的地方,给予鼓励和耐心指导。

(5)结束时,让学习者回示,以了解和评价学习者掌握此项技巧的情况。

(五)实地参观法

1.定义　实地参观法是根据教学目的,有计划地组织学习者到实际场景中观察某种现象,以获得感性知识或验证已经学习过的知识的教学方法。

2.实地参观法的分类

(1)准备性参观:在学习某种知识前进行。

(2)并行性参观:在学习某种知识的过程中进行。

(3)总结性参观:在学习某种知识后进行。

3.优点　①学习者能在实际参观中直接观察事物及现象,从而获得感性知识,增

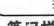

进对教学内容的了解;②可刺激学习者寻找更多的学习经验;③有利于提高学习者的观察能力。

4.缺点　①易受客观条件限制,难以找到合适的参观场地;②由于所需时间较多,有些学习者可能无法参加。

5.具体方法及注意事项

(1)做好参观的准备:根据教学目的选择合适的参观场所;事先到参观地实地考察,了解参观的重点、难点及需要注意的问题,做好参观计划。

(2)指导参观的进行:参观前告知参观者参观的目的、重点及注意事项;参观时间要充分,使学习者有时间提问;参观后应配合讨论,以减少疑虑。

(六)个别会谈法

1.定义　是指健康教育工作者根据学习者已有的知识经验,借助启发性问题,通过口头问答的方式,引导学习者比较、分析、判断来获取知识的教学方法。常用于家庭访视、卫生所的诊治前后。

2.优点　方法简单易行,不需要特殊的设备设施。

3.缺点　教学效果与实施者的语言素养和沟通技巧密切相关。

4.具体方法及注意事项

(1)选择合适的会谈环境:会谈的环境应安静、舒适,利于交谈。

(2)会谈前充分准备:事先了解学习者的基本背景资料,如姓名、年龄、教育程度、家庭状态、职业等。

(3)会谈时注重运用技巧:会谈应从最熟悉的人或食物谈起,使学习者产生信任感;会谈时谈话内容要紧扣主题,防止偏离主题;一次教育内容不可过多,以防学习者产生疲劳;会谈过程中要及时观察和了解学习者对教育内容的反应,并鼓励学习者积极参与会谈。

(4)会谈结束:应总结本次的教育内容,并了解学习者掌握情况,如有必要,预约下次会谈时间。

(七)视听材料应用法

1.定义　视听材料应用法是利用有关教具使学习者在最短的时间内对某一教学内容有所了解。常用的视听材料包括计算机多媒体课件、图表、模型、标本或电视、电影、录像等。

2.优点　①教学方法直观、形象、生动、趣味性强,能激发学习者的学习兴趣;②图表、模型等部分视听材料不受时间、地点的限制;③适用于大多数对象,尤其适合阅读能力低下者。

3.缺点　视听教学成本较高,需要一定的设备和经费保障。

4.具体方法及注意事项

(1)图表、模型的展示应配有通俗易懂、简明扼要的文字说明帮助理解。

(2)图表设计尽可能生动醒目,有利于吸引观众的注意力和易于记忆。

(3)播放视听教学片,应选择安静、大小适宜的播放环境,保证光碟、录像带、音响和播放器的质量,教学内容一次 20 ~ 30 min 为宜。

笔记栏

（八）其他健康教育方式

健康教育除了上述教育方式外,还可采用其他多种方式。

（1）计算机辅助教学是一种崭新的教学形式,它不仅可以进行知识讲解,还可以做题、解答,实现人机互动。

（2）利用报纸、书刊、杂志、小册子、电视、广播等大众媒体介绍预防保健知识。

（3）利用各种社会团体及民间组织活动的机会进行健康教育。

（4）护士利用门诊、家庭访视、巡回护理等机会为公众提供健康教育。

（5）护士在社区诊所对居民实施健康教育。

（许志娟）

练习与思考

（一）名词解释

1. 护理教育

2. 健康教育学

3. 卫生宣传

4. 健康信念

（二）填空题

1. 健康教育的发展大致可分为三个阶段,即_____、_____、_____。

2. 知信行模式将人们行为的改变分为_____、_____、_____三个连续递进的过程。

3. 1958年首先由霍克巴姆提出的_____模式是迄今用来解释个人信念如何影响健康行为改变的最常用的模式。

4. 人的健康信念通常会受到四种认知程度的影响,即_____、_____、_____、_____。

5. 保健教育过程中评价阶段包括_____、_____、_____。

6. 学习人数较多时常用的教育方法是_____。

7. 适用于儿童或年轻人的教育方法是_____。

（三）选择题

1. 健康教育的最终目的是（   ）

A. 传播健康信息　　　　　　B. 干预不健康的行为　　　　　　C. 帮助个体树立健康观念

D. 帮助群体采纳健康生活方式　E. 提高生活质量

2. 关于健康教育服务的对象,以下说法错误的是（   ）

A. 整个社会人群　　　　　　B. 可以是个体　　　　　　C. 可以是群体

D. 可以是健康人　　　　　　E. 只是患者

3. 健康教育学围绕什么中心而发展（   ）

A. 以人类社会发展为中心　　　　　　B. 以健康教育发展为中心

C. 以提高人类健康水平为中心　　　　D. 以提高健康保健水平为中心

E. 以人类健康发展为中心

4. 以教育、组织、法律和经济等手段干预那些对健康有害的生活方式、行为和环境,以促进健康,这一概念属于（   ）

A. 健康教育　　　　　　　　B. 健康促进　　　　　　　　C. 卫生宣传

笔记栏

D. 健康保健　　　　　　　　E. 健康宣传

5. 实现"2000 年人人享有健康保健"的基本途径是(　　)

A. 健康促进　　　　　　B. 卫生宣传　　　　　　　C. 健康教育

D. 保健服务　　　　　　E. 信念干预

6. 护士在健康教育中的主要作用是(　　)

A. 为服务对象提供大量有关健康的信息

B. 帮助服务对象认识影响健康的因素

C. 帮助服务对象确定存在的健康问题

D. 指导服务对象采纳健康行为

E. 帮助服务对象解决存在的健康问题

7. 运用知信行模式解释戒烟的行为,属于动力的是(　　)

A. 强调戒烟的益处　　　　B. 说明吸烟的危害　　　　C. 教授戒烟的方法

D. 形成吸烟危害健康的信念　　E. 产生戒烟行为

8. 健康信念模式认为个体改变不良行为的关键在于(　　)

A. 健康信念的形成　　　　B. 对健康效果的期望　　　　C. 健康理论的理解

D. 对自我效能的认识　　　E. 对影响健康的因素的认知

9. 从结果入手是下列哪一种健康教育模式的特点(　　)

A. 健康信念模式　　　　　B. 健康促进模式　　　　C. 保健教育过程模式

D. 知信行模式　　　　　　E. 保健系统模式

10. 贝克创立的健康教育模式是(　　)

A. 知信行模式　　　　　　B. 健康信念模式　　　　C. 保健教育过程模式

D. 健康促进模式　　　　　E. 保健系统模式

11. 实施健康教育,护士应遵循的基本原则不包括(　　)

A. 科学性原则　　　　　　B. 针对性原则　　　　C. 保护性原则

D. 启发性原则　　　　　　E. 可行性原则

12. 指导糖尿病患者的饮食护理时,最好的健康教育方法是(　　)

A. 专题讲座法　　　　　　B. 小组讨论法　　　　C. 视听材料应用法

D. 示范法　　　　　　　　E. 个别会谈法

13. 健康教育专题讲座的缺点是(　　)

A. 浪费时间　　　　　　　B. 知识系统不完整　　　　C. 不宜组织

D. 单向沟通　　　　　　　E. 经济、有效

14. 下列关于健康教育程序的表述中,不正确的是(　　)

A. 健康教育程序是一个系统的、连续不断的过程

B. 健康教育程序遵循护理程序的总体要求

C. 通过实施健康教育计划达成教育目标

D. 由评估、设立目标、制订计划、实施计划、效果评价等环节组成

E. 评价是指健康教育完成后对效果的评价

15. 患者王某,身高 170 cm,体重 75 kg,空腹血糖 8.8 mmol/L,餐后 2 h 血糖 11.4 mmol/L,诊断为 2 型糖尿病,当前对该患者进行健康教育的最重要目标是(　　)

A. 学会注射胰岛素

B. 学会使用可口服降糖药

C. 建立合理的饮食和运动习惯

D. 避免使用含糖量高的食物

E. 了解糖尿病的相关知识

(四)简答题

1.简述健康教育的意义。

2.护士在健康教育中的作用有哪些?

3.健康教育主要包括哪几个步骤?

4.简述健康教育的方法。

(五)拓展思维

1.分析医院健康教育与社区健康教育的不同点。

2.国内外健康教育的发展对你有哪些启示?

3.讨论不同健康模式的组成特点,试想护理人员应如何发挥出各种模式的作用?

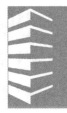

附录

附录一　中国公民健康素养
——基本知识与技能（试行）

（一）基本知识和理念

1. 健康不仅仅是没有疾病或虚弱，而是身体、心理和社会适应的完好状态。

2. 每个人都有维护自身和他人健康的责任，健康的生活方式能够维护和促进自身健康。

3. 健康生活方式主要包括合理膳食、适量运动、戒烟限酒、心理平衡 4 个方面。

4. 劳逸结合，每天保证 7～8 h 睡眠。

5. 吸烟和被动吸烟会导致癌症、心血管疾病、呼吸系统疾病等多种疾病。

6. 戒烟越早越好，什么时候戒烟都为时不晚。

7. 保健食品不能代替药品。

8. 环境与健康息息相关，保护环境促进健康。

9. 献血助人利己，提倡无偿献血。

10. 成人的正常血压为收缩压低于 140 mmHg，舒张压低于 90 mmHg；腋下体温 36～37 ℃；平静呼吸 16～20 次/min；脉搏 60～100 次/min。

11. 避免不必要的注射和输液，注射时必须做到一人一针一管。

12. 从事有毒有害工种的劳动者享有职业保护的权利。

13. 接种疫苗是预防一些传染病最有效、最经济的措施。

14. 肺结核主要通过患者咳嗽、打喷嚏、大声说话等产生的飞沫传播。

15. 出现咳嗽、咳痰 2 周以上，或痰中带血，应及时检查是否得了肺结核。

16. 坚持正规治疗，绝大部分肺结核患者能够治愈。

17. 艾滋病、乙肝和丙肝通过性接触、血液和母婴三种途径传播，日常生活和工作接触不会传播。

18. 蚊子、苍蝇、老鼠、蟑螂等会传播疾病。

19. 异常肿块、腔肠出血、体重减轻是癌症重要的早期报警信号。

20. 遇到呼吸、心搏骤停的伤病员，可通过人工呼吸和胸外心脏按压急救。

笔记栏

21. 应该重视和维护心理健康,遇到心理问题时应主动寻求帮助。

22. 每个人都应当关爱、帮助、不歧视病残人员。

23. 在流感流行季节前接种流感疫苗可减少患流感的机会或减轻流感的症状。

24. 妥善存放农药和药品等有毒物品,谨防儿童接触。

25. 发生创伤性出血,尤其是大出血时,应立即包扎止血;对骨折的伤员不应轻易搬动。

（二）健康生活方式与行为

26. 勤洗手、常洗澡,不共用毛巾和洗漱用具。

27. 每天刷牙,饭后漱口。

28. 咳嗽、打喷嚏时遮掩口鼻,不随地吐痰。

29. 不在公共场所吸烟,尊重不吸烟者免于被动吸烟的权利。

30. 少饮酒,不酗酒。

31. 不滥用镇静催眠药和镇痛剂等成瘾性药物。

32. 拒绝毒品。

33. 使用卫生厕所,管理好人畜粪便。

34. 讲究饮水卫生,注意饮水安全。

35. 经常开窗通风。

36. 膳食应以谷类为主,多吃蔬菜水果和薯类,注意荤素搭配。

37. 经常食用奶类、豆类及其制品。

38. 膳食要清淡少盐。

39. 保持正常体重,避免超重与肥胖。

40. 生病后要及时就诊,配合医生治疗,按照医嘱用药。

41. 不滥用抗生素。

42. 饭菜要做熟;生吃蔬菜水果要洗净。

43. 生、熟食品要分开存放和加工。

44. 不吃变质、超过保质期的食品。

45. 妇女怀孕后及时去医院体检,孕期体检至少5次,住院分娩。

46. 孩子出生后应尽早开始母乳喂养,6个月合理添加辅食。

47. 儿童青少年应培养良好的用眼习惯,预防近视的发生和发展。

48. 劳动者要了解工作岗位存在的危害因素,遵守操作规程,注意个人防护,养成良好习惯。

49. 孩子出生后要按照计划免疫程序进行预防接种。

50. 正确使用安全套,可以减少感染艾滋病、性病的危险。

51. 发现病死禽畜要报告,不加工、不食用病死禽畜。

52. 家养犬应接种狂犬病疫苗;人被犬、猫抓伤、咬伤后,应立即冲洗伤口,并尽快注射抗血清和狂犬病疫苗。

53. 在血吸虫病疫区,应尽量避免接触疫水;接触疫水后,应及时预防性服药。

54. 食用合格碘盐,预防碘缺乏病。

55. 每年做1次健康体检。

56. 系安全带(或戴头盔)、不超速、不酒后驾车能有效减少道路交通伤害。

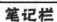

57. 避免儿童接近危险水域,预防溺水。

58. 安全存放农药,依照说明书使用农药。

59. 冬季取暖注意通风,谨防煤气中毒。

（三）基本技能

60. 需要紧急医疗救助时拨打 120 急救电话。

61. 能看懂食品、药品、化妆品、保健品的标签和说明书。

62. 会测量腋下体温。

63. 会测量脉搏。

64. 会识别常见的危险标识,如高压、易燃、易爆、剧毒、放射性、生物安全等,远离危险物。

65. 抢救触电者时,不直接接触触电者身体,会首先切断电源。

66. 发生火灾时,会隔离烟雾、用湿毛巾捂住口鼻、低姿逃生;会拨打火警电话 119。

附录二　患者入院护理评估表

　　姓名:_____　床号:_____　科别:_____　病室:_____　住院号:_____

（一）一般资料

　　姓名:_____　性别:_____　年龄:_____　职业:_____　民族:_____

籍贯:_____　婚姻:_____　文化程度:_____　宗教信仰:_____

　　联系地址:_____　联系人:_____　电话:_____

　　主管医师:_____　护士:_____　收集资料时间:_____

　　入院时间:_____　入院方式:_____　步行　扶行　轮椅　平车

　　入院医疗诊断:_____

　　入院原因(主诉和简要病史):_____

　　既往史:_____

　　过敏史:无　有(药物:_____　食物:_____　其他:_____)

　　家族史:高血压病、冠心病、糖尿病、_____、肿瘤、癫痫、精神病、_____、遗传病、_____、传染病,其他:_____

（二）生活状况及自理程度

　　1. 饮食

　　基本膳食:普食　软饭　半流质　流质　禁食

　　食欲:正常　增加　亢进_____ d/周/月　下降/厌食_____ d/周/月

　　近期体重变化:无　增加/下降_____kg/_____月(原因_____)

　　其他:_____

　　2. 睡眠/休息

　　休息后体力是否容易恢复:是　否(原因_____)

　　睡眠:正常　入睡困难　易醒　早醒　多梦　噩梦　失眠

辅助睡眠:无　药物　其他办法

其他:＿＿＿＿＿＿＿＿＿＿＿＿＿＿＿＿＿＿＿＿＿＿＿＿＿＿＿

3.排泄

排便:＿＿＿次/d　性状:＿＿＿正常/便秘/腹泻/便失禁　造瘘

排尿:＿＿＿次/d　颜色:＿＿＿　性状:＿＿＿　尿量:＿＿＿＿mL/24 h　尿失禁

4.烟酒嗜好

吸烟:无　偶尔吸烟　经常吸烟＿＿＿＿＿年　＿＿＿＿＿支/d　已戒烟＿＿＿＿＿年

饮酒/酗酒:无　偶尔饮酒　经常饮酒＿＿＿＿＿年　＿＿＿＿＿mL/d　已戒酒＿＿＿＿＿年

5.活动

自理:全部　障碍(进食　沐浴/卫生　穿着/修饰　如厕)

步态:稳　不稳(原因＿＿＿＿＿＿＿＿＿＿＿＿＿＿＿＿＿＿＿＿＿＿＿)

医疗/疾病限制:医嘱卧床　持续静脉滴注　石膏固定　牵引　瘫痪

(三)体格检查

T:＿＿＿＿＿℃　P:＿＿＿＿＿次/min　R:＿＿＿＿＿次/min　BP:＿＿＿＿＿mmHg

身高:＿＿＿＿＿cm　体重:＿＿＿＿＿kg

1.神经系统

意识状态:清醒　意识模糊　嗜睡　谵妄　昏迷

语言表达:清醒　含糊　困难　失语

定向能力:准确　障碍(自我　时间　地点　人物)

2.皮肤黏膜

皮肤颜色:正常　潮红　苍白　发绀　黄染

皮肤温度:温　凉　热

皮肤湿度:正常　干燥　潮湿　多汗

完整性:完整　皮疹　出血点　其他:＿＿＿＿＿＿＿

褥疮(Ⅰ/Ⅱ/Ⅲ度)(部位/范围＿＿＿＿＿＿＿＿＿＿＿＿＿＿＿＿＿)

口腔黏膜:正常　充血　出血点　糜烂　溃疡　疱疹　白斑

其他:＿＿＿＿＿＿＿＿＿＿＿＿＿＿＿＿＿＿＿＿＿＿＿＿＿＿＿＿＿

3.呼吸系统

呼吸方式:自主呼吸　机械呼吸

节律:规则　异常　频率＿＿＿＿＿次/min　深浅度:正常　深　浅

呼吸困难:无　轻度　中度　重度

咳嗽:无　有

痰:无　容易咳出　不易咳出　痰(色:＿＿＿＿＿　量:＿＿＿＿＿　黏稠度:＿＿＿＿＿)

其他:＿＿＿＿＿＿＿＿＿＿＿＿＿＿＿＿＿＿＿＿＿＿＿＿＿＿＿＿＿

4.循环系统

心律:规则　心律不齐　心率＿＿＿＿＿次/min

水肿:无　有(部位/程度＿＿＿＿＿＿＿＿＿＿＿＿＿＿＿＿＿＿＿＿)

其他:＿＿＿＿＿＿＿＿＿＿＿＿＿＿＿＿＿＿＿＿＿＿＿＿＿＿＿＿＿

5.消化系统

胃肠道症状:恶心　呕吐(颜色:＿＿＿＿＿　性质:＿＿＿＿＿　次数:＿＿＿＿＿　总量:＿＿

____） 嗳气 反酸 烧灼感 腹痛(部位/性质:_____)

腹部:软 肌紧张 压痛/反跳痛 可触及包块(部位/性质:_____)

腹水:(腹围_____cm)

其他:_____

6.生殖系统

月经:正常 紊乱 痛经 月经量过多 绝经

其他:_____

7.认知/感受

疼痛:无 有 部位/性质:_____

视力:正常 远/近视 失明(左/右/双侧)

听力:正常 耳鸣 重听 耳聋(左/右/双侧)

触觉:正常 障碍(部位:_____)

嗅觉:正常 减弱 缺失

思维过程:正常 注意力分散 远/近期记忆力下降 思维混乱

其他:_____

(四)心理社会方面

1.情绪状态:镇静 易激动 焦虑 恐惧 悲哀 无反应

2.就业状态:固定职业 丧失劳动能力 失业 待业

3.沟通:希望与更多的人交往 语言交流障碍 不愿与人交往

4.医疗费用来源:自费 劳保 公费 医疗保险 其他

5.与亲友关系:和睦 冷淡 紧张

6.遇到困难最愿意向谁倾诉:父母 配偶 子女 其他

附录三 临床常用护理诊断内容举例

(一)营养失调:低于机体需要量

【定义】 非禁食个体处于营养不足以满足机体需要量的状态。

【诊断依据】

1.主要依据

(1)食物摄入低于每日需要量。

(2)体重下降,低于正常标准体重的20%以上。

2.次要依据

(1)有引起摄入不足的因素存在,如吞咽困难、厌食等。

(2)有营养不良或某些营养素缺乏的表现,如消瘦、肌肉软弱无力、面色苍白、血红蛋白下降、人血白蛋白下降等。

【相关因素】

1.病理生理因素

(1)各种疾病导致营养摄入困难或障碍,如咀嚼或吞咽困难、厌食、拒食等。

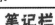

(2)疾病导致营养素吸收障碍,如慢性腹泻等。

(3)营养素或能量消耗增加,如发热、甲亢、糖尿病、烧伤、长期感染等。

2.治疗因素

(1)放、化疗或口腔、咽喉部手术等损伤影响摄入。

(2)某些药物治疗影响食欲或吸收,如口服磺胺药物之后。

(3)外科手术、放疗之后营养消耗增加。

3.情境因素

(1)环境不良、学习工作压力或情绪不良引起食欲下降。

(2)特殊环境或因素不能获取食物,如地震之后等。

4.年龄因素　新生儿、婴幼儿喂养不当,老年人消化功能下降等。

(二)有感染的危险

【定义】　个体处于易受内源性或外源性病原体侵犯的状态。

【诊断依据】　具有易致感染的危险因素存在(同相关因素)。

【相关因素】

1.病理生理因素　各种疾病所致个体特异性或非特异性免疫功能下降。如皮肤、黏膜损伤,血中白细胞减少,先天性免疫缺陷病等。

2.治疗因素

(1)各种创伤性操作,如手术、气管切开、导尿等。

(2)放射、化学治疗等引起机体免疫功能下降。

3.情境因素

(1)处于与病原体接触状态,如长期住院、与传染病患者密切接触等。

(2)不良生活习惯或方式损伤机体的防卫功能,如吸烟、饮酒、长期不活动、过度紧张、睡眠不足等。

4.年龄因素及特殊人群　新生儿、婴幼儿、产妇、老年人等机体免疫功能低下者。

(三)体温过高

【定义】　个体体温高于正常范围的状态。

【诊断依据】

1.主要依据　体温在正常范围以上。

2.次要依据

(1)皮肤潮红、触摸发热。

(2)脉搏、呼吸增快。

(3)疲乏、无力、头痛、头晕。

【相关因素】

1.病理生理因素　感染、外伤、脱水、代谢率高等。

2.治疗因素　手术、药物等。

3.情境因素　处于高热环境中、剧烈活动等。

(四)便秘

【定义】　个体正常排便习惯改变,处于排便次数减少和(或)排出干、硬粪便的状态。

【诊断依据】

1. 主要依据

(1)排便次数每周少于 3 次。

(2)排出干、硬成形便。

2. 次要依据

(1)主诉直肠有饱胀感和压迫感。

(2)排便费力、困难并有疼痛感。

(3)左下腹可触及包块。

(4)肠鸣音减弱。

【相关因素】

1. 病理生理因素　脊髓损伤、盆底肌无力、不能活动等,代谢率降低。

2. 治疗因素　麻醉和手术影响肠蠕动,使用利尿剂、镇静剂、钙剂等药物。

3. 情境因素　食物中纤维素不足及饮水过少。

4. 年龄因素　年老肠蠕动减慢。

(五)体液不足

【定义】　个体处于血管内、细胞内或细胞间体液缺失的状态。

【诊断依据】

1. 主要依据

(1)经口或其他途径进液量不足。

(2)经大便、小便、皮肤或其他途径排出液体量异常增多。

(3)体重迅速减轻,皮肤黏膜干燥,尿量减少。

2. 次要依据

(1)血液浓缩,血钠改变,血压下降。

(2)口渴、恶心、食欲下降、体温升高、心率增快、意识改变、虚弱等。

(3)静脉充盈度下降。

【相关因素】

1. 病理生理因素　糖尿病、尿崩症等引起尿量增多,高热、呕吐、腹泻、大面积烧伤等引起体液丢失。

2. 治疗因素　鼻饲溶质液体,引流管引流量过多,大量应用泻药、利尿药、乙醇等。

3. 情境因素　恶劣的环境致恶心、呕吐,口腔疼痛等致饮食困难,各种灾难时饮水供给不足,异常活动或天气炎热引起水分丢失过多,因减肥等采用不当的饮食方式。

4. 年龄因素。

(六)气体交换受损

【定义】　个体处于肺泡和微血管之间氧气和二氧化碳交换减少的状态。

【诊断依据】

1. 主要依据　用力或活动时感到呼吸费力或困难。

2. 次要依据　有缺氧或二氧化碳潴留的表现。

(1)神经系统表现:烦躁、焦虑、意识模糊、嗜睡。

(2)呼吸系统表现:端坐呼吸、呼吸急促、呼气延长、心率增快、心律失常甚至心力衰竭。

（3）消化系统表现：胃区饱胀、食欲下降等。

（4）其他：发绀、疲乏无力、尿量减少等。

（5）血气分析：血氧分压下降、二氧化碳分压上升、血氧饱和度下降。

【相关因素】

1. 病理生理因素　肺部感染等病变致肺泡呼吸面积减少及呼吸膜改变，气管、支气管病变或异物、分泌物滞留致气道通气障碍，神经系统疾病致呼吸活动异常等。

2. 治疗因素　麻醉药物等引起的呼吸抑制、气管插管等致呼吸道阻塞，吸入氧浓度过低等。

3. 情境因素　因创伤、手术或认知障碍致呼吸活动异常。

4. 年龄因素　早产儿、老年人呼吸中枢或肺呼吸功能降低。

（七）清理呼吸道无效

【定义】　个体处于不能有效咳嗽以清除呼吸道分泌物或阻塞物，引起呼吸不通畅的危险状态。

【诊断依据】

1. 主要依据

（1）无效咳嗽或咳嗽无力，如患者说排痰时伤口疼痛不敢咳嗽。

（2）不能排出呼吸道分泌物或阻塞物，如咳嗽时表情痛苦，痰液黏稠，不易咳出。

2. 次要依据

（1）呼吸音不正常，如有痰鸣音。

（2）呼吸的频率、节律、深度发生异常改变，如呼吸急促。

【相关因素】

1. 病理生理因素　肺部感染引起分泌物过多、痰液黏稠，手术后呼吸运动受限而不能排出分泌物等。

2. 治疗因素　使用镇静剂、麻醉剂引起不能有效咳嗽。

3. 情境因素　由于手术疼痛或认知障碍等不敢咳嗽，空气干燥、吸烟、空气严重污染等致呼吸道分泌物异常等。

4. 年龄因素　新生儿咳嗽反射低下，老年人咳嗽反射迟钝、咳嗽无力。

（八）有受伤的危险

【定义】　个体处于适应和防御能力降低，在与环境相互作用中易受到损伤的危险状态。

【诊断依据】　有危险因素存在（同相关因素）。

【相关因素】

1. 病理生理因素　因缺氧、眩晕等脑功能异常，因步态不稳、截肢等活动功能异常，视、听、触觉等各种感觉器官异常等。

2. 治疗因素　镇静剂、降压药等药物影响中枢神经功能，石膏固定、拐杖等影响活动。

3. 情境因素　环境陌生，房屋结构布局与设施不当，交通运输方式不当等。

4. 年龄因素　小儿生活能力低下和缺乏安全意识，老年人感知、运动功能缺陷等。

（九）有误吸的危险

【定义】 个体处于有可能将分泌物或异物吸入气管、支气管的危险状态。

【诊断依据】 有导致个体误吸的危险因素存在。

【相关因素】 意识障碍或咳嗽反射、吞咽反射迟钝；气管切开或气管插管等；贲门括约肌失常，胃内容物反流；面、口、颈部手术及外伤。

（十）口腔黏膜受损

【定义】 个体口腔黏膜处于破损的状态。

【诊断依据】

1. 主要依据 口腔黏膜破溃、疼痛。

2. 次要依据 口腔黏膜充血、水肿，口腔炎，牙龈炎，口腔黏膜白斑等。

【相关因素】

1. 病理生理因素 口腔细菌或真菌感染。

2. 治疗因素 气管插管或插鼻饲管，手术后禁食，应用化疗药物、激素等。

3. 情境因素 用口腔呼吸，口腔卫生不良，缺乏口腔卫生知识。

（十一）皮肤完整性受损

【定义】 个体的皮肤处于损伤的状态。

【诊断依据】

1. 主要依据 表皮、真皮组织破溃。

2. 次要依据 皮肤潮红、瘙痒、剥脱。

【相关因素】

1. 病理生理因素 自身免疫力降低（如系统性红斑狼疮）引起皮肤抵抗力降低，糖尿病、肝硬化、肾衰、癌症等引起皮肤缺血、缺氧。

2. 治疗因素 应用化疗药物、放射治疗等引起皮肤抵抗力降低，使用镇静剂引起不能活动，损伤后使用石膏、夹板、牵引固定等。

3. 情境因素 皮肤受到潮湿、摩擦的刺激（如大、小便），疼痛、感觉或运动障碍、昏迷等引起身体不能活动，床垫较硬等。

（十二）有皮肤完整性受损的危险

【定义】 个体的皮肤处于可能受损伤的危险状态。

【诊断依据】 有致皮肤损害的危险因素存在（同相关因素）。

【相关因素】 躯体不能活动如昏迷、偏瘫、骨折等；皮肤受到潮湿、摩擦的刺激如大、小便失禁；皮肤营养失调如肥胖、消瘦、水肿。

（十三）躯体移动障碍

【定义】 个体独立移动躯体的能力受到限制的状态。

【诊断依据】

1. 主要依据

（1）不能自主地活动（床上活动，上、下床及室内活动等）。

（2）强制性约束不能活动，如肢体制动、牵引、医嘱绝对卧床等。

2.次要依据

(1)肌肉萎缩,肌力、肌张力下降。

(2)协调、共济运动障碍。

(3)关节运动受限。

【相关因素】

1.病理生理因素　神经肌肉受损,肌肉骨骼损伤,感知认知障碍,活动无耐力的疾病,疼痛不适。

2.情境因素　抑郁、焦虑心理。

3.年龄因素　老年人运动功能退行性变化使活动受限。

活动功能分级:

0级:能完全独立地活动。

Ⅰ级:需助行器械辅助活动。

Ⅱ级:需他人帮助活动。

Ⅲ级:既需助行又需他人帮助活动。

Ⅳ级:不能活动,完全依赖帮助。

(十四)活动无耐力

【定义】　个体因生理能力降低而处于不能耐受日常必要活动的状态。

【诊断依据】

1.主要依据

(1)活动中出现头晕、呼吸困难。

(2)活动后出现气短、不适,心率、血压异常。

(3)自述疲乏、无力或虚弱。

2.次要依据

(1)面色苍白或发绀。

(2)意识模糊、眩晕。

(3)心电图改变。

【相关因素】

1.病理生理因素

(1)各种疾病造成的缺氧或氧供给相对不足。

(2)饮食不足或营养不良所致的能量供给不足。

2.治疗因素　手术、放疗、化疗所致的代谢增加。

3.情境因素　长期卧床,久坐性或惰性生活方式,地理或气候因素造成氧供给不足。

4.年龄因素　老年人。

(十五)睡眠形态紊乱

【定义】　个体处于睡眠不足或中断等休息方式的改变,并出现不适和(或)影响正常生活的一种状态。

【诊断依据】

1.主要依据

(1)成人入睡或保持睡眠状态困难。

（2）儿童不愿就寝、夜间常醒着或渴望与父母一起睡。

2.次要依据

（1）白天疲劳、打瞌睡。

（2）烦躁、情绪不稳、易怒、面无表情、眼圈发黑。

【相关因素】

1.病理生理因素　各种疾病造成的不适、疼痛而经常觉醒,如心绞痛、腹泻、尿频、尿潴留、便秘等。

2.治疗因素　静脉输液、牵引、石膏固定等改变睡眠姿势而不适,应用镇静剂、催眠药等白天睡眠过多。

3.情境因素　过度紧张、恐惧,生活环境变化,生活方式改变（如值夜班、白天睡眠过多）,过度活动等。

4.年龄因素　小儿恐惧黑暗,女性更年期内分泌改变等。

（十六）进食自理缺陷

【定义】　个体因各种原因进食活动能力受损的状态。

【诊断依据】　个体不能将食物送入口腔。

【相关因素】

1.病理生理因素　神经、肌肉、骨骼疾病,视力障碍性疾病等。

2.治疗因素　进食活动受限的治疗措施。

3.情境因素　抑郁、焦虑等心理障碍,活动耐力下降。

4.年龄因素　婴幼儿缺乏独立能力,老年人感知、认知及运动障碍。

（十七）知识缺乏（特定的）

【定义】　个体处于缺乏某种疾病治疗、护理、保健等方面的知识和技能的状态。

【诊断依据】

1.主要依据

（1）自述或行为表现缺乏有关知识和技能,并要求学会。

（2）未正确执行医护措施。

2.次要依据

（1）误解有关知识和技能。

（2）日常生活中没有落实有关治疗和护理计划,如没有认真实施低盐饮食。

（3）因知识缺乏出现焦虑、抑郁等心理变化。

（十八）疼痛

【定义】　个体感到或说出有严重不舒适的感觉。

【诊断依据】

1.主要依据　患者自述有疼痛感。

2.次要依据

（1）表情痛苦、呻吟。

（2）强迫体位、按揉疼痛部位。

（3）急性疼痛的反应:血压升高,脉搏、呼吸增快,出汗,注意力不集中等。

【相关因素】

1. 病理生理因素　烧伤、外伤、骨折等引起组织损伤,肌肉痉挛、胃肠痉挛、下肢血管痉挛或阻塞等。

2. 治疗因素　手术、静脉穿刺、组织活检、骨穿等引起组织损伤等。

3. 情境因素　不活动、体位不当等。

(十九)焦虑

【定义】　个体或群体处于因模糊、不明确、不具体的危险而感到不安与不适的状态。

【诊断依据】

1. 生理方面　失眠、疲劳感、口干、肌肉紧张、感觉异常、脉搏增快、呼吸增快、血压升高、出汗、烦躁、声音发颤或音调改变等。

2. 心理方面　不安感、无助感、缺乏自信、预感不幸、易激动、爱发脾气、无耐心、常埋怨别人等。

3. 认知方面表现　注意力不集中、健忘、怀念过去、不愿面对现实。

【相关因素】

1. 病理生理因素　基本需要(空气、水、食物、排泄、安全等)未得到满足,如心肌缺血、缺氧而疼痛,尿潴留引起不适。

2. 治疗因素　担心手术、治疗或检查发生意外,不熟悉医院环境等。

3. 情境因素　自尊受到威胁,对死亡、失去亲人的威胁,家庭经济困难等。

4. 年龄因素　小儿因住院与家人分离。

(二十)恐惧

【定义】　个体对明确而具体的威胁因素产生的恐惧感。

【诊断依据】

1. 主要依据　有害怕感、躲避行为,对造成威胁的因素极为敏感。

2. 次要依据　可出现颤抖、哭泣、失眠、食欲减退、噩梦。

【相关因素】

1. 病理生理因素　感觉到机体结构或功能丧失造成的影响,如面部烧伤引起自我形象改变。

2. 治疗因素　手术、麻醉、某些侵入性检查或化疗等。

3. 情境因素　剧烈疼痛。

附录四　病例分析

李某,男,68 岁,有吸烟史 30 余年,慢性咳嗽、咳痰 20 余年,近 2 年渐感呼吸急促、胸闷,活动时加剧。3 d 前因受凉感冒后咳嗽、咳痰加重,咳大量黄色黏液痰,痰液黏稠,不易咳出,伴胸闷、气短,不能入睡。体检:体温 37.6 ℃,脉搏 96 次/min,呼吸 22 次/min,血压 130/85 mmHg。患者神志清楚,烦躁不安,端坐呼吸,呼吸急促,口唇发绀,桶状胸,双肺呼吸音减低,语颤减弱,叩诊呈过清音,可闻及粗湿啰音。

笔记栏

（一）患者入院护理评估表

见附录二。

（二）确立护理诊断并排序

1. 气体交换受损　与气道阻塞、分泌物过多、呼吸肌疲劳和肺泡呼吸面积减少有关。

主要诊断依据：活动时气急、胸闷加剧。

次要诊断依据：端坐呼吸、呼吸急促。

2. 清理呼吸道无效　与分泌物增多而黏稠、无效咳嗽有关。

主要诊断依据：痰液黏稠、不易咳出。

次要诊断依据：双肺呼吸音减低，呼吸急促。

3. 焦虑　与健康状况的改变、病情加重影响睡眠有关。

诊断依据：患者烦躁不安、不能入睡。

（三）设立预期目标，制订护理措施

1. 气体交换受损　与气道阻塞、分泌物过多、呼吸肌疲劳和肺泡呼吸面积减少有关。

（1）预期目标　2 d 内患者呼吸困难改善，能平卧安稳入睡。

（2）护理措施　①患者采取舒适的体位，室内温湿度适宜，冬季注意保暖。②观察咳嗽、咳痰，呼吸困难的程度，监测动脉血气分析和水、电解质、酸碱平衡情况。③一般采用鼻导管持续低流量吸氧，氧流量 1～2 L/min，每天持续 15 h 以上。④应用抗生素、支气管舒张药和祛痰药物，注意观察疗效和不良反应。⑤指导患者进行缩唇呼吸、腹式呼吸、膈肌起搏（体外膈神经点刺激）、吸气阻力器等呼吸锻炼，以加强胸、膈呼吸肌肌力和耐力，改善呼吸功能。⑥根据病情制订有效的锻炼计划，视病情安排适当的活动量，活动以不感到疲劳、不加重症状为宜。⑦健康教育：进行卫生宣教，耐心劝告患者戒烟，减少有害物质的吸入。

2. 清理呼吸道无效　与分泌物增多而黏稠、无效咳嗽有关。

（1）预期目标　3 d 内患者痰液容易咳出，分泌物减少或消除。

（2）护理措施　①环境温湿度适宜，空气清新，注意保暖。②宜提供高热量、高蛋白、高维生素、清淡易消化的食物，避免油腻、辛辣刺激食物。指导患者多饮水，每天饮水 1 500 mL 以上，利于痰液稀释和排出。③密切观察咳嗽咳痰的情况，详细记录颜色、量、性状以及咳痰是否顺畅。④遵医嘱合理使用抗生素、止咳祛痰药，注意观察药物疗效和不良反应。⑤保持呼吸道通畅，可采用深呼吸和有效咳嗽、咳痰、雾化疗法、胸部叩击与震荡、体位引流、机械吸痰等方法促进排痰。

3. 焦虑　与健康状况的改变、病情加重影响睡眠有关。

（1）预期目标　患者在住院期间，主诉紧张感减轻，舒适感增加。

（2）护理措施　①评估患者的焦虑程度，查明原因。②与患者多沟通，鼓励患者说出心理感受。③教会患者缓解呼吸困难的方法。④教患者放松的方法。⑤鼓励患者及家属参与制订患者的护理计划。

附录五　护理诊断一览表(按 NANDA 分类法 II 排列)

1. 促进健康

执行治疗方案有效

执行治疗方案无效

家庭执行治疗方案无效

社区执行治疗方案无效

寻求健康行为(具体说明)

保持健康无效

持家能力障碍

2. 营养

无效性婴儿喂养形态

吞咽障碍

营养失调:低于机体需要量

营养失调:高于机体需要量

有营养失调的危险:高于机体需要量

体液不足

有体液不足的危险

体液过多

有体液失衡的危险

3. 排泄

排尿障碍

尿潴留

完全性尿失禁

功能性尿失禁

压力性尿失禁

急迫性尿失禁

反射性尿失禁

有急迫性尿失禁的危险

排便失禁

腹泻

便秘

有便秘的危险

感知性便秘

气体交换受损

4. 活动/休息

睡眠形态紊乱

睡眠剥夺

有废用综合征的危险

躯体活动障碍

床上活动障碍

借助轮椅活动障碍

转移能力障碍

行走障碍

缺乏娱乐活动

漫游状态

穿着/修饰自理缺陷

沐浴/卫生自理缺陷

进食自理缺陷

如厕自理缺陷

术后康复迟缓

能量场紊乱

疲乏

心输出量减少

自主呼吸受损

低效型呼吸形态

活动无耐力

有活动无耐力的危险

功能障碍性撤离呼吸机反应

组织关注无效(具体说明类型:肾脏、大脑、心肺、胃肠道、外周)

5. 感知/认识

单侧性忽视

认识环境障碍综合征

感知紊乱(具体说明:视觉、听觉、运动觉、味觉、触觉、嗅觉)

知识缺乏

急性意识障碍

慢性意识障碍

记忆受损

思维过程紊乱

语言沟通障碍

6. 自我感知

自我认可紊乱

笔记栏

无能为力感

有无能为力感的危险

无望感

有孤独的危险

长期自尊低下

情境性自尊低下

有情境性自尊低下的危险

体像紊乱

7. 角色关系

照顾者角色紧张

有照顾着角色紧张的危险

父母不称职

有父母不称职的危险

家庭运作中断

家庭运作功能不全:酗酒

有亲子依恋受损的危险

母乳喂养有效

母乳喂养无效

母乳喂养中断

无效性角色行为

父母角色冲突

社交障碍

8. 性

性功能障碍

无效性性生活形态

9. 应对/应激耐受性

迁居应激综合征

有迁居应激综合征的危险

强暴创伤综合征

强暴创伤综合征:隐匿性反应

强暴创伤综合征:复合性反应

创伤后反应

有创伤后反应的危险

恐惧

焦虑

对死亡的焦虑

长期悲伤

无效性否认

预感性悲哀

功能障碍性悲哀

调节障碍

应对无效

无能性家庭应对

妥协性家庭应对

防卫性应对

社区应对无效

有增强家庭应对的趋势

有增强社区应对的趋势

自主性反射失调

有自主性反射失调的危险

婴儿行为紊乱

有婴儿行为紊乱的危险

有增强调节婴儿行为的趋势

颅内适应能力低下

10. 生活准则

有增强精神健康的趋势

精神困扰

有精神困扰的危险

抉择冲突

不依从行为

11. 安全/防御

有感染的危险

口腔黏膜受损

有受伤的危险

有围手术期体位性损伤的危险

有摔倒的危险

有外伤的危险

皮肤完整性受损

有皮肤完整性受损的危险

组织完整性受损

牙齿受损

有窒息的危险

有误吸的危险

清理呼吸道无效

有外周神经血管功能障碍的危险

防护无效

自伤

有自伤的危险

有对他人施行暴力的危险

有对自己施行暴力的危险

有自杀的危险　　　　　　　　急性疼痛

有中毒的危险　　　　　　　　慢性疼痛

乳胶过敏反应　　　　　　　　恶心

有乳胶过敏反应的危险　　　　社交孤立

有体温失衡的危险　　　　　　13.成长/发展

体温调节无效　　　　　　　　成长发展迟缓

体温过低　　　　　　　　　　成人身心衰竭

体温过高　　　　　　　　　　有发展迟滞的危险

12.舒适　　　　　　　　　　　有成长比例失调的危险

附录六　常见医护合作处理的问题

1.潜在并发症:心/血管系统　　肠麻痹性梗阻/小肠梗阻

局部缺血性溃疡　　　　　　　肝功能异常

心输出量减少　　　　　　　　高胆红素血症

心律失常　　　　　　　　　　内脏切除术

肺水肿　　　　　　　　　　　肝脾大

心源性休克　　　　　　　　　柯林溃疡

深静脉血栓形成　　　　　　　腹水

血容量减少性休克　　　　　　胃肠出血

外周血液灌注不足　　　　　　5.潜在并发症:代谢/免疫/造血系统

高血压　　　　　　　　　　　低血糖/高血糖

先天性心脏病　　　　　　　　负氮平衡

心绞痛　　　　　　　　　　　电解质紊乱

心内膜炎　　　　　　　　　　甲状腺功能障碍

肺栓塞　　　　　　　　　　　体温过低(严重的)

脊髓休克　　　　　　　　　　体温过高(严重的)

2.潜在并发症:呼吸系统　　　　败血症

低氧血症　　　　　　　　　　酸中毒(代谢性、呼吸性)

肺不张/肺炎支气管狭窄　　　　碱中毒(代谢性、呼吸性)

胸腔积液　　　　　　　　　　甲状腺功能减退/甲状腺功能亢进

呼吸机依赖性呼吸　　　　　　变态反应

气胸　　　　　　　　　　　　供体组织排斥反应

喉水肿　　　　　　　　　　　肾上腺功能不全

3.潜在并发症:泌尿系统　　　　贫血

急性尿潴留　　　　　　　　　血小板减少

肾灌注不足　　　　　　　　　膀胱穿孔

肾结石　　　　　　　　　　　红细胞增多

4.潜在并发症:消化系统　　　　镰状细胞危象

弥散性血管内凝血

6.潜在并发症:神经/感受系统

颅内压增高

中风

癫痫

脊髓压迫症

重度抑郁症

脑膜炎

脑神经损伤(特定性)

瘫痪

外周神经损伤

眼压增高

角膜溃疡

神经系统疾病

7.潜在并发症:肌肉/骨骼系统

骨质疏松

腔隙综合征

关节脱位

病理性骨折

免疫缺陷

8.潜在并发症:生殖系统

胎儿窘迫

产后出血

妊娠高血压

月经过多

月经频繁

梅毒

产前出血

早产

9.潜在并发症:多系统

10.潜在并发症:药物治疗副作用

肾上腺皮质激素治疗的副作用

抗焦虑治疗的副作用

抗心律失常治疗的副作用

抗凝治疗的副作用

抗惊厥治疗的副作用

抗抑郁治疗的副作用

抗高血压治疗的副作用

β-肾上腺素能阻断治疗的副作用

钙离子通道阻断治疗的副作用

血管紧张素转换酶治疗的副作用

附录七　中华人民共和国护士管理办法

第一章　总　则

第一条　为加强护士管理,提高护理质量,保障医疗和护理安全,保护护士的合法权益,制定本办法。

第二条　本办法所称护士系指按本办法规定取得《中华人民共和国护士执业证书》并经过注册的护理专业技术人员。

第三条　国家发展护理事业,促进护理学科的发展,加强护士队伍建设,重视和发挥护士在医疗、预防、保健和康复工作中的作用。

第四条　护士的执业权利受法律保护。护士的劳动受全社会的尊重。

第五条　各省、自治区、直辖市卫生行政部门负责护士的监督管理。

第二章　考　试

第六条　凡申请护士执业者必须通过卫生部统一执业考试,取得《中华人民共和国护士执业证书》。

第七条　获得高等医学院校护理专业专科以上毕业文凭者,以及获得经省级以上卫生行政部门确认免考资格的普通中等卫生(护士)学校护理专业毕业文凭者,可以免于护士执业考试。

获得其他普通中等卫生(护士)学校护理专业毕业文凭者,可以申请护士执业考试。

第八条　护士执业考试每年举行一次。

第九条　护士执业考试的具体办法另行制定。

第十条　符合本办法第七条规定以及护士执业考试合格者,由省、自治区、直辖市卫生行政部门发给《中华人民共和国护士执业证书》。

第十一条　《中华人民共和国护士执业证书》由卫生部监制。

第三章　注　册

第十二条　获得《中华人民共和国护士执业证书》者,方可申请护士执业注册。

第十三条　护士注册机关为执业所在地的县级卫生行政部门。

第十四条　申请首次护士注册必须填写《护士注册申请表》,缴纳注册费,并向注册机关缴验:

(一)《中华人民共和国护士执业证书》;

(二)身份证明;

(三)健康检查证明;

(四)省级卫生行政部门规定提交的其他证明。

第十五条　注册机关在受理注册申请后,应当在 30 日内完成审核,审核合格的,予以注册;审核不合格的,应当书面通知申请者。

第十六条　护士注册的有效期为 2 年。

护士连续注册,在前一注册期满前 60 日,对《中华人民共和国护士执业证书》进行个人或集体校验注册。

第十七条　中断注册 5 年以上者,必须按省、自治区、直辖市卫生行政部门的规定参加临床实践 3 个月,并向注册机关提交有关证明,方可办理再次注册。

第十八条　有下列情形之一的,不予注册:

(一)服刑期间;

(二)因健康原因不能或不宜执行护理业务;

(三)违反本办法被中止或取消注册;

(四)其他不宜从事护士工作的。

笔记栏

第四章　执　业

第十九条　未经护士执业注册者不得从事护士工作。

护理专业在校生或毕业生进行专业实习,以及按本办法第十八条规定进行临床实践的,必须按照卫生部的有关规定在护士的指导下进行。

第二十条　护理员只能在护士的指导下从事临床生活护理工作。

第二十一条　护士在执业中应当正确执行医嘱,观察患者的身心状态,对患者进行科学的护理。遇紧急情况应及时通知医生并配合抢救,医生不在场时,护士应当采取力所能及的急救措施。

第二十二条　护士有承担预防保健工作、宣传防病治病知识、进行康复指导、开展健康教育、提供卫生咨询的义务。

第二十三条　护士执业必须遵守职业道德和医疗护理工作的规章制度及技术规范。

第二十四条　护士在执业中得悉就医者的隐私,不得泄露,但法律另有规定的除外。

第二十五条　遇有自然灾害、传染病流行、突发重大伤亡事故及其他严重威胁人群生命健康的紧急情况,护士必须服从卫生行政部门的调遣,参加医疗救护和预防保健工作。

第二十六条　护士依法履行职责的权利受法律保护,任何单位和个人不得侵犯。

第五章　罚　则

第二十七条　违反本办法第十九条规定,未经护士执业注册从事护士工作的,由卫生行政部门予以取缔。

第二十八条　非法取得《中华人民共和国护士执业证书》的,由卫生行政部门予以缴销。

第二十九条　护士执业违反医疗护理规章制度及技术规范的,由卫生行政部门视情节予以警告、责令改正、中止注册直至取消其注册。

第三十条　违反本办法第二十六条规定,非法阻挠护士依法执业或侵犯护士人身权利的,由护士所在单位提请公安机关予以治安行政处罚;情节严重,触犯刑律的,提交司法机关依法追究刑事责任。

第三十一条　违反本办法其他规定的,由卫生行政部门视情节予以警告、责令改正、中止注册直至取消其注册。

第三十二条　当事人对行政处理决定不服的,可以依照国家法律、法规的规定申请行政复议或者提起行政诉讼。当事人对行政处理决定不履行又未在法定期限内申请复议或提起诉讼的,卫生行政部门可以申请人民法院强制执行。

第六章　附　则

第三十三条　本办法实施前已经取得护士以上技术职称者,经省、自治区、直辖市卫生行政部门审核合格,发给《中华人民共和国护士执业证书》,并准许按本办法的规定办理护士执业注册。

本办法实施前从事护士工作但未取得护士职称者的执业证书颁发办法,由省、自治区、直辖市卫生行政部门根据本地区的实际情况和当事人实际水平作出具体规定。

第三十四条　境外人员申请在中华人民共和国境内从事护士工作的,必须依本办法的规定通过执业考试,取得《中华人民共和国护士执业证书》并办理注册。

第三十五条　护士申请开业及成立护理服务机构,由县级以上卫生行政部门比照医疗机构管理的有关规定审批。

第三十六条　本办法的解释权在卫生部。

第三十七条　本办法的实施细则由省、自治区、直辖市制定。

第三十八条　本办法自 1994 年 1 月 1 日起施行。

附录八　中华人民共和国护士管理条例

第一章　总　则

第一条　为了维护护士的合法权益,规范护理行为,促进护理事业发展,保障医疗安全和人体健康,制定本条例。

第二条　本条例所称护士,是指经执业注册取得护士执业证书,依照本条例规定从事护理活动,履行保护生命、减轻痛苦、增进健康职责的卫生技术人员。

第三条　护士人格尊严、人身安全不受侵犯。护士依法履行职责,受法律保护。全社会应当尊重护士。

第四条　国务院有关部门、县级以上地方人民政府及其有关部门以及乡(镇)人民政府应当采取措施,改善护士的工作条件,保障护士待遇,加强护士队伍建设,促进护理事业健康发展。

国务院有关部门和县级以上地方人民政府应当采取措施,鼓励护士到农村、基层医疗卫生机构工作。

第五条　国务院卫生主管部门负责全国的护士监督管理工作。

县级以上地方人民政府卫生主管部门负责本行政区域的护士监督管理工作。

第六条　国务院有关部门对在护理工作中做出杰出贡献的护士,应当授予全国卫生系统先进工作者荣誉称号或者颁发白求恩奖章,受到表彰、奖励的护士享受省部级劳动模范、先进工作者待遇;对长期从事护理工作的护士应当颁发荣誉证书。具体办法由国务院有关部门制定。

县级以上地方人民政府及其有关部门对本行政区域内做出突出贡献的护士,按照

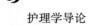

笔记栏

省、自治区、直辖市人民政府的有关规定给予表彰、奖励。

第二章 执业注册

第七条 护士执业,应当经执业注册取得护士执业证书。

申请护士执业注册,应当具备下列条件:

(一)具有完全民事行为能力;

(二)在中等职业学校、高等学校完成国务院教育主管部门和国务院卫生主管部门规定的普通全日制3年以上的护理、助产专业课程学习,包括在教学、综合医院完成8个月以上护理临床实习,并取得相应学历证书;

(三)通过国务院卫生主管部门组织的护士执业资格考试;

(四)符合国务院卫生主管部门规定的健康标准。

护士执业注册申请,应当自通过护士执业资格考试之日起3年内提出;逾期提出申请的,除应当具备前款第(一)项、第(二)项和第(四)项规定条件外,还应当在符合国务院卫生主管部门规定条件的医疗卫生机构接受3个月临床护理培训并考核合格。

护士执业资格考试办法由国务院卫生主管部门会同国务院人事部门制定。

第八条 申请护士执业注册的,应当向拟执业地省、自治区、直辖市人民政府卫生主管部门提出申请。收到申请的卫生主管部门应当自收到申请之日起20个工作日内做出决定,对具备本条例规定条件的,准予注册,并发给护士执业证书;对不具备本条例规定条件的,不予注册,并书面说明理由。

护士执业注册有效期为5年。

第九条 护士在其执业注册有效期内变更执业地点的,应当向拟执业地省、自治区、直辖市人民政府卫生主管部门报告。收到报告的卫生主管部门应当自收到报告之日起7个工作日内为其办理变更手续。护士跨省、自治区、直辖市变更执业地点的,收到报告的卫生主管部门还应当向其原执业地省、自治区、直辖市人民政府卫生主管部门通报。

第十条 护士执业注册有效期届满需要继续执业的,应当在护士执业注册有效期届满前30日向执业地省、自治区、直辖市人民政府卫生主管部门申请延续注册。收到申请的卫生主管部门对具备本条例规定条件的,准予延续,延续执业注册有效期为5年;对不具备本条例规定条件的,不予延续,并书面说明理由。

护士有行政许可法规定的应当予以注销执业注册情形的,原注册部门应当依照行政许可法的规定注销其执业注册。

第十一条 县级以上地方人民政府卫生主管部门应当建立本行政区域的护士执业良好记录和不良记录,并将该记录记入护士执业信息系统。

护士执业良好记录包括护士受到的表彰、奖励以及完成政府指令性任务的情况等内容。护士执业不良记录包括护士因违反本条例以及其他卫生管理法律、法规、规章或者诊疗技术规范的规定受到行政处罚、处分的情况等内容。

第三章　权利和义务

第十二条　护士执业,有按照国家有关规定获取工资报酬、享受福利待遇、参加社会保险的权利。任何单位或者个人不得克扣护士工资,降低或者取消护士福利等待遇。

第十三条　护士执业,有获得与其所从事的护理工作相适应的卫生防护、医疗保健服务的权利。从事直接接触有毒有害物质、有感染传染病危险工作的护士,有依照有关法律、行政法规的规定接受职业健康监护的权利;患职业病的,有依照有关法律、行政法规的规定获得赔偿的权利。

第十四条　护士有按照国家有关规定获得与本人业务能力和学术水平相应的专业技术职务、职称的权利;有参加专业培训、从事学术研究和交流、参加行业协会和专业学术团体的权利。

第十五条　护士有获得疾病诊疗、护理相关信息的权利和其他与履行护理职责相关的权利,可以对医疗卫生机构和卫生主管部门的工作提出意见和建议。

第十六条　护士执业,应当遵守法律、法规、规章和诊疗技术规范的规定。

第十七条　护士在执业活动中,发现患者病情危急,应当立即通知医师;在紧急情况下为抢救垂危患者生命,应当先行实施必要的紧急救护。

护士发现医嘱违反法律、法规、规章或者诊疗技术规范规定的,应当及时向开具医嘱的医师提出;必要时,应当向该医师所在科室的负责人或者医疗卫生机构负责医疗服务管理的人员报告。

第十八条　护士应当尊重、关心、爱护患者,保护患者的隐私。

第十九条　护士有义务参与公共卫生和疾病预防控制工作。发生自然灾害、公共卫生事件等严重威胁公众生命健康的突发事件,护士应当服从县级以上人民政府卫生主管部门或者所在医疗卫生机构的安排,参加医疗救护。

第四章　医疗卫生机构的职责

第二十条　医疗卫生机构配备护士的数量不得低于国务院卫生主管部门规定的护士配备标准。

第二十一条　医疗卫生机构不得允许下列人员在本机构从事诊疗技术规范规定的护理活动:

(一)未取得护士执业证书的人员;

(二)未依照本条例第九条的规定办理执业地点变更手续的护士;

(三)护士执业注册有效期届满未延续执业注册的护士。

在教学、综合医院进行护理临床实习的人员应当在护士指导下开展有关工作。

第二十二条　医疗卫生机构应当为护士提供卫生防护用品,并采取有效的卫生防护措施和医疗保健措施。

第二十三条　医疗卫生机构应当执行国家有关工资、福利待遇等规定,按照国家有关规定为在本机构从事护理工作的护士足额缴纳社会保险费用,保障护士的合法权益。

对在艰苦边远地区工作,或者从事直接接触有毒有害物质、有感染传染病危险工作的护士,所在医疗卫生机构应当按照国家有关规定给予津贴。

第二十四条　医疗卫生机构应当制定、实施本机构护士在职培训计划,并保证护士接受培训。

护士培训应当注重新知识、新技术的应用;根据临床专科护理发展和专科护理岗位的需要,开展对护士的专科护理培训。

第二十五条　医疗卫生机构应当按照国务院卫生主管部门的规定,设置专门机构或者配备专(兼)职人员负责护理管理工作。

第二十六条　医疗卫生机构应当建立护士岗位责任制并进行监督检查。

护士因不履行职责或者违反职业道德受到投诉的,其所在医疗卫生机构应当进行调查。经查证属实的,医疗卫生机构应当对护士做出处理,并将调查处理情况告知投诉人。

第五章　法律责任

第二十七条　卫生主管部门的工作人员未依照本条例规定履行职责,在护士监督管理工作中滥用职权、徇私舞弊,或者有其他失职、渎职行为的,依法给予处分;构成犯罪的,依法追究刑事责任。

第二十八条　医疗卫生机构有下列情形之一的,由县级以上地方人民政府卫生主管部门依据职责分工责令限期改正,给予警告;逾期不改正的,根据国务院卫生主管部门规定的护士配备标准和在医疗卫生机构合法执业的护士数量核减其诊疗科目,或者暂停其6个月以上1年以下执业活动;国家举办的医疗卫生机构有下列情形之一、情节严重的,还应当对负有责任的主管人员和其他直接责任人员依法给予处分:

(一)违反本条例规定,护士的配备数量低于国务院卫生主管部门规定的护士配备标准的;

(二)允许未取得护士执业证书的人员或者允许未依照本条例规定办理执业地点变更手续、延续执业注册有效期的护士在本机构从事诊疗技术规范规定的护理活动的。

第二十九条　医疗卫生机构有下列情形之一的,依照有关法律、行政法规的规定给予处罚;国家举办的医疗卫生机构有下列情形之一、情节严重的,还应当对负有责任的主管人员和其他直接责任人员依法给予处分:

(一)未执行国家有关工资、福利待遇等规定的;

(二)对在本机构从事护理工作的护士,未按照国家有关规定足额缴纳社会保险费用的;

(三)未为护士提供卫生防护用品,或者未采取有效的卫生防护措施、医疗保健措施的;

(四)对在艰苦边远地区工作,或者从事直接接触有毒有害物质、有感染传染病危险工作的护士,未按照国家有关规定给予津贴的。

第三十条　医疗卫生机构有下列情形之一的,由县级以上地方人民政府卫生主管

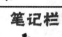

部门依据职责分工责令限期改正,给予警告:

（一）未制定、实施本机构护士在职培训计划或者未保证护士接受培训的;

（二）未依照本条例规定履行护士管理职责的。

第三十一条 护士在执业活动中有下列情形之一的,由县级以上地方人民政府卫生主管部门依据职责分工责令改正,给予警告;情节严重的,暂停其 6 个月以上 1 年以下执业活动,直至由原发证部门吊销其护士执业证书:

（一）发现患者病情危急未立即通知医师的;

（二）发现医嘱违反法律、法规、规章或者诊疗技术规范的规定,未依照本条例第十七条的规定提出或者报告的;

（三）泄露患者隐私的;

（四）发生自然灾害、公共卫生事件等严重威胁公众生命健康的突发事件,不服从安排参加医疗救护的。

护士在执业活动中造成医疗事故的,依照医疗事故处理的有关规定承担法律责任。

第三十二条 护士被吊销执业证书的,自执业证书被吊销之日起 2 年内不得申请执业注册。

第三十三条 扰乱医疗秩序,阻碍护士依法开展执业活动,侮辱、威胁、殴打护士,或者有其他侵犯护士合法权益行为的,由公安机关依照治安管理处罚法的规定给予处罚;构成犯罪的,依法追究刑事责任。

第六章 附 则

第三十四条 本条例施行前按照国家有关规定已经取得护士执业证书或者护理专业技术职称、从事护理活动的人员,经执业地省、自治区、直辖市人民政府卫生主管部门审核合格,换领护士执业证书。

本条例施行前,尚未达到护士配备标准的医疗卫生机构,应当按照国务院卫生主管部门规定的实施步骤,自本条例施行之日起 3 年内达到护士配备标准。

第三十五条 本条例自 2008 年 5 月 12 日起施行。

附录九 护士执业注册管理办法

第一条 为了规范护士执业注册管理,根据《护士条例》,制定本办法。

第二条 护士经执业注册取得《护士执业证书》后,方可按照注册的执业地点从事护理工作。

未经执业注册取得《护士执业证书》者,不得从事诊疗技术规范规定的护理活动。

第三条 卫生部负责全国护士执业注册监督管理工作。

省、自治区、直辖市人民政府卫生行政部门是护士执业注册的主管部门,负责本行政区域的护士执业注册管理工作。

第四条 省、自治区、直辖市人民政府卫生行政部门结合本行政区域的实际情况,

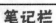
制定护士执业注册工作的具体办法,并报卫生部备案。

第五条 申请护士执业注册,应当具备下列条件:

(一)具有完全民事行为能力;

(二)在中等职业学校、高等学校完成教育部和卫生部规定的普通全日制 3 年以上的护理、助产专业课程学习,包括在教学、综合医院完成 8 个月以上护理临床实习,并取得相应学历证书;

(三)通过卫生部组织的护士执业资格考试;

(四)符合本办法第六条规定的健康标准。

第六条 申请护士执业注册,应当符合下列健康标准:

(一)无精神病史;

(二)无色盲、色弱、双耳听力障碍;

(三)无影响履行护理职责的疾病、残疾或者功能障碍。

第七条 申请护士执业注册,应当提交下列材料:

(一)护士执业注册申请审核表;

(二)申请人身份证明;

(三)申请人学历证书及专业学习中的临床实习证明;

(四)护士执业资格考试成绩合格证明;

(五)省、自治区、直辖市人民政府卫生行政部门指定的医疗机构出具的申请人 6 个月内健康体检证明;

(六)医疗卫生机构拟聘用的相关材料。

第八条 卫生行政部门应当自受理申请之日起 20 个工作日内,对申请人提交的材料进行审核。审核合格的,准予注册,发给《护士执业证书》;对不符合规定条件的,不予注册,并书面说明理由。

《护士执业证书》上应当注明护士的姓名、性别、出生日期等个人信息及证书编号、注册日期和执业地点。

《护士执业证书》由卫生部统一印制。

第九条 护士执业注册申请,应当自通过护士执业资格考试之日起 3 年内提出;逾期提出申请的,除本办法第七条规定的材料外,还应当提交在省、自治区、直辖市人民政府卫生行政部门规定的教学、综合医院接受 3 个月临床护理培训并考核合格的证明。

第十条 护士执业注册有效期为 5 年。护士执业注册有效期届满需要继续执业的,应当在有效期届满前 30 日,向原注册部门申请延续注册。

第十一条 护士申请延续注册,应当提交下列材料:

(一)护士延续注册申请审核表;

(二)申请人的《护士执业证书》;

(三)省、自治区、直辖市人民政府卫生行政部门指定的医疗机构出具的申请人 6 个月内健康体检证明。

第十二条 注册部门自受理延续注册申请之日起 20 日内进行审核。审核合格的,予以延续注册。

第十三条 有下列情形之一的,不予延续注册:

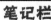

（一）不符合本办法第六条规定的健康标准的；

（二）被处暂停执业活动处罚期限未满的。

第十四条　医疗卫生机构可以为本机构聘用的护士集体申请办理护士执业注册和延续注册。

第十五条　有下列情形之一的，拟在医疗卫生机构执业时，应当重新申请注册：

（一）注册有效期届满未延续注册的；

（二）受吊销《护士执业证书》处罚，自吊销之日起满2年的。

重新申请注册的，按照本办法第七条的规定提交材料；中断护理执业活动超过3年的，还应当提交在省、自治区、直辖市人民政府卫生行政部门规定的教学、综合医院接受3个月临床护理培训并考核合格的证明。

第十六条　护士在其执业注册有效期内变更执业地点等注册项目，应当办理变更注册。

但承担卫生行政部门交办或者批准的任务以及履行医疗卫生机构职责的护理活动，包括经医疗卫生机构批准的进修、学术交流等除外。

第十七条　护士在其执业注册有效期内变更执业地点的，应当向拟执业地注册主管部门报告，并提交下列材料：

（一）护士变更注册申请审核表；

（二）申请人的《护士执业证书》。

注册部门应当自受理之日起7个工作日内为其办理变更手续。

护士跨省、自治区、直辖市变更执业地点的，收到报告的注册部门还应当向其原执业地注册部门通报。

省、自治区、直辖市人民政府卫生行政部门应当通过护士执业注册信息系统，为护士变更注册提供便利。

第十八条　护士执业注册后有下列情形之一的，原注册部门办理注销执业注册：

（一）注册有效期届满未延续注册；

（二）受吊销《护士执业证书》处罚；

（三）护士死亡或者丧失民事行为能力。

第十九条　卫生行政部门实施护士执业注册，有下列情形之一的，由其上级卫生行政部门或者监察机关责令改正，对直接负责的主管人员或者其他直接责任人员依法给予行政处分：

（一）对不符合护士执业注册条件者准予护士执业注册的；

（二）对符合护士执业注册条件者不予护士执业注册的。

第二十条　护士执业注册申请人隐瞒有关情况或者提供虚假材料申请护士执业注册的，卫生行政部门不予受理或者不予护士执业注册，并给予警告；已经注册的，应当撤销注册。

第二十一条　在内地完成护理、助产专业学习的香港、澳门特别行政区及台湾地区人员，符合本办法第五条、第六条、第七条规定的，可以申请护士执业注册。

第二十二条　计划生育技术服务机构护士的执业注册管理适用本办法的规定。

第二十三条　本办法下列用语的含义：

教学医院，是指与中等职业学校、高等学校有承担护理临床实习任务的合同关系，并能够按照护理临床实习教学计划完成教学任务的医院。

综合医院,是指依照《医疗机构管理条例》《医疗机构基本标准》的规定,符合综合医院基本标准的医院。

第二十四条　本办法自 2008 年 5 月 12 日起施行。

附录十　护士执业资格考试办法

第一条　为规范全国护士执业资格考试工作,加强护理专业队伍建设,根据《护士条例》第七条规定,制定本办法。

第二条　卫生部负责组织实施护士执业资格考试。国家护士执业资格考试是评价申请护士执业资格者是否具备执业所必需的护理专业知识与工作能力的考试。

考试成绩合格者,可申请护士执业注册。

具有护理、助产专业中专和大专学历的人员,参加护士执业资格考试并成绩合格,可取得护理初级(士)专业技术资格证书;护理初级(师)专业技术资格按照有关规定通过参加全国卫生专业技术资格考试取得。

具有护理、助产专业本科以上学历的人员,参加护士执业资格考试并成绩合格,可以取得护理初级(士)专业技术资格证书;在达到《卫生技术人员职务试行条例》规定的护师专业技术职务任职资格年限后,可直接聘任护师专业技术职务。

第三条　护士执业资格考试实行国家统一考试制度。统一考试大纲,统一命题,统一合格标准。

护士执业资格考试原则上每年举行一次,具体考试日期在举行考试 3 个月前向社会公布。

第四条　护士执业资格考试包括专业实务和实践能力两个科目。一次考试通过两个科目为考试成绩合格。

为加强对考生实践能力的考核,原则上采用"人机对话"考试方式进行。

第五条　护士执业资格考试遵循公平、公开、公正的原则。

第六条　卫生部和人力资源社会保障部成立全国护士执业资格考试委员会。主要职责是:

(一)对涉及护士执业资格考试的重大事项进行协调、决策;

(二)审定护士执业资格考试大纲、考试内容和方案;

(三)确定并公布护士执业资格考试成绩合格线;

(四)指导全国护士执业资格考试工作。

全国护士执业资格考试委员会下设办公室,办公室设在卫生部,负责具体工作。

第七条　护士执业资格考试考务管理实行承办考试机构、考区、考点三级责任制。

第八条　承办考试机构具体组织实施护士执业资格考试考务工作。主要职责是:

(一)组织制定护士执业资格考试考务管理规定,负责全国护士执业资格考试考务管理;

(二)组织专家拟定护士执业资格考试大纲和命题审卷的有关规定并承担具体工作;

（三）负责护士执业资格考试考生信息处理；

（四）组织评定考试成绩，提供考生成绩单和护士执业资格考试成绩合格证明；

（五）负责考试结果的统计分析和考试工作总结，并向护士执业资格考试委员会提交工作报告；

（六）负责建立护士执业资格考试命题专家库和考试题库；

（七）指导考区有关考试的业务工作。

第九条　各省、自治区、直辖市及新疆生产建设兵团设立考区。省、自治区、直辖市人民政府卫生行政部门及新疆生产建设兵团卫生局负责本辖区的考试工作。其主要职责是：

（一）负责本考区护士执业资格考试的考务管理；

（二）制定本考区护士执业资格考试考务管理具体措施；

（三）负责审定考生报名资格；

（四）负责指导考区内各考点的业务工作；

（五）负责处理、上报考试期间本考区发生的重大问题。

省、自治区、直辖市人民政府卫生行政部门及新疆生产建设兵团卫生局可根据实际情况，会同人力资源社会保障部门成立护士执业资格考试领导小组。

第十条　考区根据考生情况设置考点，报全国护士执业资格考试委员会备案。考点设在设区的市。考点的主要职责是：

（一）负责本考点护士执业资格考试的考务工作；

（二）执行本考点护士执业资格考试考务管理具体措施；

（三）受理考生报名，核实报名材料，初审考生报名资格；

（四）负责为不能自行上网打印准考证的考生打印准考证；

（五）处理、上报本考点考试期间发生的问题；

（六）发给考生成绩单和护士执业资格考试成绩合格证明。

第十一条　各级考试管理机构要有计划地培训考务工作人员和监考人员，提高考试管理水平。

第十二条　在中等职业学校、高等学校完成国务院教育主管部门和国务院卫生主管部门规定的普通全日制3年以上的护理、助产专业课程学习，包括在教学、综合医院完成8个月以上护理临床实习，并取得相应学历证书的，可以申请参加护士执业资格考试。

第十三条　申请参加护士执业资格考试的人员，应当在公告规定的期限内报名，并提交以下材料：

（一）护士执业资格考试报名申请表；

（二）本人身份证明；

（三）近6个月二寸免冠正面半身照片3张；

（四）本人毕业证书；

（五）报考所需的其他材料。

申请人为在校应届毕业生的，应当持有所在学校出具的应届毕业生毕业证明，到学校所在地的考点报名。学校可以为本校应届毕业生办理集体报名手续。

申请人为非应届毕业生的，可以选择到人事档案所在地报名。

第十四条　申请参加护士执业资格考试者,应当按国家价格主管部门确定的收费标准缴纳考试费。

第十五条　护士执业资格考试成绩于考试结束后45个工作日内公布。考生成绩单由报名考点发给考生。

第十六条　考试成绩合格者,取得考试成绩合格证明,作为申请护士执业注册的有效证明。

第十七条　考试考务管理工作要严格执行有关规章和纪律,切实做好试卷命制、印刷、发送和保管过程中的保密工作,严防泄密。

第十八条　护士执业资格考试实行回避制度。考试工作人员有下列情形之一的,应当回避:

(一)是考生近亲属的;

(二)与考生有其他利害关系,可能影响考试公正的。

第十九条　对违反考试纪律和有关规定的,按照《专业技术人员资格考试违纪违规行为处理规定》处理。

第二十条　军队有关部门负责军队人员参加全国护士执业资格考试的报名、成绩发布等工作。

第二十一条　香港特别行政区、澳门特别行政区和台湾地区居民符合本办法规定和《内地与香港关于建立更紧密经贸关系的安排》《内地与澳门关于建立更紧密经贸关系的安排》或者内地有关主管部门规定的,可以申请参加护士执业资格考试。

第二十二条　本办法自2010年7月1日起施行。

附录十一　中华护理学会护士守则

第一条　护士应当奉行救死扶伤的人道主义精神,履行保护生命、减轻痛苦、增进健康的专业职责。

第二条　护士应当对患者一视同仁,尊重患者,维护患者的健康权益。

第三条　护士应当为患者提供医学照顾,协助完成诊疗计划,开展健康指导,提供心理支持。

第四条　护士应当履行岗位职责,工作严谨、慎独,对个人护理判断及执业行为负责。

第五条　护士应当关心爱护患者,保护患者的隐私。

第六条　护士发现患者的生命安全受到威胁时,应当积极采取保护措施。

第七条　护士应当积极参与公共卫生和健康促进活动,参与突发事件时的医疗救护。

第八条　护士应当加强学习,提高执业能力,适应医学科学和护理专业的发展。

第九条　护士应当积极加入护理专业团体,参与促进护理专业发展的活动。

第十条　护士应当与其他医务工作者建立良好关系,密切配合、团结协作。

参考文献

[1]王维利,郭永洪.护理学导论[M].2 版.北京:人民卫生出版社,2014.

[2]王维利.护理学导论[M].北京:人民卫生出版社,2009.

[3]李小妹.护理学导论[M].3 版.北京:人民卫生出版社,2015.

[4]王江波.护理学导论[M].郑州:郑州大学出版社,2013.

[5]姜安丽.新编护理学基础[M].北京:人民卫生出版社,2015.

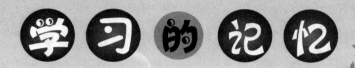

小事拾遗：

学习感想：

学习的过程是知识积累的过程，也是提升能力、稳步成长的阶梯，大家的注释、理解汇集成无限的缘分、友情和牵挂，请简单手记这一过程中的某些"小事"，再回首时定会有所发现、有所感悟！

I

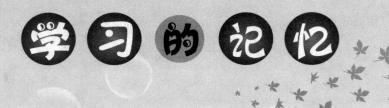

姓名：_____

本人于20_____年_____月至20_____年_____月参加了本课程的学习

此处粘贴照片

任课老师：_____ _____ 班主任：_____

班长或学生干部：_____ _____ _____

我的教室（请手写同学的名字，标记我的座位以及前后左右相邻同学的座位）